子どもの
こころの医学

中村和彦 ● 編著
弘前大学大学院医学研究科 教授

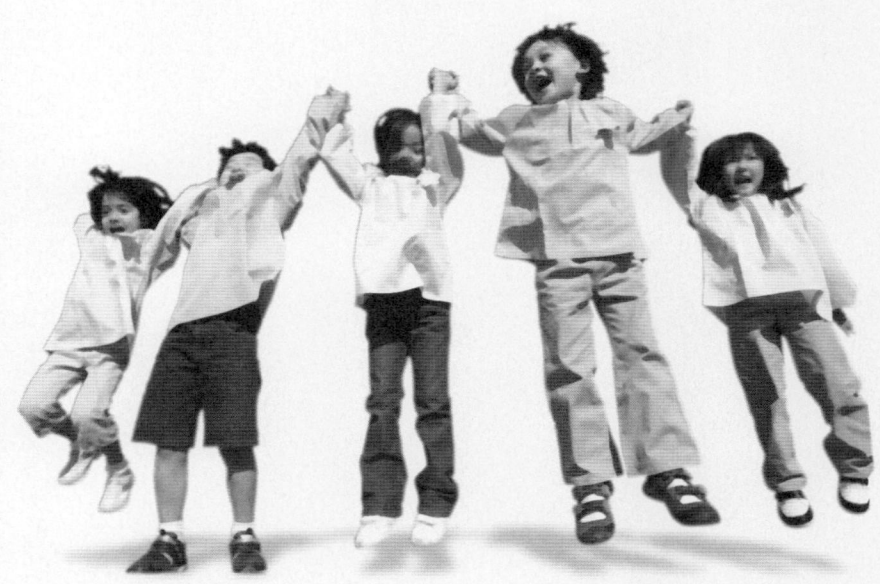

株式会社 **金芳堂**

◆ 執筆者一覧 (50音順)

飯田 順三	奈良県立医科大学医学部看護学科 教授
池田 真理	東京大学大学院医学系研究科看護管理学分野 助教
伊藤 環	名古屋市立大学大学院看護学研究科精神保健看護学
井上 淳	浜松医科大学精神医学講座 臨床心理士
大隅 香苗	浜松医科大学精神医学講座 臨床心理士
太田 豊作	奈良県立医科大学精神医学講座 助教
小野 和哉	東京慈恵会医科大学精神医学講座 准教授
上別府圭子	東京大学大学院医学系研究科家族看護学分野 教授
斉藤まなぶ	弘前大学医学部附属病院神経科精神科 講師
鈴木 伸子	愛知教育大学教育学部学校教育講座 准教授
髙柳 伸哉	弘前大学大学院医学研究科附属子どものこころの発達研究センター 特任講師
傳田 健三	北海道大学大学院保健科学研究院生活機能学分野 教授
友田 明美	福井大学子どものこころの発達研究センター 教授
中村 和彦	弘前大学大学院医学研究科神経精神医学講座 教授
二宮 貴至	浜松市精神保健福祉センター 所長
野村 和代	独立行政法人国立病院機構天竜病院児童精神科 主任心理療法士
古川 愛造	聖明病院精神科 医師
古郡 規雄	弘前大学大学院医学研究科神経精神医学講座 准教授
牧 真吉	名古屋市児童福祉センター 所長
松本かおり	金沢工業大学基礎教育部修学基礎教育課程 講師
松本 敏治	弘前大学教育学部学校教育講座特別支援教育分野 教授
吉田 恵心	Department of Child and Adolescent Psychiatry, Institute of Psychiatry, King's College London（キングスカレッジロンドン，精神医学研究所，児童思春期精神医学部門）
吉田 弘道	専修大学人間科学部心理学科 教授
和久田智靖	浜松医科大学精神医学講座 助教
和久田 学	大阪大学大学院連合小児発達学研究科 特任講師

序

　近年，世の中の価値観が多様に広がり，昔ながらの規範，概念が大人から子どもに伝わりにくくなった。情報社会の中で情報は拡散し，各々の興味に基づいた情報の集約があり，子どもたちは新聞やテレビをほとんど見なくなったので，世代を超えて情報の共通認識を持つことは難しい。唯一の共通の場所（先生と生徒）が学校であるが，学習以外の学校の役割が大きくなりすぎ，学校の先生への負担は大きい。そして子どものこころの問題は，さまざまなところで取り上げられ国民の関心は深いが，大人たちは現状に戸惑っている。子どもたちは語らない。ゆえにどこから子どもたちを理解していけばよいか切り口が見えてこない。子どもを必死に理解しようとするが，大人が語れば語るほど子どもはこころを閉ざす。いったん大人になってしまうといつのまにか子どもたちのことが理解できなくなっていることに気づき，自分の子ども時代を一生懸命思い出そうとするのだが，今の子どもたちの世界とはマッチせず途方に暮れる。
　本書『子どものこころの医学』では，医療，教育，福祉などの子どもを扱う専門家たちや専門家を目指す人たちを対象とし，子どもたちの現状について各専門家が解説する。まずは子どもを知るところから解説する。子どもに関して普段素朴に疑問に思うことに対してお答えする構成になっている。たとえば，親としてどのように子どもに対応すればいいのか，学校へなぜ子どもは行か

なくなるのだろうか，いじめや体罰は実際どういうことなのか，子どもの自殺とは何かなどである。次に実際の子どもたちへの対応について，子どもの虐待に対する対応，落ち着かない子どもたちへの対応，子どものやせ症への対応，子どものうつへの対応についてなどを解説する。そして，子どものこころの問題に対する予防，治療に関して，どのように子どものこころの問題があらわれてくるか，薬物療法，子どものこころのケア，ペアレント・トレーニング，怒りのコントロールなどについて解説する。この本を読んでいただくと，子どものこころのことが次第にわかり，実際の子どもたちのこころの問題の対処へ役立てていただけると考える。

2014 年 5 月

編者　中村和彦

目 次

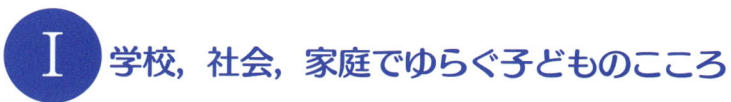

I 学校，社会，家庭でゆらぐ子どものこころ

1 子どものこころ，こころの発達とは何か ────（吉田弘道）2

① こころの発達 2

- (1) こころの発達とは何か 2
- (2) こころの発達と相互作用 3
- (3) こころの発達の総体的理解に向けて 3

② こころの発達を考える際の視点 4

- (1) 普遍性と個別性 4
- (2) 連続性と不連続性 5
- (3) 適応・不適応と意味理解 5
- (4) システムの破壊と再構築 6
- (5) 進展・停滞・退行・衰退・発達コースからの逸脱と創造 7

③ 子どものこころの特徴 7

④ こころの発達：特に自己の組織化に向けて 8

2 親は子どものこころにどのように対応していけばよいのか
──────────（池田真理・上別府圭子）12

はじめに 12

① 小さな子どもに必要なもの 12

② 両親の育った環境 13

③ 親になること 14

- **4** 「基本的な安心感」とは　14
- **5** 「安全基地」としての親　16
- **6** 無条件の愛　16
- **7** 日本の母親はお節介？　18
- **8** 子どもが自発的に楽しむことを見つけるために　20

おわりに　22

3　学校に行かないとはどういうことなのか，どうすればよいのか
―――――――――――――――――（鈴木伸子）24

はじめに　24

- **1** 不登校を巡る現状　25
  - **(1)** 不登校の実態　25
  - **(2)** 自立を難しくする不登校経験　26
- **2** 不登校が起こりやすい環境　27
  - **(1)** 環境の変化と適応不安　27
  - **(2)** 自尊感情を低下させる環境からの要請や課題　28
- **3** 予防的支援　29
  - **(1)** 個人や環境に潜む問題を把握する　29
  - **(2)** 不登校意識と子どもの QOL との関連　29
- **4** すべての子どもを対象にした支援　32

4 いじめにどのように対応していけばよいのか

―――――――――――――――（和久田　学）34

1 わが国のいじめを巡る実情　34

（1）いじめ防止対策推進法の成立　34　　（2）いじめに関する事件と対応　35

2 いじめに関する研究　36

（1）諸外国のいじめ研究　36

3 学校安全調査　41

4 まとめ―いじめにどのように対応していけばよいのか―　42

（1）科学的根拠に基づくこと　42　　（3）大人が鍵を握っていること　44
（2）対象はいじめに関係する一握りの子
　　どもではなく，全員であること　42

5 体罰についてどのように対応したらよいのか

―――――――――――――――（松本敏治）47

はじめに　47

1 体罰に関する実態調査　48

2 教育と体罰　49

（1）教育における体罰　49　　（3）体罰の定義　49
（2）文部科学省の対応　49　　（4）体罰の悪影響・弊害　51

3 部活動と体罰　52

（1）部活動における体罰　52　　（3）勝利至上主義　54
（2）生き方を教える　53　　（4）勝利至上主義の背景　55

4 指導手段としての体罰　56

（1）なぜ体罰が肯定されるのか　56　　（2）体罰が容認される理由　58

6 子どもの自殺は防げるか ——————（小野和哉）61

はじめに　61

1 子どもの自殺の統計　64

2 子どもの自殺とはどのようなものか　64

- (1) 偶発性の事故　65
- (2) 遊びの延長上の事故　65
- (3) 養育環境に課題があることを推定させる事例　65
- (4) 子どもの衝動性や感受性と関わる事例　65

3 事例特性から見た自殺の類型化　66

- (1) 偶発性の自殺　66
- (2) 遊びと現実の区別の不明確による自殺　67
- (3) 養育環境の問題　68
- (4) 個別の児童の持つ衝動性や感受性の高さ　68

4 子どもの自傷行為と自殺の関係　69

5 いじめと自殺　69

6 子どもの自殺は予見できるのか　69

7 改めて子どもの自殺を防ぐ対策とは何か　70

7 子どもが自殺で亡くなった場合にどう対応すればよいのか
——————（二宮貴至）72

はじめに　72

1 遺された人たちに生じる心理反応　72

- (1) トラウマ反応　72
- (2) 喪失と悲嘆　74

❷ 子どもを亡くした遺族のサポート　76

- **(1)** 遺族が置かれる状況　76
- **(2)** 遺族の心理　76
- **(3)** 基本的対応　77

❸ 遺された子どもたちのこころを守る　78

- **(1)** 基本的対応　78
- **(2)** 事実の伝え方　78
- **(3)** ハイリスクな生徒のピックアップ　78
- **(4)** カウンセリングと心理教育　79
- **(5)** 喪の作業　80

❹ 学校の対応　80

- **(1)** 情報の管理と共有　80
- **(2)** こころのケア計画の作成　81
- **(3)** 保護者への対応　81
- **(4)** 教職員へのサポート　81

おわりに　82

8　福祉機関はどこまで子どものこころに対応できるか
　　　　　　　　　　　　　　　　　　　　　　　　　（牧　真吉）83

❶ 福祉機関にはどんなものがあるのか　83

- **(1)** 児童相談所　83
- **(2)** 家庭児童相談室・児童家庭支援センター　84
- **(3)** 保健所・保健センター　84
- **(4)** 療育機関　85
- **(5)** 児童の入所施設　85
- **(6)** 地域の末端に配置された児童委員　86
- **(7)** 要保護児童対策地域協議会　86

❷ 児童相談所はどんなことができるか　87

- **(1)** 虐待相談　87
- **(2)** 養護相談（虐待相談はこの中の一つ）　88
- **(3)** 非行相談　90
- **(4)** 育成相談　91
- **(5)** 障害相談　91

❸ 児童発達支援センター（特に従来型の療育センター）　91

❹ 児童相談所との連携　92

II 子どもへの対応をどうすればよいのか

9 折れた子どものこころとはどのようになっているのか
―児童虐待による脳の変化― （友田明美）96

はじめに　96

1. 性的虐待による視覚野の形態的変化　97
2. 暴言虐待による聴覚野の形態的変化　99
3. 厳格体罰による前頭前野の形態的変化　101
4. 両親間のDV曝露による視覚野への影響　102
5. 児童虐待ストレスと感受性期　102
6. 虐待の連鎖と医学的根拠　105
7. 「生態的表現型」という疾患概念　105

10 子ども虐待とは何か，どのように対応していけばよいのか
（伊藤　環）108

はじめに　108

1. 虐待がもたらす影響とその特徴　108
2. 対　応　109
   - (1) 看護の視点　109
   - (2) アセスメント（情報収集）　109
   - (3) 援　助　110
   - (4) 専門的な知識と視点　119

11　落ち着かない子どもたちへの対応はどうすればよいのか
　　　　　　　　　　　　　　　　　　　　　　　（太田豊作・飯田順三）125

はじめに　125

▶1　診断・評価　126

▶2　自閉スペクトラム症との関係　128

▶3　児童虐待および反応性愛着障害との併存・鑑別　128

▶4　破壊的行動障害との併存・鑑別　129

▶5　気分障害との併存・鑑別　129

▶6　治療・支援　130
- (1) 薬物療法の適応　130
- (2) 具体的な支援の例　131

おわりに　133

12　自閉症スペクトラムについては何がわかってきたのか
　　　　　　　　　　　　　　　　　　　　　　　　　　（中村和彦）135

▶1　自閉症スペクトラムの診断について　135
- (1) DSMとは　135
- (2) 自閉症スペクトラムの精神医学的診断　135
- (3) DSM-5　136
- (4) DSM-5の主な改訂（1）　137
- (5) DSM-5の主な改訂（2）　138
- (6) DSM-5の主な改訂（3）　139

▶2　自閉症スペクトラムの最新の研究　140
- (1) 診断補助について　140
- (2) 病態仮説　140

13　子どものやせ症についてどのように対応していけばよいのか
　　　　　　　　　　　　　　　　　　　　　　　　　　　　　（和久田智靖）143

はじめに　143

1 摂食障害，神経性無食欲症とは　143

2 神経性無食欲症に特徴的な精神症状　144

（1）肥満恐怖とやせ願望　144　　（4）自己評価の低さ　145
（2）ボディイメージの障害　144　　（5）強迫傾向　145
（3）病識の欠如　144　　　　　　（6）抑うつ症状　145

3 神経性無食欲症に特徴的な身体症状　145

4 子どもの神経性無食欲症の特徴　147

5 神経性無食欲症の治療　148

6 神経性無食欲症の子どもの気持ちの変化　149

7 周りの人々の対応について　150

8 家族の対応について　151

14　子どものうつにはどのように対応したらよいのか
　　　　　　　　　　　　　　　　　　　　　　　　　　　　　（傳田健三）154

1 子どものうつとはどのような状態か　154

2 うつ病はどんな病気か　154

3 子どものうつ病はどんな特徴があるのか　155

- **(1)** 子どものうつ病は決して稀な病態ではない　155
- **(2)** 子どものうつ病の臨床的特徴は何か　155
- **(3)** 小児期うつ病と青年期うつ病の違いは何か　156

4 子どものうつ病にはどのように対応したらよいか　156

- **(1)** 子どものうつ病に対する精神療法　156
- **(2)** 子どものうつ病に対する「5ステップ・アプローチ」　157

5 子どものうつ病に対する薬物療法はどのように行うか　160

- **(1)** 子どものうつ病に有効な抗うつ薬は何か　160
- **(2)** 薬物療法はどのように行うか　160
- **(3)** SSRIの副作用はどのような症状か　161

6 子どもの双極性障害とはどのようなものか　161

15　青少年の薬物問題について　（古川愛造）164

はじめに　164

1 青少年の薬物汚染の実態　165

2 脱法ドラッグによる青少年の汚染　167

3 注意欠如・多動性障害（attention-deficit/hyperactivity disorder：ADHD）と薬物依存の関連　169

おわりに　171

III 予防，治療に向けて

16　子どものこころは生まれてからどのように遅れを示すか
―――――――――――――――――――（松本かおり）174

はじめに　174

1 正常な発達と発達の遅れとは　176

2 出生コホート研究からうかがえる ASD 児の発達の軌跡　178
- **(1)** Hamamatsu Birth Cohort（HBC）Study とは　178
- **(2)** 測定内容と解析　179
- **(3)** 結　果　179
- **(4)** 考　察　179

3 こころの発達にかかる予防と治療　182

おわりに　184

17　子どものこころのひずみはどのようにあらわれてくるのか
―――――――――――――――――――（斉藤まなぶ）186

はじめに　186

1 乳幼児期によくみられる精神障害　186
- **(1)** 哺育および摂食の障害　186
- **(2)** 睡眠障害　187
- **(3)** 愛着障害　187

2 児童期によくみられる精神障害　188
- **(1)** 適応障害　188
- **(2)** 不安障害　189
- **(3)** 心身症と身体表現性障害　190

▶3 思春期によくみられる精神障害　190

- (1) 摂食障害　190
- (2) 気分障害　192
- (3) 統合失調症　193

おわりに　195

18　薬物療法 ――――――――――（古郡規雄）197

▶1 薬物療法とは　197

- (1) 心理社会学的側面　197
- (2) 薬物動態学　198
- (3) 小児・思春期における処方の原則　199

▶2 子どもの精神病に対する薬物療法　200

- (1) 第一世代抗精神病薬　200
- (2) 第二世代抗精神病薬　200
- (3) 治療期間　201
- (4) 感情障害による精神病状態に対する治療　201
- (5) 子どもの精神病症状に対する薬物療法のまとめ　202

▶3 子どものうつ病　203

- (1) 選択的セロトニン再取り込み阻害薬（SSRI）　203
- (2) セロトニン・ノルアドレナリン再取り込み阻害薬（SNRI）　204
- (3) 治療抵抗性うつ病　204

▶4 子どもの双極性障害　204

- (1) 双極性障害に対する情動安定剤の単剤投与　204
- (2) 双極性障害に対する第二世代抗精神病薬の単独投与　205
- (3) 双極性障害に対する情動安定剤プラス抗精神病薬　206

▶5 子どもの不安障害　206

- **(1)** 選択的セロトニン再取り込み阻害薬（SSRI） 206
- **(2)** 他の抗うつ薬 207
- **(3)** OCDの薬物治療 207

6 ADHD 208
- **(1)** 精神刺激薬 208
- **(2)** 非精神刺激薬 209

7 広汎性発達障害の薬物療法 209
- **(1)** 抗精神病薬 209
- **(2)** 情動安定剤 210
- **(3)** 抗うつ薬 210

19 子どものこころをどのようにケアすればよいのか
―子どもの認知行動療法― （井上 淳・大隅香苗）212

1 子どもの心理療法について 212

2 認知行動療法について 214

3 CBTを子どもに適用する際の工夫 217

4 養育者への介入 222

おわりに 223

20 子どものこころへの対応―ペアレント・トレーニング―
（野村和代）225

1 ペアレント・トレーニングとは 225

2 ペアレント・トレーニングの歴史 225

3 発達障害児の保護者を対象としたペアレント・トレーニングのプログラム概要 226

(1) 実施形態　226
(2) 対象とする子どもの属性・障害種など　226
(3) プログラム内容　227

4 ペアレント・トレーニング実施者として注意するべきこと　228

5 自閉症スペクトラム障害を対象としたペアレント・トレーニング　228

おわりに　232

21　子どもの怒りのコントロールをどうするか

（髙柳伸哉）234

1 怒りとは　234

(1) 怒り感情による危険性　234
(2) 怒りを扱う難しさへの対応　235

2 認知行動療法による怒りのコントロール　236

(1) 認知行動療法とは　236
(2) 怒りのコントロールへの活用　238

3 怒りのコントロールプログラムの実践例　238

(1) 怒りについての心理教育と肯定的な気持ちの促進　239
(2) 怒りのコントロールの基本形　240

4 怒りと上手につき合っていこう　242

Ⅳ 英国での対応

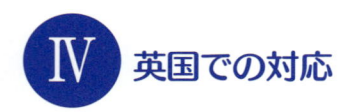

22　イギリスにおける児童精神科医療について
――――――――――――――――――――――（吉田恵心）246

はじめに　246

1　CHAMSの4層構造（The four-tier structure）　246

2　Tier3 LYPSでの治療の流れ　248
《1》受付から治療方針の決定まで　248　　《3》治療後の流れ　251
《2》治療について　250

3　イギリスCHAMSの最近の現状について　252
《1》入院治療について　252　　《2》心理療法について　253

おわりに　255

索　引　256

記事一覧

Topics	映し返し機能	10
Column	「愛された記憶」の大切さ	21
Column	いじめ予防プログラムの実際	38
Column	いじめを防止するヒント	44
Column	二次被害	74
Side Memo	サバイバーズ・ギルト（Survivor's guilt）	76
Side Memo	連携の成功事例	93
Column	摂食障害の世界の動向	152
Column	Autism Spectrum Disorders（ASD）	175
Topics	早期発見・早期介入の威力	183
Column	ペアレンティング	232
Column	どうして怒ってしまうのだろう？	236
Column	多文化の中で学ぶ児童精神医学	254

I 学校，社会，家庭でゆらぐ子どものこころ

子どものこころ，こころの発達とは何か

1 こころの発達

(1) こころの発達とは何か

　発達という言葉は，文明の発達，科学技術の発達，台風の発達というように，ヒト以外の事象についても用いられ，発生，進展し，そして衰退までの，時間的に変化する現象を表している。ヒトについては，発達とは，個体が生まれて死ぬまでの変化する過程であり，未熟な個体が成長成熟し，やがて老いて死に至る過程であるとされている[1]。本書はヒトのこころを扱っているので，こころの発達とは，未熟なこころが成長し，やがて衰えていく過程をいう。それは，こころの要素である，認知・知的能力，情・感情，意志，知覚などの各要素における，目に見える行動の量や強度の変化としてとらえられることもあれば，機能の質的な変化としてとらえられることもある。また，それだけではなく，こころの各要素間のまとまり，あるいは全体の組織化の進展と変革としてとらえられることもある。

　ところで，こころの発達は，成長から衰退に向かって一方向的に進むわけではない。進展することもあれば退行することもある。すなわち，この後に述べるように，もろもろの因子の影響を受けて，ダイナミックに変動する可能性を持っている。

(2) こころの発達と相互作用

　発達（development）とは，封じること・包むこと（envelopment）の反対にある言葉である。もともと生物として遺伝的に組み込まれていた能力が，適切な刺激を受けて，開いて発揮（develop）されてくることである。発達のシステムは生得的に組み込まれているが，適切な外的刺激がないと発達しない。この時，生物がもともと持っている能力の発芽を発する適切な刺激は解発刺激（releaser）と呼ばれる[2]。この考えをヒトの発達の理解に応用しようとするのが比較行動学である。この例は，遺伝と環境との相互作用の観点から発達をとらえようとした一例である。

　ところで，こころの発達には，さまざまなレベルの相互作用が関与していることを考慮に入れておく必要がある。個体と外界との相互作用としては，個体と対人関係（家族や仲間）との相互作用，生態学的もしくは社会文化的なシステム（コミュニティ・地域，サブカルチャー，文化）との相互作用が考えられる。この社会的システムの中には，保育園・幼稚園・学校における，対人関係を越えてシステムとして持っている特徴も含まれる。また，個体内における相互作用としては，身体的・生物学的領域，心理学的領域，運動領域などの領域間の相互作用や，心理学的領域内における情動や認知・知的能力・記憶，意思などの間の相互作用が存在する。このように，こころの発達には，多様なレベルの相互作用が影響しているのである。

(3) こころの発達の総体的理解に向けて

　このように，こころの発達には多様なレベルにおける相互作用が関与しているので，こころの発達を総体的に考えるには，複数の学問領域からこころの発達について検討するとともに，そこで得られた知識を総合的な視点から解釈する必要がある[3]。本書では，子どものこころの発達について実践的に検討しているので，発達精神病理学の観点を参考にしながら，こころの発達について考えていきたい。

　発達精神病理学とは，異常心理学，発達臨床心理学，精神医学，児童精神医学，発達心理学の各専門領域が合わさったものであり，分子生物学や行動

遺伝学といった他の関連領域とも融合している学問である[3]。また，発達精神病理学は，生理学，心理学，社会学的な脈絡の相互作用の観点から発達を念頭におきながら，子どもだけでなく成人の精神病理を解明することを主な目的としている[4]。そのため，行動上の不適応や問題について，行動上の兆候が何であり，それが生じた年齢がどの年齢であろうと，あるいは，その原因が何であろうとも，複雑な発達の道筋を見きわめながら，それらの行動の起源と変化の過程について研究する[5]。また，個人の精神病理については，人間の発達コースを変化させる複数の影響要因が複雑に相互作用しあった結果と考え，不適応症状を発達の一つの結果として理解しようと意識しており，それを疾患そのものとして扱おうとしていない[3]。

　以上挙げた発達精神病理学の姿勢は，私たちがこころの発達を理解し，あるいは，こころの発達の正常・異常について理解し，実践的に対応する際に有益であると考える。

こころの発達を考える際の視点

(1) 普遍性と個別性

　子どものこころの発達を見る場合には，一人ひとりの子どものこころの発達の流れを，過去から現在までたどり，そして近い将来へとつなげながら，個別に理解していく。当然のことながら，この理解には，前述した多様なレベルにおける相互作用も念頭に置くことになる。これが発達における個別性である。この視点がないと，その子どものことを理解したことにならない。

　この個別性の理解は，まず一般的な子どもの発達における普遍性を基盤にして行われる。認知・情動などの心理発達にしても，運動発達にしても，あるいは，生物学的・身体的な発達にしても，普遍的な発達過程がある。これを基盤にして，発達過程からのずれ具合，発達測度の遅滞，正常発達ではみられない特異な行動の判断がなされることになる。しかしその時には，普遍的な正常発達のコースから外れていることを単に判断するだけでなく，個々の子どもに固有の発達の流れや適応・不適応，特異行動の意味などについて

理解がなされなければならない。

(2) 連続性と不連続性

こころの発達は，時間的な経過を通して初めて見えてくるものである。その意味では，過去，現在，そして未来という時間の流れの中で，連続性の視点を持って，脈略の中でこころの発達を理解するのが普通である。それは，発達の正常・異常にかかわらず，あるいは，正常発達のコースを外れた場合であっても，多様なレベルの相互作用の中で，つまり，それぞれの子どもの発達の脈絡の中で，ある状態に至っていると理解することになる。

ところが，突然の大きな環境的変化，たとえば災害や犯罪被害，あるいは肉親との離別，事故による頭部外傷などによって，それまでの発達の流れでは理解できないような状態を子どもが呈することがある。これも，詳細に検討した結果，そのようになる心理的な準備状態があったと判断される場合には，その状態は発達の連続性の範疇で理解されることになる。しかし，そのような準備状態が確認されず，突如として，ある特異な行動を呈するようになったと判断されるなら，これは発達の不連続性の視点から考えなければならないことになる。そして，この一度切れた段階から，再び連続性が始まるのである。もちろん，こころの要素のすべてが不連続になるわけではないので，こころの要素によっては発達の連続性は維持される。

(3) 適応・不適応と意味理解

こころが発達すると，子どもに，周りの環境に適応しているとみられる行動が増えてくる。ところが，一方では不適応とみられる行動を子どもが呈することもある。この時，不適応であると判断するかどうかには，前述した，発達における普遍性と個別性が大きく関係してくる。普遍性の視点からすると，ある子どもの行動は不適応とみなされるかもしれないが，その子どもにとっては，適応行動である場合もある。というのは，個別性の視点からすると，子どもの行動については，普遍性を基準にして，単純に適応・不適応を判断することができないからである。

発達精神病理学では，それぞれの行為は，それ自体に意味や機能的価値を

含んでおり，過去・現在・未来の文脈の流れに埋め込まれた目標と関わっていると考えられている[3]。たとえば，親との関わりが少なかった子どもが，親との関わりを求める気持ちが強くなってきた時に，普通に甘え行動を示すことができないので，親の気を引くために，いたずらや親を困らせる行動が増えることがある。中には，保育園で他の子どもへの暴力行為や花壇の花を踏みつぶす行動をする子どももいる。これは，困った行動であり，一般的には不適応行動である。しかし，この子ども個人について発達の流れの中で理解するなら，このような行動を引き起こした動機は適応的なものであり，この子どもの親子関係の形成から見ると，発達の方向に向かう，意義ある行動であると読み取ることができる。このような例は，発達障害児の特異行動についてもいえることである。子どもに適切に対応するには，周囲の大人が子どもの行動の意味，そしてその動機を発達の流れの中で理解することが重要である。

(4) システムの破壊と再構築

こころの発達には，こころのシステムの破壊と再構築，すなわちシステムの再組織化が伴う[6]。このことについては，アイデンティティの発達に関してわかりやすく述べられている[7]。生涯発達論でいうなら，人生はこころのシステムの破壊と再構築の繰り返しである。この破壊と再構築が特に際立っているのが，青年期と老年期である。青年期についていうなら，青年期初期の頃に，身長の急激な伸びや第二次性徴の発現という身体的に大きな変化が起こる。また心理的には，子ども像からの脱却と親からの心理的自立が課題となる。これに対して子どもは一時戸惑うが，やがて子どもから大人への移行期を乗り切って，青年期中期，そして後期へと成長していく。この時，子どものこころの破壊と再構築がなされていることになる。この再構築に困難を覚えた子どもに，不登校などの不適応行動がみられるといえる。

ところで，前述した発達の連続性と不連続性の視点から見ると，ここで述べている破壊と再構築とは連続性が維持された状態での破壊と再構築である。そうでないと，時間的な連続性を基盤としているアイデンティティの発

達は，達成されないことになる。

(5) 進展・停滞・退行・衰退・発達コースからの逸脱と創造

先に，こころの発達は，成長から衰退に向かって一方向的に進むわけではないことを述べた。この側面には，進展・停滞・退行・衰退・発達コースからの逸脱の視点が関わる。

発達が止まっているように見えるのが停滞である。しかしこれは，目には見えないが，次に進む準備を内的に行っているのかもしれない。退行は，前の発達段階の状態に戻ることをいう。しかしこれももしかすると，前に使っていた行動がより適応的であると考えて，より機能的になるためにそのように行動しているのかもしれない。あるいは，発達し残してきたこころの要素の発達を成し遂げるために，以前の発達段階に戻って努力しているのかもしれない。

発達コースからの逸脱は，普遍性の視点からの発想である。普遍的な発達コースから外れていたとしても，個別性の視点から見ると，ある子どもにとっては，その行動のほうがより適応的であり，より創造的である場合もある。このように柔軟な考え方をすることが，子どものこころの発達を個別的に理解することにつながる。

3 子どものこころの特徴

ここまで，こころの発達がさまざまなレベルの相互作用のもとになされていることについて述べてきた。また，発達の流れの中で，進展と衰退だけでなく，停滞・退行・発達コースからの逸脱もみられることを述べた。

子どものこころの特徴としては，まず，成人のこころに比べると，さまざまな内的状態や外的環境の影響を受けやすいことが挙げられる。そのため，進展と衰退，停滞・退行・発達コースからの逸脱が生じやすい。それは，こころが生まれて，成長途中にあり，柔らかくて傷つきやすいからである。しかし一方では，この柔らかさは，柔軟性を潜在的に持っていることを示している。そのため，適切な対応が周囲からなされれば，一人ひとりの子どもの

こころはより適した方向に進展していく可能性がある。

また他の特徴としては，子どもは子ども特有の考え方と行動をすることが挙げられる。そのため子どもの言葉や行動について，大人の考え方や見方で子どものこころを理解しようとすると，間違えることが多い。私たち大人のこころを子どものこころのレベルまで近づけて，子どもの言葉や行動を理解しようとするなら，子どものこころがより深く見えてくるといえる。

4 こころの発達：特に自己の組織化に向けて

こころの発達とは何かを述べた際に，こころの各要素間のまとまり，あるいは全体の組織化の進展と変革としての発達について触れた。また，こころの理解と関係して，こころの発達の総体的理解についても述べた。ここでは，子ども自身が，自分のこころを全体的に理解することの発達について考えてみたい。

こころの構成要素それぞれの発達については，発達心理学の領域を中心にこれまで多くの研究がなされてきた。それらの研究成果は，子どものこころの発達理解と発達支援に役立っているのであるが，こころを全体的に理解することについての研究は，比較的少ないといえる。

子どもが自分のこころを全体的に理解することについては，自己の組織化（self-organization）の概念を用いて関心がもたれている[8]。自己の組織化とは，子どもが自己を中核として，自分の中の，感覚・知覚，運動や姿勢，感情，記憶，思考や意志・意図，周りから受けている情報，などを，要素ばらばらでなく，まとまりを持って把握し，モニターしながら行動できることをいう（図1）。この場合の自己は，自分（I）から見た自分（me）ではなく，こころの中核としての意味を持っているので，どちらかというと自分（I）といったほうが適していると思う。Fonagyらは，自己の組織化とともにメンタライゼーション（mentalization）の概念を提起した[9]。メンタライゼーションは造語であるが，子どもが他者の行動，信念，感情，態度，願望，希望，知識，想像，ふり，嘘，意図，計画などに応じることを可能にする能力，

1 子どものこころ，こころの発達とは何か

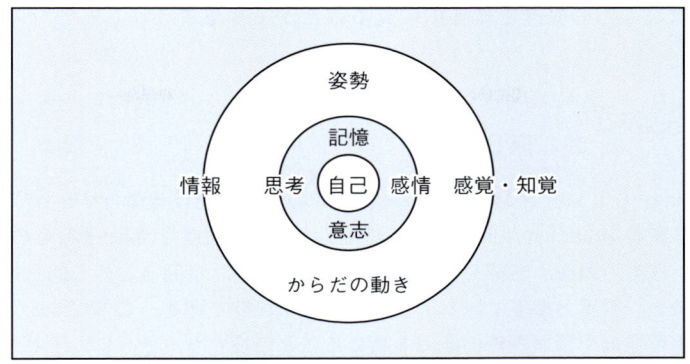

図1　自己の組織化

他者のこころを読むことを可能にする能力である。しかし同時にまた，メンタライゼーションは，子ども自身が自分のこころを知ることにも関係しており，自分自身のこころの状態を自覚する能力につながり，自分自身の心的体験を意味づけることができることと関係している。そのため，メンタライゼーションが進んでおり，自己の組織化がなされている子どもは，自分自身を把握しながら，落ち着いて行動できるのである。

乳幼児期の子どもは，自分自身の内面の理解を，ほとんど，あるいは，わずかにしかできない。したがって，子どもの内面理解の多くは親が担うことであり，子どものこころの組織化は，最初は親が肩代わりするといえる。Fonagyら[9]は，そのような役割を持っている親における，子どものメンタライゼーションを助ける関わりとして「映し返し機能（reflective function）」が重要であるとした。私たち専門家は，親が子どものこころを全体的に理解し，適切に映し返すことができるように，親を援助する必要がある。自分のことをよくわかっていてくれる親がいる子どもは，幸せで安定したこころを持っている。

普通に子どもを育てている親の子ども理解を助けるのはいうに及ばず，特に普遍的発達コースから外れている子どもについても，親が子ども全体を理解でき，適切な映し返しがなされるように，私たち専門家も，こころ全体を，

あるいはこころの発達を総体的に見ることができるようにしていたいものである。

Topics　映し返し機能

Fonagyら[9]は，メンタライゼーションの発達を助ける関わりとして，「映し返し機能(reflective function)」を提唱した。この機能は，親が子どもの信念，感情，態度，願望，希望，知識，想像，ふり，嘘，意図などの心的状態に関心を持ち，言葉と態度で触れて子どもに返す機能である。この機能が，子どもの感情発達や情緒調節の能力を高めることに役立ち，さらに，子どもの自己としてのまとまり，すなわち自己の組織化の発達を促すとされている。また同時に映し返し機能は，親が自分自身の心的状態をわかりやすく子どもに伝えることも含んでいるので，この映し返しがなされると，子どもは親の心的状態が理解しやすくなり，これがひるがえって，自己の組織化を高めるという循環的効果があることになる。

●引用文献

1) 日本発達心理学会，根ケ山光一，他編：発達の基盤—身体，認知，情動—．発達科学ハンドブック4：新曜社，東京，pp.1-4, 2012.
2) 異常行動研究会編：初期経験と初期行動．基礎と臨床の心理学1．誠信書房，東京，1977.
3) Cummings EM, Davies PT, Campbell SB : Developmental Psychopathology and Family Process. Theory, Research, and Clinical Implication. The Guilford Press, 2000.（菅原ますみ監訳：発達精神病理学　子どもの精神病理の発達と家族関係．ミネルヴァ書房，京都，2006.）
4) Cicchetti D : Development and psychopathology. in: Cicchetti D , et al eds : Developmental Psychopathology. Theory and Method Vol.1. 2nd ed., John Wiley & Sons, Inc., pp.1-23, 2006.
5) Sroufe LA, Rutter M : The domain of developmental psychopathology. Child Development 55 : 17-29, 1984.
6) Valsiner J, Connolly KJ : Introduction The nature of development : The continuing dialogue of processes and outcomes. In : Valsiner J et al, eds : Handbook of Developmental Psychology. SAGE Publications, pp. ix-xviii, 2003.

7) Erikson EH : Psychological issues identity and the life cycle. International Universities Press, 1959.（小此木啓吾編訳：自我同一性―アイデンティティとライフ・サイクル―．誠信書房，東京，1973.）
8) Fonagy P, Target M : Attachment and reflective function. Their role in self-organization. Development and Psychopathology 9 : 679-700, 1997.
9) Fonagy P, Gergely G, Jurist EL et al : Affect regulation, mentalization, and the development of the self. Other Press, 2002.

（吉田弘道）

親は子どものこころに
どのように対応していけばよいのか

はじめに

　子どもはいつの時代にも，声をかけ，目をかけ，話を聞いてほしいと願って親を求めている。昔と違って世の中に物があふれる時代となったが，物質的にはどんなに豊かであっても，子どもはやはり，両親に，自分のことを気にかけて心配してもらいたい，自分を丸ごと受けとめてもらいたい，そして頑張ったことを認めてほしい，と思っている。また，ちゃんと叱ってほしい，とも思っている。子どもにとって両親は，人生最初の人間関係を持つ相手であり，その後の人生で他の人との人間関係の土台になるものである。本章では，乳幼児期・児童期の子どもに対して，両親が子どもを育てていく時に考える視座について述べる。

1 小さな子どもに必要なもの

　子どもにとって大事な4本柱といえば，眠ること，食べること，遊ぶこと，そして，愛されることである[1]。子どもが育つには睡眠が必要であるが，日本の子どもは夜更かしで睡眠不足といわれている。大人の生活時間に合わせて子育てをしていることや，「時間どろぼう」のゲームや他のメディアとの接触時間が増加したことが一因といわれている。

　食べることも大切なことである。しかし食事内容の偏りや，個食（個別に

好きなものを食べる）・孤食（一人で食べる）・粉食（パン・麺類など主食中心の食事）などといわれる，家での食事の異変が問題になっている。また親子で一緒に食卓を囲むという風景も必ずしも一般的ではなくなってきているといわれる。

　遊ぶことは人間の好奇心や人間らしさを育て，遊びながら身体機能を充実させていく。また年齢の違う集団で遊ぶ，複数の人数で遊ぶということを通じて社会と接していく。しかし，高度成長期から子どもたちは遊び場を奪われ，遊び時間は塾通いやテレビやゲームなどのメディア漬けで奪われ，また少子化によって遊び仲間も減っていっている。こころは，多様な人との関わりによって発達するので，遊びを確保することはとても大切なことである。

　そして，何よりも子どもに必要なことは，子どもが愛されていると感じることである。日本の子どもたちは自己肯定感が低く，孤独であり，必要とされていないと感じているというデータが国際比較でも目立っている[2]。

2　両親の育った環境

　今の乳幼児の両親の多くは，昭和50年以降の生まれである。大人から見守られた中で，信用されて自分で物事を決めて，のびのびと育てられた子ども時代を過ごしたという人は少なくなってきているように思う。両親の多くは，小さい頃，家の手伝いをせずに勉強することが果たすべき役割として強調されて，結果として成績がよければお母さんはニコニコしていたといったような育てられ方をされてきたのではないだろうか。自分の自由に時間が使える。そして結果を出すと評価をしてもらえる。しかし，子育てというものは，頑張ればすぐに目に見える結果が出るものではなく，また評価される保証もない。

　今の両親はともに就業している人が多く，忙しい。しかし，母親が就労することで子どもが不安定に育つという考えは，アメリカで行われた研究の結果によって否定されている。赤ちゃんを預けたか預けなかったかによって，後で述べる子どもの「基本的な安定感」の育ち具合には差がなかった[3]。つ

まり就労の有無ではなく，どのように子どもと接している時間を過ごしているかが焦点になってくるのである。小さい子どもと関わるには，時間がとられる。しかし現代では，自分の時間を自分のためだけに使いたいと感じている大人が増えている。自分の時間が子育てに奪われていると感じると，それがフラストレーションへとつながることもある。

3 親になること

スターンは，「母親になるとあなたは，普段は表面化しない自分の性格のいろいろな面——自分の人間関係の築き方——を再検討しなければならなくなり，いったい自分はどんな人間なのだろうと何度も自問したくなる」と言っている[4]。赤ちゃんと接する時，人は自分の本性をいやでも突きつけられると言っている。スターンは『母親になるということ』の中で，母親に焦点を当てているが，父親が育児に参加することは子どもを見る眼，関わる人数が複数になるという意味でとても重要である。たとえ時間的なコミットメントが母親よりも少なくても，むしろ母子を支え共同して家庭を営む親としての父親には，子どもの「基本的な安定感」を育てる重要性を知ってほしい。

子どもと向き合う際に重要なことは，応答性，多様性，柔軟性である。すなわち，子どもが何を求めているか，どんな状況にあるのかを把握し，子どもの要求に応える。子どもの持ち前の特徴や個性を見きわめる。その上で，それらを尊重した対応をすることが大切である。こうした対応は育てる側に心理的余裕がないとできない。そのためには子どもと「ほどよい距離」を持っていることが必要である。母親だけの孤独な子育てでは，「ほどよい距離」を持つことはかなり難しい。柏木は，父親母親の両方が関わることで，親に心理的余裕が生まれ，子どもとの「ほどよい距離」ができる。そして，応答的で多様・柔軟な対応ができるようになると述べている[5]。

4 「基本的な安心感」とは

ボウルビーやエインズワースという研究者が提唱した愛着理論では，愛着

を親と子どもの間に形づくられる絆として定義している。この愛着という絆は，最初は一番身近にいる愛着対象である親との関係で始まるものだが，それはその対象を仲間や異性のパートナーなどに変えつつ，生涯にわたって続いていくものである。ここでは幼少期に焦点を当てるので親子関係を中心に述べるが，成人期では親子以外の親密な関係も含むということは覚えておきたい。

　赤ちゃんは生まれてから他者（親）の存在なくしては生きていけない。そのため，いろいろな信号機能を持って生まれていて，その最もわかりやすいものが赤ちゃんの仕事ともいわれる「泣くこと」である。赤ちゃんが泣けば，多くの親は何かあったのかと近寄ってくる。そしてその他の信号としてはほほえみや発声などがあり，これらには近くにいる親をとどめておくことや，やりとりを持続させるという効果がある。生後1年の間に，日常的に関わってくれる親へ，その愛着を焦点化していき，親との愛情の絆を結んでいくが，早期に結ぶ愛情の絆には，実はいくつかのパターンがあって，親とのやりとりには個人個人に特徴的な違いがある。そうした愛着形成の異なりによって，個人の生涯にわたる愛情の絆のパターンがある程度決まることをボウルビーは指摘している。数井は，人生早期に結ばれる親との絆はその人の「対人関係の原型」になっていくと説明している[6]。赤ちゃんは生理的な欲求（空腹やのどの渇き）に対して泣いたりして親に伝える。また，抱っこしてほしい，甘えたいという対人希求的な欲求もあるといわれている。親子の絆はこのように赤ちゃんの示すさまざまなシグナルを適切に受け止めて，それに見合った反応を繰り返していくことでできていく。この繰り返しによって，赤ちゃんの中で「この人（親）は信用してもいいのだ」という「基本的な安心感」が育っていく。ここで大切なのは，機械的な世話ではなくて，一緒にいられることを好意的に受けとめられる感情のやりとりがベースにあるということである。もちろん親にとっても，いつでもやりとりが楽しいというわけにはいかない。時には「面倒くさいなあ，大変だなあ」と思っても，基本的に可愛いという気持ちや嬉しいという気持ちがあればよいと考えよ

う。このようなやりとりから生まれた「受け入れてもらえた」「自分に好意を持っていてくれる」という気持ちは，すなわち「愛される価値のある存在としての自分」という自分自身への肯定感につながるのである。

5 「安全基地」としての親

次に，親との関わりを中心とした「基本的な安心感」と密接な関係がある見守る立場，すなわち「安全の基地」としての親の役割について述べる。赤ちゃんも1歳，2歳と成長してくると，それまでの世話をするだけだった親としての役割では足りなくなってくる。数井は「世話をする・関わる」という親がイニシアチブをとる態度から，「見守る・待つ」という子どもからのアプローチを優先させること，そして必要な時には自由に利用可能な存在としてそこにいる親，という関係が大切になると述べている。だからこそ子どもは安心感を得られ，外の世界に十分羽ばたいていける。そしてちょっと疲れたり，不安になったりしたら，自由にそこへ戻ることができる，そのような基地として親は機能していく。近くの公園で遊ぶ，幼稚園へ通園するなど，子どもの行動範囲は広がっていくが，そうしたことができるようになる背景には，戻ってくることのできる「安全の基地」としての親（家庭）があるからである。

子どもが2歳くらいになると自分の意思，自分自身という気持ちがよりはっきりとしてくる。そのような子どもの発達的な特徴を理解して，それに合わせた行動をとる養育形態は結果として子どもの心の中にますます「基本的な安心感」を養うことになる。じっくりと見守ってそして待つことができる親になることがとても大切である。

6 無条件の愛

「無条件の愛」とは，子どものいいところも悪いことも含めて認める，愛するということである。自分の子ども時代を振り返って，両親から無条件の愛を注いでもらえなかったと感じている人は，自分が愛されたのはその行い

によってであり，存在自体を愛されていたわけではないと思っている。そういう人たちは，親の愛情をつなぎとめるためによい成績を取るか，スポーツの才能に恵まれるか，音楽に秀でるか，その他何であれ親が重要と感じることに必死で頑張らねばと感じていた。それがよく愛されるための「条件」だったわけである。親はさまざまな願望を，期待という形で子どもに抱く。子どもの幸せを願い，「健やかに育ってほしい」「勉強を頑張ってよい学校に入ってほしい」「友だちに恵まれてほしい」と思い，親自身の理由により「言うことを聞いてほしい」と思う。そうした親の期待や願いが子どもを取り巻く環境をつくり，その環境が子どもの発達に影響を与える。望ましい影響もあるかもしれないが，子どもが小さいうちは，親の「無条件の愛」を感じさせたい。

　子育てに関するあるホームページで子どもを無条件に愛するための5つの習慣（habits）が掲載されていた[7]。1つ目は，子どもの欠点が発想を変えれば強みにもなるということを認めること。たとえば，ものすごく頑固な性格を欠点として持つ子どもは，将来科学者となって，真実を追求する際には優れた能力を発揮するかもれない。2つ目は，悲しみたい時はちゃんと悲しむこと。男の子がほしかったのに，女の子が生まれたり，障害を持った子もが生まれたりした場合，親がとても悲しいと感じるならば，その気持ちは抑え込まない。感情は抑え込むと逆に燃え上がるので，受け入れて，前を向いていくということである。3つ目は，子どもの行動の動機を子ども目線で考えてみるということ。子どもの行動には必ず理由があるはずなので，子どもが発しているSOSを読み取る習慣をつける。4つ目は，子どもの感じている気持ちは受け止め，一方で望ましくない行動についてはやめさせること。せっかくブロックを積み上げてつくった塔を友だちに壊されて怒りの感情が大きく表出した場合，その怒る気持ちには言葉をかけて受けとめ，しかし，友だちに仕返しをしたり，他の行動で報復をするようならそれはやめさせる。5つ目は，親自身の怒りをコントロールすることである。子どもの行動が自分を怒らせ，感情が高ぶってもそれをそのまま表出したら，悪い例を見せる

ことになるからである。以上の5つの行動を習慣として身につければ子どもを「無条件に愛する」ことに近づけるかもしれない。子どもにとって，両親が自分のことを何がなんでも守ってくれる，そうやって守られる価値が自分にはあると自覚できることは，自己肯定感を高める。そしてそれは生きる力そのものとなる。

7 日本の母親はお節介？

　柏木は，日本のお母さんはお節介型が最も多いという研究結果を発表している[8]。要するに，子どもを信頼して任せることが苦手で，先走って親がやってしまったり，子どもに失敗させまいとしていつも安全な方法を選ばせたり……ということが世界で最も多いそうである。これは日本人のていねいさや細やかさという面の反映ともいえると思うが，子どもをたくましく育てるには，子ども自身に任せられることはできるだけまかせたほうがいいという大切な原則に背馳する。その結果，日本の子どもたちは，親の気持ち・期待をいつも気にしながら大きくなる傾向が強くなっている。「自分の人生は自分で選ぶから，親はそれを後ろから温かく見ていてほしい」というのではなく，「親がたぶん，こっちを選べというだろうから……」といつも親の意向を気にして人生を生きる子どもや若者が多くなっているのである。

　数井は，2歳の子どもとその母親を対象にしたある研究を紹介している。それは，研究者が家庭訪問をし，持参したままごとセットやぬいぐるみで母子に遊んでもらう場面を観察するというものである。後日また同じ親子を訪問し，今度は子どものほうを中心に愛着の発達を観察した。その結果，子どもが自発的に料理をつくる真似をする前に，よかれと思って，母親が手を差し伸べる「干渉性が高い」母親では，愛着の状態が不安定化していた。一方で，子どもが自分で野菜や鍋を用意して好きな料理をつくり「ママ，できたよ！　どうぞ」と言われるまで待ってから初めて食べる真似をする「干渉性が低い」母親では，親が「安全の基地」として，自由に試させてくれる拠り所となっているようで愛着の状態が安定であったという[6]。

柏木の行った少し前の研究で国際比較研究を行ったものがある[9]。小学6年生の子どもたちに「あなたはなぜ勉強をするのか」と勉強の動機づけを聞いて，自由に書いてもらう。その上でその回答を分類する。結果，回答は4種類に分類できた。

① 「いい学校に入るため」はっきりと言うもの。勉強はそのための手段と割り切る考え。
② 「ぼくが勉強するとお母さんが喜ぶから」とか「お母さんが私の試験の点数をたいへん気にするから」などというもの。親の期待に応えるためにという理由。
③ 「自分を鍛えるために勉強している」というもので自己形成が理由。
④ 「勉強ができるようになると嬉しいから」のような達成思考型といってよい理由。

この4種類の動機づけに分かれた。実はこの中で，日本の子どもしか書かなかったものがある。それは2番目である。親がほめてくれるからとか，親に叱られるからというような，親の期待に応えるために勉強する。これは日本にしかなかったという。柏木はこの4つの動機づけのうち，①，②を「外的動機づけ」，③，④を「内的動機づけ」と命名し，外的動機づけしか書かなかった子を「外発型（①，②）」，内的動機づけしか書かなかった子を「内発型（③，④）」と分類した。そして，別の項目として聞いておいた，「ときどきすごく孤独でさみしいと思うことがあるか」（孤独感），「だれかに拘束されているという思いが強くするか」（被拘束感），「自分がときどき嫌だなと思うか」（自己嫌悪感）などの結果をこの外発型，内発型で比べてみた。するとどの項目でも外発型の子どものほうが，内発型の子どもよりも値が高く，中には2倍の値を示すものもあった。つまり外発型の子どものほうが内発型の子どもよりも，孤立感も非拘束感も自己嫌悪感もすべて強く，自己肯定感のほうは低かった。逆に「他人に対して温かい」というような項目では，内発型の子どものほうが外発型の子どもよりも点数が高かった。

　お節介型育児では，小学校以降になると，将来の進路を親が強く期待して，

子どもの精神的な健康に影響が出るということが考えられる。

8 子どもが自発的に楽しむことを見つけるために

　日本の若者の自尊感情（自己肯定感覚）が世界でずば抜けて低いという問題や，若者の引きこもり現象が日本では著しく多いという問題も，こうして見るとこの育児のスタイルにどちらも関係しているらしいことが見えてくる。親が子どもたちの前に出てあれこれと期待を示すということを控え，子どもたち自身が自分のすること，しないことを自分で選んでいるという感覚を大事にして育てるということを心がけてはどうだろう。子どもの成長の過程で，子どもの前に出るのではなく，子どもの横や後ろからじっくり見守る育児を大切にするのである。

　他の目的のためではなくそれ自体を楽しみたいからやるというのが「内発型」であった。勉強も内発型で行ったほうが勉強好きになるし，精神的にも健康になる。大事なのはそのこと自体を楽しむということのようだ。そのこと自体を楽しむためにやる，その典型が「遊び」ではないかと汐見は述べている[10]。

　小さい子どもについて考えると子どもは本当に遊ぶために生まれてきたかのように，遊ぶのが好きである。喜びに満ちた遊びの経験はそれ自体が楽しいものだが，その中で自然に多くのものが育まれているように思う。幼児にとって，自分の立場を離れて他者の立場からものを見ることは難しいが，友だちやきょうだいと楽しく遊ぼうとする中で，他者の立場に立つ能力や他者と協調する能力を自然に育んでいくように思う。そういう意味では「けんか」も大切な経験となる。昨今ではきょうだいの数がとても少なくなり，一昔前には自然にできていた異年齢の仲間との遊びが少なくなってきたが，親は子どもたちの仲間との楽しい遊びの場を時間的にも空間的にも確保することが重要である[11]。

　年齢の異なる子ども同士がまともな競争をしても勝負にならないのは自明なので，遊ぶことの楽しさを知っている子どもはそこを工夫する。たとえば

年上の子にはハンデをつけて鬼ごっこをするとか，年下の子は2回捕まったら鬼になるというようなルールをつくったりする。こうして年上の子どもには年下の子どもの気持ちを思いやるこころが育ち，調和をとって遊ぶコツが身についていくのである。また，集団という意味では，保育園や小学校において，役割が与えられた子どもはそれを成し遂げることで誇りを持ち，自分ができることをやっていく責任を学んでいく。幼い時に自己の責任，自立性，信頼を育てる基盤を育んでくれる親，そして身近な人たちと出会うことがで

> **Column** 「愛された記憶」の大切さ
>
> 　画家，詩人であり絵本作家である葉祥明氏が子どもを育てるすべての母親に贈るシリーズ絵本がある。その中で，人は幼児期の頃に育った環境の中で，自分が愛されていたと実感できることがその後の人生に生じるさまざまな出来事，困難に取り組む力になることを述べている。
>
> 　ママはボクをあいしてくれている！
> 　そうおもえることは，これからなんじゅうねんものあいだ，
> 　ボクがこころおきなくじぶんをのばして，せいちょうするための
> 　かけがえのないちからになるんだ。
> 　そう，あいこそ，もっともたいせつなエネルギーなんだよ。
>
> 　葉祥明氏は，子どものこころの声に耳を傾けて，すでに一個の人間である彼らを認め，尊重し，自分の道を追求する自由も与えることが大切ということを私たちに教えてくれる。
>
> 　ボクには，おぼえなきゃいけないことが
> 　たくさんある。
> 　ママやパパからおしえてもらわなくちゃ
> 　いけないこともあるけど，
> 　いちばんたいせつなのは
> 　ボクじしんのたいけんから，まなぶってことなんだ。
> 　ボクのなかには，ボクをみちびく
> 　かしこいそんざいがいるんだよ。
>
> 　　　　　（葉祥明：子どものこころを感じてみようよ．サンマーク出版，2005）

きればよいと思う。

おわりに

育児は親だけではなく子どもたちをも含んだ共同作業である。対人関係を強調してきたが，それは，すなわち親たち（と他の養育をする大人たち）が子どもたちに対して「してあげる」ことではなく，子どもたちと「ともにする」ことを強調したのである[12]。子どもの個性に敏感に反応し，子どもの視点から物事を考えることに努めて，子どもに今，何が必要なのかを考えていくことが重要である。そして，子どもは親と独立した人格を持っていて，尊重されるべき存在だということを忘れないでいたいものである。

●引用文献

1) 内海裕美, 他：母と子は合わせ鏡　2歳まではテレビを消して．あけぼの5：3-7，2012.
2) 古荘純一：日本の子どもの自尊感情はなぜ低いのか．光文社，東京，2009.
3) NICHD Early Child Care Research Network（NICHD 早期乳児養育研究部会）: The effects of infant child care on infant-mother attachment security. Results of the NICHD study of early child care. Child Development 68：680-879, 1997.
4) スターン DN, 他（北村婦美訳）：母親になるということ—新しい「私」の誕生—．創元社，大阪，pp.81-82, 2012.
5) 柏木惠子：父親になる，父親をする—家族心理学の視点から—．岩波ブックレット No.811：2011.
6) 数井みゆき：やさしさと愛着—やさしさの土台を作る人間関係—．子どもと遊び研究会編：子どもの「やさしさ」を育む本．PHP研究所，東京，1998.
7) 5 Secrets to Love Your Child Unconditionally：AhaParenting.com（http://www.ahaparenting.com/_blog/Parenting_Blog/post/Unconditional_love_kids），2013.
8) 柏木惠子：子どもが育つ条件—家族心理学から考える—．岩波書店, 2008.
9) 柏木惠子：環境としての親の期待．発達 11(41)：9-17, 1990.
10) 汐見稔幸：この「言葉がけ」が子どもを伸ばす！．PHP研究所，東京，2012.

11) 小野けい子：やさしさを育む人々との関わり―多様な人間関係による心の発達―．子どもと遊び研究会編：子どもの「やさしさ」を育む本．PHP研究所，東京，1998.
12) シャファー HR（武藤隆・佐藤恵理子訳）：子どもの養育に心理学がいえること―発達と家族環境―．新曜社，東京，2001.

（池田真理・上別府圭子）

3

学校に行かないとはどういうことなのか，どうすればよいのか

はじめに

　この50年余りの間に，日本で学校に通えていない子どもの数は大幅に増え，不登校は社会的な問題になっている。不登校人数の増加に伴い，その定義やとらえ方もまた変化してきている。1960年頃まで分離不安が原因とされ「学校恐怖症」と呼ばれた不登校は，特別な子どもに起こる問題とされていたが，その後，学校に行かない児童生徒は増加する一方であったことから，"心理的な理由などから登校をきらって長期欠席をした者"を「学校ぎらい」や「登校拒否」とし，"どの子にも起こり得る問題"としてとらえるようになった。さらに，文部科学省は，2000年頃から，"何らかの心理的，情緒的，身体的，あるいは社会的要因・背景により，児童生徒が登校しないあるいはしたくてもできない状況にあること"を「不登校」とし，"子どものこころ"の問題から学校卒業後の"進路"や"社会的自立"の問題ととらえるようになった[1]。こうした変化は，時代とともに不登校の原因が多様化，複雑化していることに対し，有効な対策が見出せないできたことを物語っている。そして，現在では，「不登校は，その要因・背景が多様であることから，教育上の課題としてのみとらえて対応することが困難な場合がある」と教育だけでは解決できない問題としてとらえ，対応として，スクールソーシャルワーカーやNPO法人，民間団体などを活用したり，不登校の児童生徒のその後

の支援として，子ども・若者育成支援推進法（2010.4.1 施行）に基づき，各自治体で支援ネットワークが整備されたりしている。

このように，今や不登校は，子ども一人ひとりの生き方の問題としてとらえられ，社会全体で取り組むべき課題となっていることから，早い段階でその状況を把握し，問題を深刻化させない取り組みが求められている。

そこで今回，不登校を巡る現状を改めて理解し，不登校が起こりやすい環境および予防的支援（本章では，「支援」と同義で「援助」を用いている）と子どもの生活の質（quality of life：QOL）との関連を検証することで，これからの不登校対策を展望する。

1 不登校を巡る現状

(1) 不登校の実態

文部科学省の「児童生徒の問題行動等生徒指導上の諸問題に関する調査（2013.3.13 公表）」[2]によれば，平成 23 年度に学校を連続または断続して 30 日以上欠席した小学生は 22,622 人（0.33％），中学生は 94,836 人（2.64％）であり，中学校では近年やや減少している（図1）。

そして，指導の結果，登校する，またはできるようになった児童生徒は，小学校で 7,499 人（33.1％），中学校で 29,058 人（30.6％）であり，約3割の児童生徒が不登校の状態から回復している。

一方，不登校の状態が前年度から継続しているのは，小学生では 8,255 人（38.3％），中学生は 48,237 人（50.9％）であり，小学校では不登校の6割以上が，中学校では約半数が，その年度中に新たに不登校になっている。

不登校になったきっかけとしては，小学校では，「不安など情緒的混乱」が 33.4％，次いで「無気力」が 22.4％，「家庭の生活環境の急激な変化」が 10.2％と続いている。中学生においては，「不安など情緒的混乱」と「無気力」がともに 24.9％，「いじめを除く友人関係をめぐる問題」が 15.8％となっている。これらの傾向に，ここ数年大きな変化はみられない。

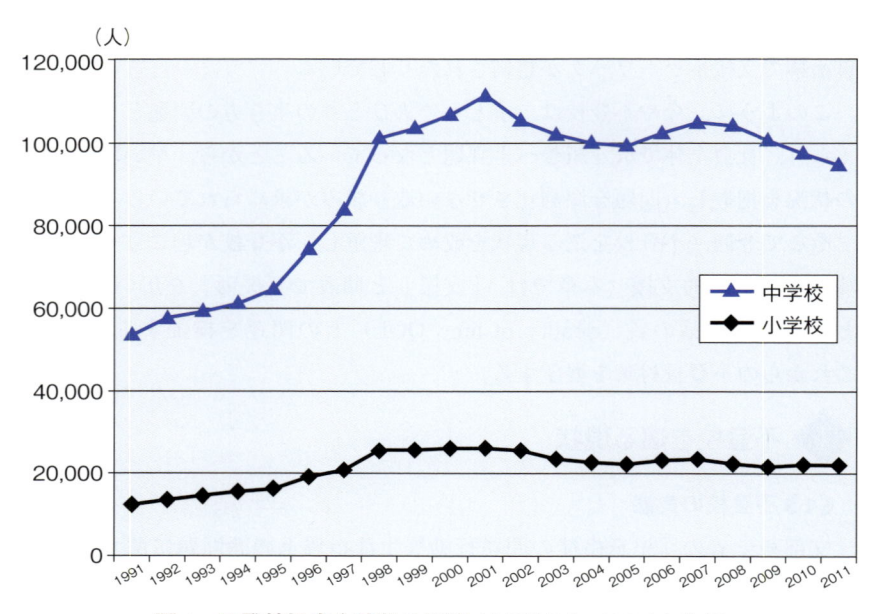

図 1　不登校児童生徒数の推移（文部科学省，2013 より作成）

注1）調査対象は国公私立小・中学校（中学校には中等教育学校前期課程を含む）。
注2）年度間に連続または断続して 30 日以上欠席した児童生徒のうち不登校を理由とする者について調査。

(2) 自立を難しくする不登校経験

　厚生労働省[3]は，「ニート状態にある若者に対するアンケート調査結果」を発表し，その中で，ニート状態の若者の 37.1％が不登校を経験していることを指摘しているが，これは，不登校状態になった児童生徒が，大人になっても自立することが難しいことを示唆している。

　一社会人として企業や地域に適応していかなくてはならない彼らは，学校というストレス因子からは解放されたものの，精神的なハンデを背負い，今度はサポートのない状態で社会という厳しい現実に直面し続けることになる。ストレスとなる社会を避け，隠れるようにして生きていくことは，社会的，精神的に人間の成長を止めるどころか退化させことになっている。

　人生において，ごくわずかな期間でしかない学校でのつまずきが，その後

の人生を左右するようなことになってしまう不登校は、就学期間だけの問題ではなく、子ども一人ひとりの一生の問題としてとらえなければならない。

2 不登校が起こりやすい環境

(1) 環境の変化と適応不安

福島[4]によれば、適応には、環境に順応する受動的適応と、個人が自分の欲求や状態に合うように環境に対して積極的に働きかけて環境を変化させようとする能動的適応がある。

学校では、児童生徒の適応する力を段階的に育てていくため、発達段階に応じた要請や課題が与えられ、通常、それらは、教師や親の支援のもとで解決することができると考えられている。しかしながら、適応する力には個人差があり、児童生徒によっては、環境の変化や何らかの事態が、その時点で持ち合わせている力では解決できないような障害になる場合がある。たとえば、環境の変化が著しく、ほとんどの生徒が「学校生活を送っていけるだろうか」と心理的に不安定になりやすい状況にある中1ギャップの時期には、新しい環境に早く適応しようと強く能動的に行動する者もいれば、ひたすら受動的に行動しようとする者もいる。それぞれが不安を乗り越えようと、緊張した状態で、いつも以上に神経をつかったりエネルギーを費やしたりすることから、学校生活の中で、彼らが予想もしなかったような事態が次々と起こり始める。これらの事態は、学校や親からの要請や課題に精一杯取り組んでいる彼らにとって、適応できない大きな障害として立ちはだかるのである。普段より不安定な心理状態でこのような事態に次々と遭遇することは、学校生活に対する自身の適応する力の限界を感じることになる。このような状態が長く続くと、子どもは自信を持てず、自尊感情が著しく低下することになる。その結果、学校生活に対する不安が増していくことで不登校の状態に近づいていくと考える。

学校生活においては、子どもの社会性を高めるために変化する環境に適応することを目的としているが、特別な環境変化ではなくても、子どもによっ

ては予想以上の変化が起こっている場合があることを，親と教師は理解することが大切である。そして，彼らの状況を観察や調査を通して的確に把握し，個に応じた支援していくことが求められる。

●(2) 自尊感情を低下させる環境からの要請や課題

　子どもの自尊感情の低下は，親や学校からの要請や課題が，子どもの実態に合っていない場合にも起こる。子どもは，親や学校からの要請や課題に精一杯応えようと努力するが，学年が進むにつれて，高くなっていく要請や課題に応えられなくなっていくこともある。ここで，親や学校が子どもの実態を把握せずに，さらにそれらの水準を上げてしまうと，子どもの持てる力の限界を超えてしまうのである。それでも何とかして子どもが応えようとするのは，期待に応えたいという親や学校への思いの他に，「できない者は認められない」「失敗は許されない」という危機意識が強く働くためだと考える。背景には，日本の大人社会において，要請や課題が厳しく失敗やつまずきが許されない状況や，排他性の高いグループ意識が，子ども社会にも反映しているのではないかと考える。その結果，親や学校の期待に応えたいという気持ちと応えられないという現実との狭間で心は揺れ，自信をなくした子どもたちの自尊感情は低下していくのである。

　不登校になったきっかけで一番多いのは，小学校，中学校ともに「不安などの情緒的混乱」だが，彼らの混乱は，こうした親や学校からの要請や課題，および適応できない事態によって引き起こされた心の揺れなのである。出現のしかたは違うけれども，不登校になったきっかけで2番目に多い「無気力」も同様に，このような状況における自尊感情の著しい低下によるものと考える。

　低下した自尊感情を高めていくことは，より高次な適応状態に到達するなど，個人の社会性を伸長する上で必要な力であり，誰もが経験していることであるが，不登校の状態にあるような著しく低下した子どもの自尊感情は，教師や親，そしてカウンセラーなどの支援を受けても回復することが難しいのが現実である。

親や学校は，不登校の状態になる前の子どもに対して，一方的に要請したり課題を与えたりするのではなく，失敗やつまずいた時にも彼らを受け入れ，支援する立場にあることを忘れないように心がけたい。古荘[5]が，「たとえ成果が出なくても評価を与える。また休息してもよいという保証をしてあげることが大切である」と述べているように，親や教師が，結果を焦らずに，子どもの心に寄り添う支援を行うことで，自尊感情は少しずつ高まっていくものと思われる。

3 予防的支援

(1) 個人や環境に潜む問題を把握する

学校不適応の問題の多くは，それまで問題なく学校への適応を果たしていた児童生徒が，あることを契機として突然不適応状態に陥っていくこととらえられがちであるが，適応していると思われている段階において，すでに個人や環境に問題が潜んでいる場合も少なくない。たとえば，石川・大田・坂野[6]は，行動レベルの学校不適応のみでは，不安症状を示す児童の学校不適応をとらえることはできないとし，小学3～6年生を対象に主観的不適応感と不安症状との関連を検討した。その結果，学校に登校している児童であっても，全般的な不安が高い児童は主観的に学校不適応を感じていることを示した。また，五十嵐らは，登校している小学生や中学生の中にも不登校の前駆的状態（不登校傾向）があること指摘している[7,8]。これらの研究は，子どもが示す不登校の兆候をとらえる視点を持つことの重要性を示唆している。そして，子どもの学校生活における安心感や適応感だけを問題とするのではなく，日々の学校生活を支えるものとして，家庭と学校における心身の健康度や適応状態など，子どもの包括的な生活の質（QOL）との関連を検討することの必要性を示すものである。

(2) 不登校意識と子どもの QOL との関連

愛知県では，平成20年に実施した子どもの生活実態調査[9]の中で，小学5年生と中学2年生を対象に，学校に行きたくない気持ちを持つ子ども（以

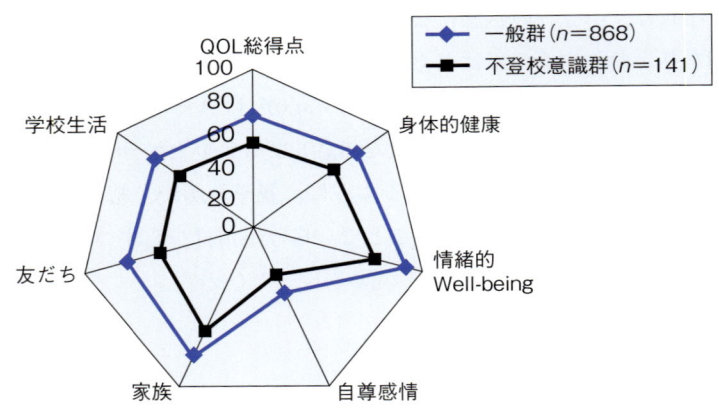

図2 小学5年生における不登校群と一般群のQOL得点
(愛知県県民生活部, 2009年をもとに作成)

下, 不登校意識群) と, そのような気持ちを持たない子ども (以下, 一般群) で QOL がどのように異なるかを比較した. 調査で用いられた QOL 尺度は, ドイツの心理学者であるブリンガー (Bullinger M) らによって開発された Kid-KINDL (Questionnaire for Measuring Health-Related Quality of Life in Children) の改訂版である Kid-KINDL^R の日本語版「小学生版 QOL 尺度[10]」および「中学生版 QOL 尺度[11]」であり, 「身体的健康」「情緒的 Well-being」「自尊感情」「家族」「友だち」「学校生活」の6領域について子ども自身にここ1週間の様子を尋ねるものである. 得点が高いほど QOL が高いことを意味する. 調査の結果, 不登校意識群は, 小学5年生で約14%, 中学2年生で約19%を占め, 小・中学生ともに, 不登校意識群の QOL 総得点およびすべての領域得点の平均値は, 一般群に比べて有意に低いことが示された (図2, 3).

また, この調査では, 不登校意識群のうち, 小学5年生では54%が, 中学2年生では38%が QOL 総得点の平均値より1標準偏差以上低かったことを報告している.

これらは, 子どもの「学校に行きたくない」という思いと QOL との間に

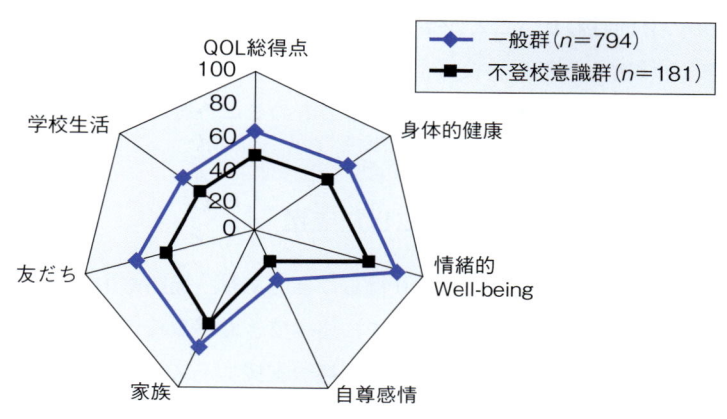

図3 中学2年生における不登校群と一般群のQOL得点
(愛知県県民生活部, 2009年をもとに作成)

は何らかの関係がみられることを示しており，不登校予備軍を把握する手段として活用できるものと考えられる。具体的には，子どものQOLを測定・分析していくことで，QOL得点の低さが何によるものかを究明し，彼らの生活において改善するポイントが明らかになっていくものと推測される。

実際，松嵜ら[12]は，東京都内の公立小学校において，校内に開設した「健康相談室」を窓口に，QOL尺度を用いた担任からみた「気がかりな児童」のスクリーニングや担任教師と臨床心理士による支援を試みている。その結果，小学校版QOL尺度と担任教師による「気がかりな児童」チェックリストによって，支援が必要と予測される児童のスクリーニングが可能であることや，QOL尺度得点の低い児童や気がかりな児童がクラスにいて，困難が予測される状況においても，担任教師の関わりの工夫によって，かなりの変化が生じることが報告されている。

この実践からも，子どものQOLと不登校をはじめとするこころの問題は密接に結びついていると考えられる。ただし，1年に1回のQOL測定では，その時点での子どもの状況は把握できるものの，年度内に起こるこころの変化に対応することは難しい。できれば，変化が起きやすい年度はじめと2学

期はじめの2回行われることが望ましいのではないだろうか。さらに，それらのデータは次の学年や学校へと確実に引き継ぎ，積み上げていくことで，担任教師にとっては，初めて受け持つ子どものこころを理解する重要な資料になっていくだろう。

4 すべての子どもを対象にした支援

　不登校はすべての子どもに起こり得ることであり，進路や生き方に関わる問題であるという観点から，これまでに述べてきた不登校予防の考え方や取り組みは，学校に通うすべての子どもが持つ支援ニーズであるといえる。

　石隈[13]は，学校でできる心理教育的援助を不登校やいじめなどの問題で分類するのではなく，児童生徒が必要とする援助ニーズの程度に応じて3段階に整理する考え方を提唱している。すなわち，①すべての児童生徒を対象とする一次的援助サービス，②問題を抱えやすい，あるいは問題を抱え始めている児童生徒を対象とする二次的援助サービス，そして，③すでに特定の問題を呈し，特別な個別の援助を必要としている三次的援助サービス，である。このうち一次的援助サービスでは，対象とする母集団（学校，学年，学級の子どもなど）のすべての子どもが持つと思われる基礎的な援助ニーズや，多くの子どもが共通に持つと考えられるニーズに応じることが目標とされるが，子どものQOLを測定・分析することは，これらのニーズに応じる上で，子どもが抱えている背景を把握する効果的な対策であると考える。そして，松嵜ら[12]の実践は，石隈[13]による二次的援助サービスの対象を早期に抽出することを可能にする手立てといえよう。

　現在の学校においては，問題が生じてからの対応（三次的援助サービス）に追われがちであるが，本来はこのような予防的支援の積極的な展開が急務であり，それらが，子どもたちの学校生活の質を向上させるとともに，すべての児童生徒に対する予防的・発達促進的支援を可能にするのである。

● 引用文献

1) 文部科学省:「これまでの不登校への対応等について（資料）」
（http://www.mext.go.jp/b_menu/shingi/chukyo/chukyo3/siryo/06042105/001.htm）
2) 文部科学省:平成23年度「児童生徒の問題行動等生徒指導上の諸問題に関する調査」（小・中学校の不登校の状況）について（小・中学校不登校の確定値およびそれ以外の調査項目の訂正値）
（http://www.e-stat.go.jp/SG1/estat/List.do?bid=000001047160&cycode=0）
3) 厚生労働省:「ニートの状態にある若年者の実態および支援策に関する調査研究報告書（2007.6.28）」
（http://www.mhlw.go.jp/houdou/2007/06/h0628-1a.html）
4) 福島章:性格と適応．福島章編:性格心理学新講座第3巻─適応と不適応─．金子書房，東京，pp.3-37, 1989.
5) 古荘純一:日本の子どもの自尊感情はなぜ低いのか─児童精神科医の現場報告─．光文社，東京，2009.
6) 石川信一，他:児童の不安障害傾向と主観的学校不適応感の関連．カウンセリング研究36:264-271, 2003.
7) 五十嵐哲也:小学生用不登校傾向尺度の作成と信頼性・妥当性に関する検討．愛知教育大学教育実践総合センター紀要13:211-216, 2010.
8) 五十嵐哲也，他:中学生の不登校傾向と幼少期の父親および母親への愛着との関連．教育心理学研究52:264-276, 2004.
9) 愛知県民生活部:不登校意識に関連する要因．子どもの生活実態調査報告書．pp.63-80, 2009.
10) 柴田玲子，他:日本におけるkid-KINDL^R Questionnaire（小学生版QOL尺度）の検討．日本小児科学会雑誌107:1514-1520, 2003.
11) 松嵜くみ子，他:日本における「中学生版QOL尺度」の検討．日本小児科学会雑誌111:1404-1410, 2007.
12) 松嵜くみ子，他:小児科医と心理士による公立小学校における「健康相談室」の開設および相談システムの試行─平成16年度の試みから─．平成16年度厚生労働科学研究子ども家庭総合研究事業報告書「健やか親子21推進のための学校における思春期の心の問題に関する相談システムの構築（主任研究者 渡邉修一郎），pp.84-92, 2005.
13) 石隈利紀:学校心理学─教師・スクールカウンセラー・保護者のチームによる心理教育的援助サービス─．誠心書房，東京，1999.

（鈴木伸子）

4 いじめにどのように対応していけばよいのか

1 わが国のいじめを巡る実情

(1) いじめ防止対策推進法の成立

　2013年6月28日，いじめ防止対策推進法が公布された。これは，わが国としては初めてつくられた「いじめ」に特化した法律であり，学校や教師，保護者に対して，いじめをやめさせる，もしくは防止する責務があることを認めているという点，そして何よりも国として「いじめを絶対に許さない」という姿勢を示した点で，評価に値するだろう。

　このいじめ防止対策推進法が成立するにあたって，いわゆる「大津市中2いじめ自殺事件」の影響が考えられる。

　この事件は，社会問題化したので記憶に新しいが，概要を述べておく。

　2011年の10月に大津市の中学校に通う2年生の男子生徒がいじめを苦にマンションから飛び降り自殺をした。これが後々，大きな問題になったのは，被害生徒が担任にいじめの被害を訴えていたにもかかわらず，その事実を隠蔽していたこと，被害生徒が受けていたいじめの事実が，深刻な暴行，万引きの強制，自殺の練習など，あまりにも酷いものだったためである。

　これまでいじめ自殺の問題はたびたび話題になってきたが，この事件はその中でも被害状況が悲惨であり，担任や学校，教育委員会の対応が誠実さを欠いていた。さらにインターネットという情報拡散の手段があったことから，

さまざまな情報が交錯し，問題が大きくなり，このいじめ防止対策推進法につながったのだが，その必然として，この法律ではいじめの発見と対応，特に加害児童生徒への懲戒と被害児童生徒の安全確保について強調されることになった。

(2) いじめに関する事件と対応

　雑誌「児童心理」は，2013年8月に臨時増刊号として「改めて『いじめ対応』を考える」[1]を発行した。この中で原[1]は「いじめ問題はなぜ解決できないのか」というタイトルの文中で，「これまでのいじめ研究をひもとくと（中略）単純に教師の力で指導できる範囲を超えつつあるという見方ができる（後略）」とし，「いじめの問題の解決が難しい根元には，子どもたちの人間関係の構築方法に変化が生じたことがあり，ケータイやインターネットの普及がその背景になっている」と指摘している。この増刊号では，多くの専門家がさまざまな角度からいじめを論じているが，中でも「いじめ問題が解決できない理由の一つ」として「いじめ問題の解決は，一筋ならない難問であり，相当の労力と時間を費やさなければならないことへの無知と覚悟のなさ」があるとの指摘が非常に重く感じられる[1]。

　もちろん，これまで教育現場がいじめに対して何もしてこなかったわけではない。大津市中2いじめ自殺事件の前にも，古くは1979年の上福岡第三中学校いじめ自殺事件，2006年の福岡中2いじめ自殺事件など，社会問題化するたびに，文部科学省はいじめ防止のための通知，文部科学大臣による緊急アピールなどを出してきた。さらに国立教育政策研究所生徒指導研究センターは，いじめの追跡調査結果に基づいて「生徒指導支援資料1『いじめを理解する』生徒指導支援資料2『いじめを減らす』」[2]を作成している。これは学校現場で使用できるいじめをなくすために行う教員研修のツールであり，児童生徒に異年齢間の交流活動を進める指導方法の提案である。また，鳴門教育大学予防教育センターをはじめ，予防教育の観点からのプログラムが提案され，実施されてきている。

　しかし残念なことに，こうした取り組みが大きく広がっていく様子は今の

ところ，ほとんどみられない。いじめの認知件数は漸減傾向にあるものの，相変わらず高い数値を示しており，いじめに関する事件の報道も続いている。その理由として滝[3]は「日本のいじめ研究は世界で最も進んでいる。にもかかわらず，学校現場のいじめ対策は必ずしも成果を上げていない。いじめの実態を見誤っているために，まるで見当違いの対策に時間や労力，時には金銭を費やしているからである」と厳しく指摘している。

2 いじめに関する研究

(1) 諸外国のいじめ研究

いじめ研究は1970年代にノルウェーで始まり，その後，イギリスやオーストラリアに影響を及ぼしてきた。中には米国のように，青少年の課題として，薬物使用，暴力などがあったために，いじめに注目されるのが遅れた国もあったが，やはりわが国同様，いじめを発端とする事件（1999年のコロンバイ高校での銃乱射事件）のために対応を余儀なくされたとの歴史がある。

世界のいじめ研究を牽引したのは，ノルウェーの Dan Olweus である。彼はいじめを定義し，いじめの実態についてノルウェーにおいて詳細な調査を行った。またそれらの研究の成果として，いじめ予防プログラムを開発した。

米国では，この Olweus の研究が，いじめに関する調査や研究，プログラムの開発をする上での前提となっている。ここでは Olweus の研究を中心に欧米でのいじめ研究の成果を紹介し，現在の対応策について考察する。

①いじめの定義

Olweus によると，いじめとは「ある生徒が，繰り返し長期にわたって一人または複数の生徒による拒否的行動にさらされている」ことである。ここでの「拒否的行動」とは，「ある生徒が他の生徒に意図的に攻撃を加えたり，加えようとしたりケガをさせたり不安を与えたりすること，つまり基本的には攻撃行動の定義に含意されているもの」であり，その中には，口で脅したり侮辱したり強要したり悪口を言ったりなど，口頭によるものもあれば，殴ったり押したり蹴ったりつねったりなど，暴力を使うものもある[4]。さらには，

しかめ面をしたり卑猥なジェスチャーをしたり，意図的に誰かをグループから締め出したり，友だちとの仲をさいたりするなど，言葉も暴力も使わないものもあるとされている。

この定義は，すでに20年前のものであるため，インターネットでのいじめが深刻化している今の状況にそぐわないという意見もある。また日本と欧米の文化差から，欧米でのいじめを表す言葉であるBullyingが，日本語のいじめよりも，ずっと暴力的なものを示しているとの指摘がある。

しかしOlweusの定義は，それ以後の研究の成果を取り入れて，4つのキーワードで解説することにより，さらに明確なものになっている（表1）[5]。

表1　いじめを特徴づける4つのキーワード

力の不均衡

いじめは対等関係の中では起こらない。いじめ，いじめられ関係には，必ず力の差がある。力の差とは，体格の差，肉体的な差，知的能力の差，社会性の差（仲間の多さ）などである。力の不均衡があるため，いじめられている子どもは，自ら対抗することが難しく，当事者同士での解決を困難にしている。

繰り返される

いじめは一過性のものではなく，ある程度の期間，続くものとして定義されている。しかし，1回のいじめでも被害を受けた子どもに残す傷は大きいことから，この定義ははずすべきではないかとの議論がある。

意図的な行為

いじめは，偶然に行われることではない。いじめの加害者は，意図的に被害者をいじめている。この時，いじめの加害者は，いじめ行為について，「自分はそういうことをしてもよい立場だ」「これは被害者が悪いからしかたがない」などの理由づけをしている場合がある。

不公平な影響

いじめの被害者が，精神的なダメージを受け，学業不振や不登校，抑うつ状態などの負の影響を受ける。特に深刻なのは，「自分はいじめられてもしかたがない存在なのだ」など自己肯定感が低くなることである。一方，加害者は共感性が乏しく，ほとんど影響を受けることはない。前項の通り，いじめの加害者は自らの行為を正当化しており，そのため加害者が自分の行為を反省し，自分からやめることが困難になる。

②いじめ予防の方法

　欧米のいじめ研究の特長は，研究の成果を生かして，いじめ予防プログラムを作成，実践することである。これらのベースとなっているのはOlweusの予防プログラムであり，ここでのターゲットは，いじめに関わっている特定の子どもではなく，その学校に在籍するすべての子どもである。これは，プログラムの目的がいじめの発見と介入ではなく，いじめを減らすことを目的とした態度の育成と環境の形成にあるからである。またOlweusは，自らのプログラムの核心の一つとして，すべての大人の意識の向上と真剣な取り組みを挙げており，大人の一貫した態度と行動こそ，いじめを撲滅に導くとしている。

　現在，アメリカで多く使われている予防プログラムの一つ「Bully Proofing Your School」[5]においても，Olweusの予防プログラム同様に，いじめ

> **Column　いじめ予防プログラムの実際**
>
> 　筆者が所属している子どもの発達科学研究所では，いじめ予防プログラムを小中学校に提供している。このプログラムでは，年間6時間程度のいじめ予防を目的とした授業を行うことになっており，その概略は，①いじめの事実を知る（定義，種類，いじめに関係した人への影響など），②いじめかもしれない出来事に遭ったり目撃したりした時の対応方法を知る（いじめを深刻にしない方法，練習を含む），③いじめが起きにくい学級づくりの方法を知る（「思いやりのある集団」をつくることを目的に，一人ひとりが行動目標を作成する）という流れになっている。
>
> 　実施した学校の生徒（中学生）の感想では，「これまで考える機会がなかったのでよかった」「いじめを止めるには勇気が必要だけどやってみたい」「いじめのない世界を実現したい」など前向きな発言がほとんどである。また参観をした保護者からは，中途半端に取り上げることを危惧する声が聞かれる一方で，「学校側が情報をオープンにし，真正面から取り上げようとする真摯な姿勢が感じられた」「定期的に（授業を）やってほしい」「成果を期待している」などの感想が聞かれている。

が起こらない School Climate（学校風土）をつくることこそが重要であるとし，そのためには，すべての子どもたちに予防教育を行うとともに，教職員や保護者が正しい知識に基づいた具体的なアクションを起こす必要があるとされている。

　こうした予防プログラムはアメリカだけでなく，イギリス，オランダ，ノルウェー，オーストラリアなどの国々でさまざまなものが考案され，実施されている。その多くが効果測定を伴っており，たとえば Olweus の予防プログラムでは，1年後よりも2年後と継続したほうが効果が上がり，いじめの被害報告が半減していくことが報告されている[4]。

　欧米では，「調査研究を行う→研究結果に基づいたプログラムを作成する→教材を作成し実施する→その効果を含めて再度調査を行う」という流れができている印象がある。日本のいじめを諸外国の Bullying と同様に扱うことは難しいが，こうした研究と実践の流れについては，十分に取り入れていく必要があるだろう。

③わが国のいじめ研究

　わが国におけるいじめ研究は，ノルウェーで Olweus が調査を行った同時期である1980年代，森田洋司によって始められた。その後，森田ら[6]は，わが国と諸外国のいじめを比較しながら，いじめのメカニズムと対応方法に関して詳細な検討を行い[6]，その結果，日本のいじめと海外の Bullying の間のずれについて指摘している。

　いじめの被害経験率は，イギリスが39.4％，オランダ27.0％，ノルウェーが20.8％に対してわが国は18.0％であるが，高頻度で長期にわたるいじめの発生が多いことが特徴だとされている[6]。また，欧米では校庭が，日本では教室がいじめの舞台になることが多く，いじめの方法としては欧米のほうがより直接的，暴力的である。欧米では年長児が年少児をいじめることが多いが，日本では同級生の中でのいじめが多い。また欧米では思春期以降，いじめを止めようとするいわゆる仲裁者が子どもの中で増えてくるのに対して，日本では逆に減少しており，集団がいじめの抑止力を持っていないとの指摘

がある。

　さらに国立教育政策研究所では，6年間のいじめ追跡調査を行った。これは文部科学省がいじめの調査を教師による認知件数（当然，見逃されているものは入らない）であるのに対し，児童生徒の無記名アンケートを用いた上に追跡を行うという点で画期的であった。

　その結果，いじめにはピークがないこと，いじめの加害と被害は半年という短期間で交代することがあること，いじめはどの学校のどの教室のどの子どものところにも起こり得ること，そしていじめの原因として友人関係ストレス，競争的価値観などがわかった[7]。これを受けて，国立教育政策研究所生徒指導研究センターは，前掲の「生徒指導支援資料2，いじめを減らす」を発表した[2]。

　しかし森田は，2006年の教育改革国際シンポジウムの場で，「（いじめは）どの学校，どの教室，どの子どもでも（起こり得る），というレベルを，たとえば，どの学校でも起こるのだけれど，どういう条件があればより起こりやすくなるのか。あるいは，何をそこでセーブしていけば，それを抑止できるのか。そちらの次のステップに研究を上昇させなければならない」と述べている[8]。

　ちなみにわが国におけるいじめの定義は，森田（1985）による「同一集団内の相互作用過程において優位に立つ一方が，意識的にあるいは集合的に他方に対して精神的・身体的苦痛を与えること」が標準的であるといわれている[9]。ただし文部科学省は，子どもの訴えから「いじめ」であることを認定しやすくするために，2006年からはいくつかの注釈を付けた上で，「いじめ」とは，「当該児童生徒が，一定の人間関係のある者から，心理的，物理的な攻撃を受けたことにより，精神的な苦痛を感じているもの」としている[10]。

　また近年では発達障害児といじめの関係についての指摘がされている。たとえば大人のADD & ADHDの当事者団体が調べたところによると，会員の84％がいじめの被害に遭っていたことがわかった。さらには，高機能の自閉症スペクトラム児が二次障害を起こす原因としていじめの被害が指摘さ

れている（浅井ら，2007）[11]。発達障害児の特性を考えた時，いじめの定義を補正する必要があり，同時にいじめに対する取り組みの中で，少数派である自閉症スペクトラムの子どもたちの問題が置き去りにされることがないようにする必要がある[12]。

3 学校安全調査

筆者が所属する子どもの発達科学研究所では，いじめに対する関心の高まりといじめ防止対策推進法案の成立を受けて，学校現場のいじめの実態を明らかにするとともに，いじめ予防のための指針を提供するツールとして「学校安全調査」を開発した。これは Olweus のいじめ質問紙と米国でいじめ予防のために使われている Colorado School Climate Survey を参考にした上で，いじめの影響するであろう子どもと家庭，教員，学校の背景調査を盛り込んだもので，すでにいくつかの学校での調査を終了しており，結果を学校

表2　学校安全調査結果より（研究途中のため，今後，結果が変わることがある）

先行研究を裏付ける結果
- いじめは教室内で，同級生の間で起こっていることが多い。
- 社会的いじめ（無視，仲間はずれ），ネットいじめの加害者は女子が多い，など多数。

いじめ予防の鍵を握る情報
- いじめ被害に対して助けを求める行動は，学年が上がるにつれて，どんどん減っていく。
- いじめを目撃しても，小学校で4割，中学校で6割が「何もしない」でいる。
- 子どもは，いじめ被害をほとんど保護者に伝えていない（ただし，社会的いじめについては，若干，伝える傾向にある）。
- 校外でのいじめについて，子どもは危険だと思っているが，教員はほとんど気づいていない。
- 学校によっていじめの傾向に特徴があり，家庭背景との関連が示唆される，など。

いじめ被害と背景情報の関連（いじめ被害の危険因子）
- 発達障害児はいじめ被害に遭いやすい。
- アレルギーのある児童生徒は，いじめ被害に遭いやすい。
- 学校によっては，運動部，特定の学年でいじめ被害のリスクが高くなる，など。

にフィードバックしたところである。

　この学校安全調査は学校がいじめ防止をするための資料を得ることを目的にしているため，学校単位で行っている。加えて，児童生徒とその保護者の回答を無記名ながら親子として関連づけて解析していること，また子どもと家庭および教師の背景調査を含んでいるという特長がある。今後，需要が高まり調査に参加する学校および自治体が増えれば，さらに説得力のある研究結果が出せると期待しているところである。今後，十分な検討を加えた上で調査結果を発表していくべきだが，ここでは，これまでわかっている結果を表2として紹介した。

4　まとめ―いじめにどのように対応していけばよいのか―

　結局のところ，欧米の研究もわが国の研究も，いじめ予防に関して，同じ方略を示唆している。具体的には，①科学的根拠に基づくこと，②対象はいじめに関係する一握りの子どもではなく，全員であること，③大人が鍵を握っていること，の3点であろう。

(1) 科学的根拠に基づくこと

　いじめに関する誤解は未だに存在している。たとえば「いじめはいじめられる側が悪い」「いじめは一部の子どもの問題である」「早い段階に被害者を特定できれば，いじめは減らせる」などである。

　よって，こうした誤解を一掃し，正しい対応をするためには，これまでの研究結果を共有するとともに，目の前の子どもたちの実態を科学的に明らかにすることが必要であろう。そのためには，いじめの予防に役立つ情報を確実に収集することができる調査を学校単位で定期的に行い，それらの知見を蓄積することが必要である。

(2) 対象はいじめに関係する一握りの子どもではなく，全員であること

　Olweusの予防プログラムにおいても，プログラムの対象は子どもたち全員であるとされている。わが国の研究でも，いじめが一握りの子どもの問題でないことが明らかになっている。また表3にあるように，いじめの予後は

悪く，いじめが起こってから（たとえ早期でも）対処しようとするのでは遅すぎる。

表3　いじめに関わる子どもの予後

いじめ加害者の予後

- 小学校2年生でいじめの加害者だと認定された男子は，24歳の時，犯罪者になっている確率が，そうでない男子より6倍高い。さらに30歳の時点では，そうでなかった人の2倍近くも深刻な犯罪をしていた（Olweus,1991）。
- 8歳の時に攻撃的な男子は，大人になってから何らかの犯罪者になる確率が高く，さらに大学を終えたり就労したりすることが困難である（Eron, 1987）。
- いじめの加害者だった女子は，母親になった時に虐待を行うことが多く，その子どももいじめの加害者になることが多い（Eron, 1987）。（いじめ加害の世代間連鎖）
- ※ここで書かれているものは，すべてわが国の研究結果ではなく，いじめの実情の違いや調査方法の問題などで，参考にならないとの意見がある。
- ※日本では，これまでいじめの加害と非行や犯罪との関連性の有無はまったく問題視されてきておらず，いじめ加害の攻撃性や犯罪性を一過性のものと見なす傾向が高い。よって，こうした研究は今のところわが国には存在しておらず，今後の調査研究が期待されるところといえる。

いじめ被害者の予後

- いじめの被害者は不登校になったり欠席が増えたりする。たとえばアメリカの中学2年生7％がいじめを理由に1か月に1度以上の欠席をしている（Banks,1997）。
- いじめの被害者の90％が深刻な学業不振を経験している（Hazler et al,1993）。
- いじめ被害による自己肯定感の低下によって，学力や社会的能力が下がる（Ross,1996）。
- いじめは次のような健康上の問題を引き起こす。気分が悪い，食欲不振，めまい，意識障害・不安，睡眠障害，抑うつ，自殺企図，頭痛，腹痛，発熱，嘔吐，登校渋滞（朝の腹痛など）（Rigby,1998）。
- 中学時代にいじめの被害者だった人は，そうでない人よりも抑うつ的だったり自己肯定感が低かったりする（Olweus,1992）。

いじめ傍観者の予後

- いじめを止められなかったことから罪意識や不安を感じ，結果として自己肯定感や自信を喪失する（Hazler,1996）。
- 最も深刻な影響は，いじめを目撃しているうちに共感性を失い，他者の痛みを感じにくくなること。さらに進むと，いじめの加害者の影響を受けやすくなり，いじめの加害者に加わってしまう。
- 傍観者がいじめの加害者に加わり始めると，集団としての力はさらに弱まり，学校環境そのものが子どもたちを痛めつけることになる。

すべての子どもを対象（当然，発達障害児などの少数派を含んで）に，意図的なプログラムを行うことが必須であるが，そのためには，教員や保護者が個人で取り組むのではなく，学校全体，地域全体で包括的に取り組むことが必要だろう．

(3) 大人が鍵を握っていること

　本節の1項，2項と重なるが，あえて強調しておきたい．

　私たち大人は，かつて子どもの時に，加害，被害，傍観など立場の差こそあれ，いじめを経験している．そしていじめの悲惨さ，怖さ，影響の大きさを体感しているのである．

> **Column　いじめを防止するヒント**
>
> 　いじめを目撃しても，多くの子どもたちが何もできないでいる．これには，「どうしていいかわからない」「（何かをすることで）自分まで巻き込まれるのが怖い」「（何かをすることで）状況が悪化するのが怖い」などの理由に加え，さらに2つの知識不足があるといわれている．
>
> 　1つは，その行為が「いじめ」なのか「いじめではない，よくある友だち同士の争い」なのかがわからないということであり，もう1つは，「密告（ちくり）」をしたくない，との心理が働くことである．これに対して，子どもの発達科学研究所の「いじめ予防プログラム」では，明快な回答を与えている．以下のその一部を紹介する．
>
> 「いじめ」と「いじめではない，よくある友だち同士の争い」の違い
> ・いじめは，力の差があるところに起こる（たとえ友だちであっても）．
> ・いじめの加害者は，被害者に共感しない．
> ・いじめの加害者は，問題の解決に努力しない．　など
>
> 「報告」と「密告（ちくり）」の違い
> ・密告は，自分が何か得をしようとするが，報告は真実を伝えるだけ．
> ・密告は，誰かを陥れようとすることが，報告はみんなの安全を守るため．
> 　など
>
> 　こうした知識を得ることによって，子どもたちは自信を持って正しい行動を取ることができるようになるのである．

それにもかかわらず，いじめについて「通過儀礼だからしかたがない」のような認識でいるとするならば，子どもたちを救うことはできない。子どもたちが勇気を振り絞って助けを求めた時，速やかに対応しなかったり，逆に「いじめられる側が悪い」「我慢すればよい」などと間違った対応をしたりするならば，その子どもは二度と大人を信じないだろう。

教職員，保護者だけでなく，すべての大人が，かつて子どもだった時のことを思い出し，正しい知識を得た上で，絶対にいじめを許さない，ということを行動で示さなければならない。

筆者が所属している子どもの発達科学研究所においても，いじめ予防プログラムを開発し，いじめに関する情報をインターネット上で公開しているが（http://www.kodomolove.org/stopbullingjapan/），こうした試みはさまざまなところで行われている。このような情報を参照し，さらなる一歩を踏み出すことが，いじめ撲滅だけでなく，すべての子どもたちの健やかな発達に寄与するであろう。

● 引用文献

1) 原清治，他：改めて『いじめ対応』を考える．児童心理 臨時増刊号，2013.
2) 国立教育政策研究所：生徒指導支援資料1「いじめを理解する」（2009年公表），生徒指導支援資料2「いじめを減らす」（2010年公表）．国立教育政策研究所 生徒指導・進路指導研究センター．
3) 滝充：いじめの実態を正しく理解し，適切な取組を行う．日本教育 423：6-9，2013.
4) ダン・オルウェーズ著，松井賚夫，他訳：いじめ こうすれば防げる―ノルウェーにおける成功例―．川島書店，東京，1995.
5) Bonds M, Stoker S：Bully Proofing Your School. Sopris West, 2000.
6) 森田洋司監修：いじめの国際比較研究 日本・イギリス・オランダ・ノルウェーの調査分析．金子書房，東京，2001.
7) 国立教育政策研究所：いじめ追跡調査 2004-2006（2009年公表），いじめ追跡調査 2007-2009（2010年公表）．
8) 国立教育政策研究所／文部科学省編：平成17年度教育改革国際シンポジウム報告書．p.163，2006.

9）森田洋司編：いじめ集団の構造に関する社会学的研究．大阪市立大学社会学研究室，1985．
10）文部科学省：いじめ問題への文部科学省の取り組み（http://www.mext.go.jp/ijime/detail/1336269.htm）
11）浅井朋子，他：高機能広汎性発達障害の不適応行動に影響を及ぼす要因についての検討．小児の精神と神経 47：77-87，2007．
12）キャロル・グレイ，服巻智子訳：発達障害といじめ―"いじめに立ち向かう"10の解決策―．クリエイツかもがわ，京都，2008．

（和久田　学）

5

体罰について
どのように対応したらよいのか

はじめに

　体罰が取り返しのつかない精神的身体的ダメージを与える可能性を大阪市立桜宮高校の事件は端的に表している。所属するバスケットボール部顧問から繰り返し体罰を受けた2年生は，自殺に追い込まれた。この事件は，大阪市長が同校体育系学科の入試中止要求をしたことと絡んでさかんにマスコミに取り上げられた。教育・スポーツ界にとどまらずさまざまな立場の人々から体罰について意見が出された。

　学校教育法で体罰の禁止は明記されているし，文部科学省からはいくども体罰を禁じる通知が出されている。それにもかかわらず，なぜ体罰は，これほど繰り返され，場合によっては痛ましい結果を招くほどにエスカレートするのか。

　体罰とはいったい何のために用いられるのか，体罰を肯定する人々はなぜそれを認めるのか。子どもの死につながってしまう危険性をはらむ行為を，教員や指導者がそれでも行使する意味を見出すという認識はどこから生まれるのだろうか。

1 体罰に関する実態調査

　大阪市立桜宮高校での体罰事件を受け，文部科学省が児童生徒や保護者へ実施した体罰に係る実態把握調査の結果が，2013年8月9日公表された。それによれば2012年度に体罰を行った教員は6,721件，被害を受けた児童生徒は14,208人。この調査は今まで文部科学省が行ってきた調査とは異なり，国私立学校をも含めた包括的な調査である。また，初めて子どもや保護者にアンケートを行っている。これまでの公立学校を対象とした文部科学省の調査では，体罰件数は400件前後で推移していた。この400件という件数は，「懲戒処分等を行った件数」および「懲戒処分等検討している件数」を合わせたものである。今回の子どもや保護者も対象とした調査では，体罰を行った教員の数は16倍となる。また例年と同様の方法で集計された2012年度の調査結果（10か月分）と比べると，体罰問題が発生した学校数では5.5倍，件数では8倍となる。これまでの調査が懲戒処分に相当するような体罰のみを取り上げていたのに対し，今回の調査は児童生徒および保護者へのアンケートを行ったことで，学校では把握できなかったものが浮かび上がってきたといえる。

　この結果には，より軽微な行為も含んでいるとの指摘もあるかもしれない。しかし，軽微なものであれば問題なしと見過ごせるものではない。加害側である教員と被害側である児童生徒および保護者の間での認識の差が存在することは容易に想像できる。教員にとっては，指導の一環と位置づけて行っていたとしても，行為を受けた側にとっては指導の枠を超えた身体的被害と映ることもあるだろう。

　また，体罰が行われた状況を見てみると，授業中が31.8％と最も多く，部活動30.8％がこれに次いでいる。体罰が行われた場所としては，教室が35％，運動場・体育館34.7％となっている。体罰が，授業中そして部活動の練習中に集中しており，他の児童生徒の目前で行われていた様子がうかがえる。

2 教育と体罰

(1) 教育における体罰

　日本においては，教育における体罰禁止は明治12（1879）年の教育令第46条で「凡そ学校に於いては，生徒に体罰（殴るあるいは縛するの類）を加うべからず」と，すでに法制上明文化されており，その歴史は長い。この教育令に先立つ明治期の論文を紐解くと，体罰否定の論文はあるものの肯定の論調はなかったという。にもかかわらず，現実には戦前・戦後を通じて学校現場で体罰は存在していた。

　その背景には，森有礼の主導により学校教育の中に「隊列運動」が導入されたことをきっかけとして，退役軍人が学校に入り込み軍隊的規律が持ち込まれたことが大きいと考えられる。教員を育む師範学校寄宿舎内でも体罰による集団の士気統一が行われ，それは循環し連鎖した。この歴史も教員の中に体罰を容認する風潮を生んだかもしれない。法的には体罰禁止を掲げながら，一方で，現実の教育場面では体罰を容認する土壌がつくられていったといえる。

　戦後においても，体罰は公式に禁止されてきた（学校教育法11条）。しかし，相次いで体罰に関わる裁判が起こされていることからもわかるように法律と現実とは大きな乖離がある。

(2) 文部科学省の対応

　一連の体罰事件を受けて2013年3月に文部科学省から出された通知「体罰の禁止および児童生徒理解に基づく指導の徹底について」では，「体罰は，違法行為であるのみならず，児童生徒の心身に深刻な悪影響を与え，教員等及び学校への信頼を失墜させる行為」とし，さらには，体罰によって正常な倫理観を形成することはできず，力によって物事を解決しようとする志向を助長し，いじめや暴力行為などへの連鎖を生む恐れがあると指摘している。

(3) 体罰の定義

　学校教育法11条は，「校長および教員は，教育上必要があると認める時は，

文部科学大臣の定めるところにより，児童，生徒および学生に懲戒を加えることができる。ただし，体罰を加えることはできない」と教員による懲戒権の承認と体罰の禁止を定めている。しかし，現実の場面で何をもって正当な懲戒行為としてどこからを体罰とするか，この判断は容易ではない。

　以前，最高裁の結審まで7年上にわたって争われた「体罰」事件があった。天草市立の小学校2年生が，他の児童をなだめていた教員の背中に覆いかぶさったり，上級生の女子を蹴ったりした。教員はこの児童を注意した。教員が職員室へ向かう際に，この児童は教員のお尻を蹴って逃げ出そうとした。教員は，その児童を捕まえ壁に押し付け「もうするなよ」と叱った。その後，この児童は夜中に泣き叫んだり，食欲が低下するなどの症状が現れ，通院治療するようになった。保護者から，違法な体罰によるPTSDであるとして市を相手に損害賠償請求の裁判が起こされたというものである。

　この裁判では教員のこの行為が「体罰」にあたるかどうかが争点となった。一審は，教員の行為は個人的感情をぶつけたもので教育指導の範囲を逸した行為であり，この行為とPTSDの間の因果関係を認めた。二審は，教員の行為とPTSDの因果関係は否定したが，教員の行為は学校教育法11条で禁じられている不当な行為であるとの判断を示した。しかし，最高裁は，判事5人全員一致で一審・二審の判決を破棄した。最高裁の判断は，教員の行為は，この児童の悪ふざけ（上級生を蹴るなど）に対してそのような行為を行わないようにという指導として行われたもので，罰ではなく，肉体的苦痛を与えるためのものではなかったとの判断を下している。

　2013年3月の文部科学省の通知は，体罰か否かについては「…諸条件を総合的に考え，個々の事案ごとに判断する必要がある。」としながら，「その懲戒の内容が身体的性質のもの，すなわち，身体に対する侵害を内容とするもの（殴る，蹴るなど），児童生徒に肉体的苦痛を与えるようなもの（正座・直立等特定の姿勢を長時間にわたって保持させるなど）」を体罰にあたるとしている。さらにこの通知においては，参考事例として具体的な「体罰」と「認められる懲戒」の例が挙げられている。しかし，現場においては参考事

例をそのまま当てはめることが難しい状況が存在する。通知がいうように「諸条件を総合的に考え，個々の事案ごとに判断」が必要とされるが，このような判断を現場の教員が担うことは現実的に可能なのであろうか。

文部省の有識者会議は，学校の部活での体罰と指導として認められる行為の具体例を挙げたガイドラインの素案を発表している。殴る，蹴るという暴力行為は当然ながら，炎天下での水を飲ませない長時間のランニングや過度の肉体的，精神的負荷，パワハラと判断される脅し，なども体罰として挙げている。

(4) 体罰の悪影響・弊害

体罰が子どもたちに与える影響について，ほとんどの研究はその悪影響や弊害を指摘している。体罰は，子どもの攻撃性の増進，反社会的行動，精神疾患の発症などのリスクを高めることが報告されている。また，教育から見た体罰の弊害として，次のような指摘がある。第一に，体罰は恐怖を子どもに与える。子どもはなんとか体罰を避けようとしてさまざまな手段を使うようになる。正直に言うことが体罰を招くのなら，社会的に望ましくなくても上手にウソをついたりごまかしたりして体罰という恐怖から逃れようとする。子どもの行動を正そうとしてした体罰が結果として社会的に望ましくない行動に向かわせる可能性がある。第二に，体罰が与えられる場面に対して恐怖が条件づけられる。教室で繰り返し体罰を受けるなら，教室は恐怖を喚起する場所になる。学校も教員も同様に子どもに恐怖を思い出さる刺激になる。体罰が他の子どもの面前で行われるなら，子どもの自尊心は傷つけられ深い屈辱感が残る。子どもたちは，恐怖と結びついた教員・教室そして学校を避けるようになるだろう。第三に，体罰は子どもに強い欲求不満状態を引き起こすことになる。この強い緊張を解消しようとして，子どもは不適切な行動（粗暴行為・飲酒・薬物など）や教員への攻撃に走ることで，なんとかこの緊張状態を解消しようとするかもしれない。第四に，教員と子どもの関係が壊れてしまうことだ。当然だが，体罰は教員と子どもの信頼関係の手立てにはなり得ない。

3 部活動と体罰

(1) 部活動における体罰

　先に挙げた文部科学省の体罰に関する調査からは，体罰の多くが授業および部活動に集中していることがわかる。小学校では，体罰の6割が授業であり部活動中の体罰はほとんど報告されていない。しかし，部活動が本格化する中学校および高校では部活動中の体罰が4割となり授業中の2割強を大きく上回っている。また，過去に報道された体罰事件でも部活動と関わるものが多くみられる。

　ここでは，部活動のうち運動・スポーツの部活動における体罰の問題に焦点をあてて論じる。

　スポーツは，本来プレイ（遊び）するものであって，自発的に参加され，文句なく楽しいものであるはずであろう。大人が行うスポーツは，一部の競技スポーツを除けば，まさにこのような側面が強い。大人にとって日常的に行うスポーツ（テニス・自転車・野球など）は，勝ち負けよりも，その過程や他者との時間の共有を楽しむものとして存在している。しかしながら，部活動として行われているスポーツには，楽しみにとどまらない"目標"が想定されている。

　文部科学省は2013年3月の「体罰の禁止および児童生徒理解に基づく指導の徹底について」において，部活動は学校教育の一環であって，「スポーツや文化に親しませ，責任感，連帯感を涵養等に資する」ものであり体罰が禁止されることは当然としている。この観点から，活動を通じて達成感や仲間との連帯感を育む指導を行うべきとしている。

　部活動を単にスポーツや文化に親しませるだけでなく，心の教育の場と見なす考えは，比較的普遍的なものであると思われる。トップアスリートやトップ指導者といわれる人々の逸話には，スポーツを通じた自己の人間的成長が語られることが多い。部活動に参加する生徒自身も，直接的目標としての「勝利」を目指すとともに，「成長」が暗黙のコードとなっているらしい。ここ

での成長とは，部活動の規範に従って理想の自己に従うこと，いわば理想的な部員になること（自己の成長）と，仲間としての絆をもとに強力な連帯意識を形成すること（チームの成長）である。このような道徳あるいは心の教育ともいうべきものを部活動の中でどれほど重視すべきかについては，さまざまな意見があると思われる。部活動はスポーツであり心の教育に踏み込むべきでない，との意見もあれば，人間性の教育こそ部活動の本来の姿であるという意見もあろう。これらの議論については本論では触れない。ここで問題とするのは，人間性や心の教育を行う名目のもとに体罰が容認されることである

(2) 生き方を教える

あるトップ指導者は，生徒と教員の間に信頼関係があった若い頃には，手をあげ，苦労をかけた子が更生することもあったと回顧している。また，生活態度などについては厳しい指導をして「立派な大人になるために正しくないことをした時にきちんと教える必要がある」と主張する。体罰が生徒の心を育てたとする認識が背景にあると思われる。

また，スポーツライターの金子達仁氏は，体罰問題の背景には「理不尽なものを受け入れて強くなる」とする考えが日本の文化の中にあると指摘する。社会に出たら自分の思いどおりにはならないのだから，学生のうちにその耐性をつけておくという考え方だ。生きづらい社会を渡っていくため，自分の意見や判断を差し控えて生きていくすべを身につける。部活動とは，そのような社会での生き方を学ぶ機会であると見なすことによって体罰や理不尽な指導が容認される。筆者自身も学生時代に理不尽と思われる指導に対して意見を述べたところ「お前が最上級生になったらお前の思った通りにやればいい。今は上級生のいうことに従うのがお前のやることだ」「お前もいつかわかる」といわれた記憶がある。しかし，人生の生き方まで部活動の中で学ばねばならないのだろうか。体罰の背景に相手の子どもに人生での生き方まで教えようとする姿勢がみられる。

上記のような道徳や人間性を育てるという考えは，学校教育の現場での体

罰の背景にもあると考えられる。一方，部活動には体罰を引き起こす他の要因も存在する。

（3）勝利至上主義

　桑田真澄氏は，体罰の要因は「勝利ですね。チームが勝ちたい，自分（指導者）が勝ちたいということですね」と勝利至上主義が体罰を引き起こす原因であると発言して大きな反響を呼んだ。本来，生徒が楽しいと思って取り組むべき部活動が，大人によって勝つための部活動になっていると指摘する指導者もいる。実際，桜宮高校バスケットボール部顧問の教員は，「強い部にするには体罰は必要」と話していた。

　勝利のためになぜ体罰が必要なのか。体罰を用いることは，勝利にどうつながると考えられているのだろうか。少なくとも，体罰を使う指導者は，①モチベーションの維持と向上，②技術の向上，③チームの統制の目的として体罰を用いているといわれる。

　桜宮高校バスケットボール部顧問の発言には，他にも「体罰を振るうことで気合をいれ」「選手の気持ちを発奮させ」などがあり，恐怖・処罰によって練習に駆り立てようとしていた意図が見える。できなかったことやミスしたことへの制裁として体罰を加えることで技術を向上させようとする。何度いってもできなかったりミスをする場合は，体の痛みで覚えた方が効果的だという論理が背景にはあるようだ。桜宮高校の事件のようにある特定の部員に対して見せしめとして体罰を加えることで連携・連帯意識をつくり上げようとする。体罰によって服従・統制のシステムをつくり上げるというものである。

　コークリーによれば，競技スポーツへの過剰な同調は結果として社会的逸脱を生むという。競技スポーツの規範として，「熱心さ」「犠牲」「献身」「目標達成」がある。競技を勝ち抜いていくことが目標であれば，これらの規範は必要で不可欠なものだろう。しかし，本来，学校教育の中での部活動が過剰に競技スポーツ化する必要があるのだろうか。ましてや，社会的に認められないはずの体罰という方法を使ってまで，これらの規範を受け入れる必要

があるのだろうか。スポーツに勝敗はつきものだし、勝つことを目標にすることは当然のことだろう。しかし、未だ、身体的にも精神的にも発達途上にある中学生高校生に過剰な「熱心」な取り組み、何らかの「犠牲」「献身」と、限界とも思える「目標達成」を求めることが適切といえるだろうか。

（4）勝利至上主義の背景

　勝利至上主義が成立する背景にはどのような要因があるだろう。この問題を生徒、教員、学校の側面で見ていくこととする。

　指導者の発言やいくつかの調査からは、生徒にとって、勝利は単に自らの喜びだけにとどまらなくなっている様子がうかがえる。強豪校の場合、OBや保護者、試合に出られなかった他の部員、そして練習を手伝ってくれた人々など、彼らを支えてくれた多くの人々がいる。勝利は、それらの人々への「恩返し」と見なされる。負けは、自分たちの努力の不足などのため恩を返せなかった悔しさとして自覚されるのかもしれない。さらに、部活動を単なる課外活動と見なせない事情がある。部活動の対外試合の成績は、内申書・調査書に記載され、進学とリンクしている。つまり、部活動が進学の手段となっている。同様に就職においても部活動での好成績は有利に働く。部活動を進学・就職という自己の将来と結びつけて考えざるを得ない状況にある。

　教員にとって部活動は特別の意味を持つ場合がある。強豪校あるいは名門校といわれる学校に勤務する教員は、勝って当然、せめて例年並みの成績を残すという「勝利を宿命づけられている重圧」を受けるという。たとえば受験と関連しない教科を担当する教員の場合、本来の職務である自らの教科授業が軽視されることがある。それを補うように部活動に生きがいと自己実現を見出してしまうとの指摘もある。よい成績をあげよい選手を送り出せば、学校の中での他の先生方の見方も変わる、自身にとってのキャリアアップにつながるだろうし、部の予算も増えるだろう。

　学校にとって、スポーツ部の強さは学校のブランド力をアップする有力な武器となる。地方の新設校でも一度でも甲子園に出場すれば、その名は全国に知れ渡る。地域の代表としての声援を受け、認知度は大幅にアップする。

受験生の獲得と結び付くかもしれない。

部活動の勝利は，生徒・教員・学校すべてにとってそれぞれにとって重要な意味を持ってしまっている。

4 指導手段としての体罰

現在，体罰が身体能力や運動スキルを向上させる方向に働くという考えを現代のスポーツ医学は否定している。また，心理学の行動理論から言えば，罰とはある行動を抑制するため，あるいは，逃避・回避行動を増加するという結果を生むと考えられる。罰によって「できない」ことを減らすことはできないし，獲得できていない行動を獲得できるようになるとは決して考えられない。スポーツ技能が上達するためには，技能練習しかないはずである。なによりも，先に述べたように罰は多くの副作用を引き起こす可能性が高い。

元陸上選手であり現在はスポーツコメンテーターでもある為末大氏は，「体罰で追い立てられた人間はいずれ燃え尽きるが，自分から努力する人は成長が止まらない」と述べている。元巨人軍の桑田真澄氏は，「体罰によって力のある選手や野球を嫌いになり，やめるのを見てきた」という。好きで始めたであろうスポーツであるにもかかわらず，体罰によって追い立てられるように練習し燃え尽き，あこがれの選手のようになりたいと思って入った場所で，体罰を受けてそのスポーツ自身が嫌いになる。体罰がスポーツの楽しみをいかに奪っているかを表す言葉だろう。

(1) なぜ体罰が肯定されるのか

スポーツ史を専門とする谷釜了氏は，戦後になっても体罰がなくならないわけとして，「運動部が体罰の温床のように言われるのは，先輩と後輩の関係の中で，体罰と称する暴力が伝統として残っているからでしょう。また体罰に頼る指導者に教えられ，成功体験を得て自分も指導者になった人もいる」と運動部における体罰（暴力）の連鎖について言及している。

体罰は，日本においてどのように評価されているのであろうか。体罰についての調査の多くは，体験者なし群よりも体罰体験あり群のほうが暴力を肯

定するという結果で一致している。

　体罰がどのようとらえられているかを，生徒，保護者などの調査をもとに見ていくことにしよう。阿江（2000）は，K女子体育大学の学生を対象に自身が受けた暴力的行動（体罰）についてアンケート調査を行っている。体罰がどの時期に体験されたかとの問いには，中学で6割，高校でと答えたものが7割を超えている。体罰を受けた理由としては，「言われたことができない」「ミスをした」が上位を占めている。体罰を受けた回答者の6割が「自分が悪いからしかたない」と考えていた。体罰を振るった指導者を「指導熱心」と評価するものが最も多く，「信頼できる」との評価が続いている。加えて，体罰がもたらした成果として「精神的に強くなった」としたものが7割弱にも上っている。このことは，指導者が上記のよう勝利を志向して体罰を用いたとしても，生徒側は「試練に耐える」つまり精神的に鍛えられた場面としてとらえていることになるという。体罰を用いた指導については，体罰経験なし群よりも体罰経験あり群のほうが暴力を容認する傾向がみられている。また，教育系大学の学生を対象とした高橋（2006）らの調査においても，体罰経験あり群で体罰を必要であるとする割合は3割近くであるのに対して，体罰経験なし群では体罰を必要としたものは1割強にとどまっている。

　学生を対象にした朝日新聞による2013年の調査結果も同様に，体罰経験あり群が体罰経験なし群に比べて体罰を肯定的にとらえる傾向がみられた。この調査は，3つの私立大学でスポーツ推薦枠が4割以上いる運動部の学生を対象に行われたものである。小中高で体罰経験ありが33％であった。「指導者との信頼関係があれば体罰はあってもいいか」との問いには，体罰経験のある学生のうち73％が容認の態度を示したのに対して，体罰経験のない学生では57％であった。

　一方，保護者にとって，体罰はどうとらえられているのだろうか。新聞報道によれば，ある関西の中学校の体育クラブの父母会役員が，先の文部科学省の体罰実態調査の際に，監督の体罰を報告させないよう「お世話になっている監督に迷惑がかかるといけないので，体罰があっても書かないよう子ど

もに伝えてください」とクラブ員の親にメールで指示することがあったという。

　インターハイ出場レベルの強豪校の保護者に対して行ったある質問紙調査からは，保護者も体罰を容認する傾向にあることがうかがえる。回答者である保護者のうち親による体罰を肯定するものが59％であり，教員による体罰を肯定するものが67％であった。さらに，個別にインタビューが行われている。そこからは全国大会に出場したいという子どもの願いを叶えるため，親が暴力を使った指導（体罰）を容認するという意識がみられる。

　一般的な体罰の容認の傾向については，2013年2月に毎日新聞が発表した全国世論調査の結果を見てみる。体罰について「一切認めるべきでない」との回答が53％と過半数を超えているものの，一方で条件つき容認を含めると容認派も42％を占める。この調査が，大阪市桜宮高校の事件の直後であることを考えると，体罰問題がクローズアップされていない時期であれば，容認派の割合はさらに高くなったと考えられる。

（2）体罰が容認される理由

　体罰を受けたものほど体罰を容認する傾向がある理由については，いくつかの指摘がある。

- 自分が悪い（言われたことができない，自分がミスをした）からしかたがないという体罰の原因を自分に帰属させる意識があり，これが結果として暴力の容認へとつながっているとする。
- 体罰によって自尊心が傷つけられる。傷つけられた自我を守ろう（自己防衛）して体罰経験を正当化する（場合によっては美化しようとするのかもしれない）。
- 体罰は集団の連帯意識を高める。集団としての秩序と統制を保つ手段として体罰の必要性を認めるようになる。
- 体罰を使う指導者は，生徒が体罰の是非について思考することを許さない。「なぜ，殴られたかを考えろ」と問いかけられることはあっても，指導者およびその行為そのものについて否定的に考えることは認められない。「考

えろ」と言いながら，思考停止と服従を強いて思想を統制していく。体罰を否定することを許さなくなる。

　人は自身の過去を否定したくはないし，どのような形でも存在意義を見出したい。部活動を続けることは，制度的には強制ではない。体罰を受け続けたとしても，その環境を選んだ自分がいるわけであり，その体験を否定することは，自分の選択とその過去を否定することとなる。逆に体罰を肯定的にとらえることで，過去の体験に意義を見出そうとするのだろう。

　年間1万数千人もの児童生徒が被っている教員・指導者からの体罰に対してどう対処すべきだろうか。体罰は，指導ではなく暴力であり，子どもに対する明白な人権侵害である。防止へ向けて早急の法整備が必要との議論もある。また昨今は，アンガーマネージメント（怒りの感情統制）が取り入れられるようになってきた。教員が自分の感情を日頃から分析し，怒りの感情をコントロールできるようになることで，とっさの怒りが児童生徒への体罰に向かわないようにするのである。教育の資質を転換し，無意識に根づいた軍隊的要素を抜き去る努力が重要である。

　体罰は暴力である。日本の社会において根強い体罰肯定の世論と体罰の連鎖を社会全体が主体者として自覚し，体罰連鎖を断ち切るための一歩を具体的に取り組む必要がある。

●引用文献

1）阿江美恵子：運動部指導者の暴力的行動の影響—社会的影響過程の視点から—．体育学研究 45：89-103，2000．
2）朝日新聞社：スポーツと体罰．トップ指導者 14 人の証言 1．（朝日新聞デジタル SELECT）[Kindle 版]，2013．
3）藤井誠二：体罰はなぜなくならないのか．幻冬舎，東京，2013．
4）岩井八郎：儀礼としての体罰—JCSS による「体罰」に対する意識の分析—．谷岡一郎編：人の意識と行動—日本版総合的社会調査 JGSS による分析—．東京大学出版会，pp.313-328，2008．
5）大八木淳史：ラグビー校長，体罰と教育と熱く語る．小学館，東京，2013．

6) 高橋豪仁：体罰問題からのスポーツ再考―逸脱・過剰同調としての体罰―．教育と医学 722：20-27，2013．
7) 高橋豪仁・久米田恵：学校運動部活動における体罰に関する調査研究．奈良教育大学教育学部附属教育実践総合センター紀要 17：161-170，2008．
8) 内田宏明：なぜ，体罰はいけないのか．教育と医学 722：12-19．2013．
9) 和田秀樹：いじめは「犯罪」である．体罰は「暴力」である．潮出版社，東京，2013．
10) 山野修司：保護者の体罰意識についての研究―運動部活動に注目して―．奈良教育学会研究年報 17：19-24．2013．
11) 文部科学省：体罰に係る実態把握の結果（第1次報告）について．（http://www.mext.go.jp/a_menu/shotou/seitoshidou/1334243.htm）(2013年発表)
12) 文部科学省：体罰に係る実態把握（第2次報告）の結果について．（http://www.mext.go.jp/a_menu/shotou/seitoshidou/1338569.htm）(2013年発表)
13) 文部科学省：運動部活動での指導のガイドラインについて．（http://www.mext.go.jp/a_menu/sports/jyujitsu/1335529.htm）（2013年発表）

〔松本敏治〕

子どもの自殺は防げるか

はじめに

　子どもの自殺の問題は，大変痛ましい出来事であり，深刻な社会的問題である。近年，いじめによる自殺の事件が発生したことから，一般に話題に上ることが多くなってきた課題である。深刻な課題でありながら，個別にその実態をつかむことは容易ではない。どの年齢層を指して「子ども」というかということも一つの課題であり，しばしば高校生も含まれて議論される。このため政府の自殺白書では19歳以下にまとめられ，文部科学省の児童生徒の自殺では，中学生，高校生がまとめられている。現在公表されているデータから筆者が作成した人口動態統計（図1），警察統計（図2）では，その評価基準の相違から総数が異なるものの，年齢区分を細かく処理すると，15歳以上ではそれ以下の年齢に比べと大幅に自殺者人数は高くなることがわかる。また人口動態統計（図3）から，19歳以下の自殺率の年度的な変動は大きくはないが，人口総数が減少していることから警察統計（図4）では，最近20年では増加しているといえるだろう。

　最近の研究では，15歳以上とそれ以下の年齢では，自殺は量的にも質的にも異なることが報告されている。従来の報告では15歳，高校生以上の自殺事例は，大人の自殺事例に類似してくる傾向がみられていた。しかし，Anne Freuchen らによると，ノルウェーの15歳以下の自殺事例の心理的剖

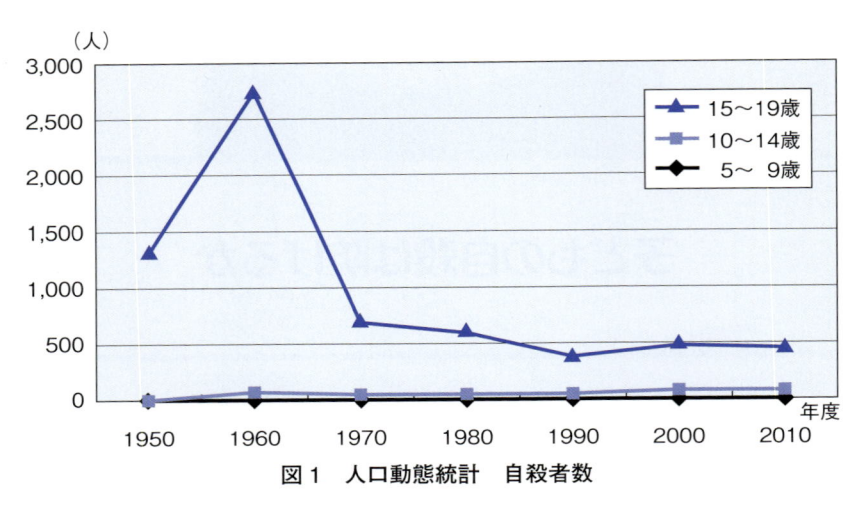

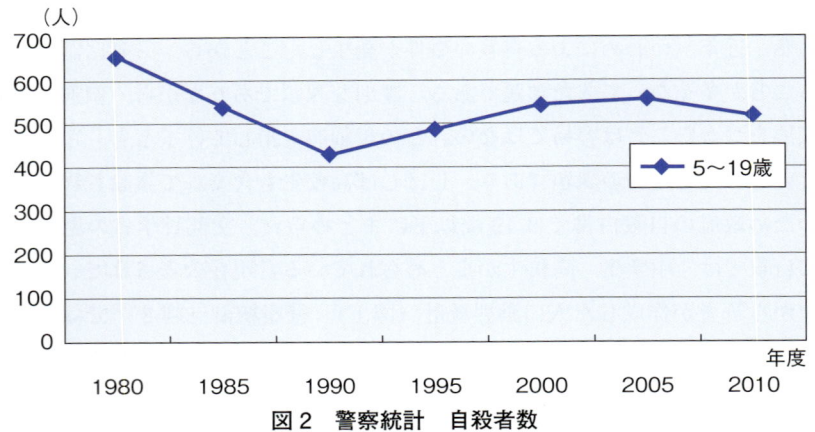

Ⅰ　学校，社会，家庭でゆらぐ子どものこころ

図1　人口動態統計　自殺者数

図2　警察統計　自殺者数

検[1]では，それ以上の年齢の自殺事例と比べ，①要因が明確でないこと，②自殺意図が明確でないこと，③不慮の事故と誤って理解される事例も少なくないこと，などが報告されている。そこで本章では15歳以下の事例の特性を踏まえ，これらを中心に議論を進めたい。

　子どもの自殺に関して，私たちが知り得るのは，ときどき新聞報道に上るわずかな事実と，文部科学省や警察による統計的数値である。一方，子ども

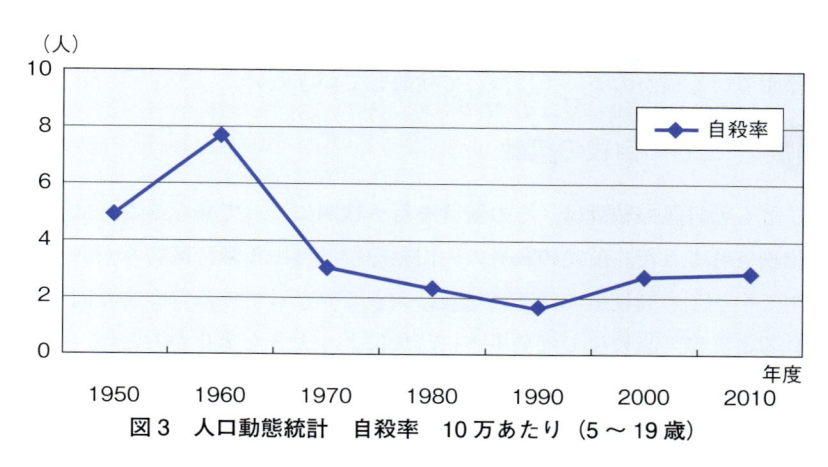

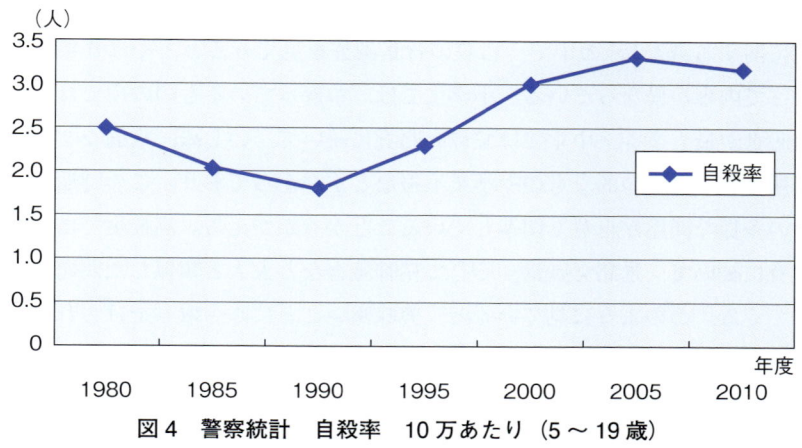

図3　人口動態統計　自殺率　10万あたり（5〜19歳）

図4　警察統計　自殺率　10万あたり（5〜19歳）

が意外にも死を口にすることは，臨床の場ならずとも少なくない。それは，子どもにおいて死が身近な出来事であるというわけではなく，彼らが死の意味を深く理解しないゆえに，現実の世界から消えること，現在の苦悩や苦痛から逃れたいという気持ちの表現であるのかもしれない。また子どもの死は，残された家族，友人など，周辺への大きな影響を長く残す心的外傷体験であることも忘れてはならない。私自身の経験でも，学生時代の友人の自死の出来事は，未だに多くのエピソードとともに鮮明に記憶に残り，自らの人生観

や死生観に影響を与えてきたように思われる。ここではまず，子ども自殺と関係するいくつかのテーマについて検討していきたい。

1 子どもの自殺の統計

　子どもの自殺の統計は，その統計を行う機関によって異なることは従来より指摘されてきた。前述の政府の人口動態統計は，年齢に区切りがあり，小学生，中学生，高校生ではその総数は大きく異なっている。つまり図1にみられるように，高校生では発生率に時代により大きな変化があるが，中学生以下ではほとんど変動がない。つまり子どもの自殺の対策では，どの世代について議論するかによって，まったく意味が異なってくる可能性がある。たとえば文部科学省の平成23年度「児童生徒の問題行動等生徒指導上の諸問題に関する調査」[2]の中で，自殺の背景調査を見てみると，やはり年齢層によって内容が異なっている。小学生では，わかっているものの中では，父母の叱責が最も多く，中学では父母の叱責に続いて，いじめ，病弱などによる悲観といったうつ的なものや学業不振などが挙がっており，この時期の子どもの多様な問題が自殺と関連していることがうかがえる。高校生では父母の叱責に続いて，進路や厭世，そして精神障害など大人と類似した問題が浮上してくる。このように見ていくと，興味深いことに昨今取り上げられるいじめと自殺は中学生を中心とした問題であることが明らかになる。

2 子どもの自殺とはどのようなものか

　日本において子どもの自殺は正確に把握されてきていたのだろうか？　過去の自殺の報告は古くから報道記事として記録されてきたが，年齢が低い事例では，それが不慮の事故であるのか，自殺であるのか判別しがたいものもある。死ということの意味を理解しての行動とは思えない偶発的な事故ともいえるような事例や，遊びの延長上ともとれる事例も少なくない。また子どもを取り巻く環境や，子どもの持つ特性に由来すると思われるものも認められる。

こういった例について，新聞報道を整理したホームページ「子どもの犯罪データベース」[3]，および『「年表」子どもの事件 1945 〜 1989』[4] から，個人情報を排除し，内容を一部改編した実例を類型化して整理し呈示したい。

(1) 偶発性の事故
〔小3がテレビの観過ぎを注意され自殺〕
　自宅で，小学3年生（9）が首を吊って自殺した。「期末試験が近いのだから，テレビで西部劇ばかり観ていないで勉強しなさい」と叱られ，その後両親を脅かすつもりで首を吊るふりをしたが，誤って本当に吊ってしまったもの。

(2) 遊びの延長上の事故
〔小6が首つりを真似して死亡〕
　自宅で，小学6年生（12）が首つり自殺した。クラストップの成績で，学級委員の優等生。探偵小説好きで「怪盗ルパン」などを好んで読んでいたが，自殺の方法を写真と図解入りで詳しく書いてある本が机の上にあったため，探偵小説の研究のため死に方を真似して，誤って死亡したと思われる。

(3) 養育環境に課題があることを推定させる事例
〔小6が泥棒と疑われて自殺〕
　駅で，小学6年生（12）が飛び込み自殺。祖母にサイフを盗んだと言われて「犯人はぼくじゃない」という遺書を遺していた。父親は刑務所に入っており，母親は酒場の勤めのため深夜まで帰らない家庭だった。

〔小5女子が両親の別居を苦にガス自殺〕
　自宅で，長女の小学5年生（11）がガス自殺した。両親は2年前から別居中で，芸能プロダクション経営の父親は月に何度か訪れてはいたが，母親と離婚の話をしては喧嘩していた。少女の遺書には両親の不和に苦悩していたことなどが書かれていた。やさしい性格で成績もよいほうだった。

(4) 子どもの衝動性や感受性と関わる事例
〔小6がいじめを叱られ自殺〕
　小学校で，6年生（12）が自殺した。この児童は下級生にたびたび暴行を

加えており，この日も5年生十数人を殴ったので，5年生担任の教師が「父親と相談するから学校に呼んで来い」と叱っていた。この教師に当てた「すみません」という遺書を残し，体育館の運動具倉庫で首を吊ったもの。

〔小6が遅刻の嘘で自殺〕

自宅で小学6年生の長男（12）が首吊り自殺した。台風で寝つきが悪く朝寝坊して学校を1時間遅刻したが，先生に「風邪をひいて」と嘘の言いわけをし，体育も見学していた。少年は責任感が強く，後悔して発作的に自殺したらしい。無遅刻で成績もよく，快活な性格で学級委員もしていた。

3 事例特性から見た自殺の類型化

文部科学省では児童生徒の自殺予防に関する調査研究協力者会議で検討を進め，「教師が知っておきたい子どもの自殺予防」[5]のマニュアルおよびリーフレットを平成21年に作成している。しかし前述のように事例を眺めていくと，子どもの自殺にはさまざまな様態があり，大うつ病に基づく自殺などをイメージした対応では，現実の事例とはややズレが生じやすいことがうかがわれる。そこで子どもの自殺の特性を前述の事例類型から抽出された，①偶発性，②遊びと現実の区別の不明確さ，③養育環境の問題，④個別の児童の持つ衝動性や感受性の高さ，の4つの観点から考えていきたい。

(1) 偶発性の自殺

子どもの自殺は，大人が考えるよりももっとささやかな，あるいは単純な要因（死に値しないような理由）によって起きることがある。この意味でしつけや教育的指導の範囲で親や教員のいった言動さえ要因となり得るといっても過言でない。このような事例は，不慮の事故と同様に事故性の自殺を予見不能のものと考えて，死に至りやすい危険な行為を具体的に児童生徒に例示し教え，その危険性を十分認識させる必要があるかもしれない。一方，このような危険行為を説明することは，死の確実性の高い行為を教えることになり，実例のように遊びから死に至る危険性を高める可能性もあり，慎重に議論される必要がある。

近年，米国での高校生に向けた自殺の予防教育が紹介され，こうした教育が自殺を増やす懸念は，大人の不安を投影したものに過ぎないとして，普及を唱える動向がある。15歳以上の生徒においては心理的危機の対処スキルを教えることは，他の精神疾患の予防上も重要であるが，自殺を中心とした話題は，年齢によりまた認知能力により，その効果は異なる可能性があり，どの年齢で，どのような対象に行うべきかについて熟慮される必要があるのではないだろうか。

(2) 遊びと現実の区別の不明確による自殺

このテーマも前述の課題と類似して子どもの認知特性と関連して予見や予防の困難な課題である。遊びの延長上に起こる死のリスクのある行為は，そこに子どもらしい死の認識が背景に存在することがうかがわれる。ここで改めて子どもの死に対する認識について考えてみたい。赤澤は子どもの死の概念を整理した研究[6]において，死の概念の構成要素を検討している。その中で，Smilansky[7]の提唱した，以下に概説する，不可逆性（Irreversibility），最終性（Finality），不可避性（Inevitability），因果性（Causality）の4つが提示している。

① 不可逆性（Irreversibility）　生きているものが一度死ぬと，その肉体は二度と生き返ることはできない。
② 最終性（Finality）　肉体機能，新陳代謝，感情，動作，思考といった，生きている時に行っていることすべてが，死によって終わる。
③ 不可避性（Inevitability）　自分も含めて生きているものはすべて，いつかは必ず死ぬ。
④ 因果性（Causality）　死には肉体的・生物学的な要因があるとされる。

このような4点がすべて認識できるのは一体何歳頃の年齢なのだろうか？古くはAnthonyの研究結果[8]では，3歳から5歳の子どもは，死という語に無関心であり，限定されたあるいは間違った概念を持っているとしている。そして6歳から8歳の子どもは，死の儀式に関心を持つようになるが根本的な情報は持たず，9歳以上になると死の不可逆性や最終性を理解し，死とい

う出来事を理解すると報告している。現在までのこの種の研究では9歳以上になると，死の概念は成熟したものになるとするものが多い。ただし研究によってばらつきはあり，個体の認知機能水準，たとえば知能などにも影響されるであろうことは言を待たない。すなわち，10歳以下では死の意味は十分成熟しておらず，遊びと現実の区別は不明確であろう。一方，小学校の高学年では，死の意味を理解して行動している可能性があり，これは10歳から14歳で自殺が実数として上がってくることに関連しているといえるかもしれない。したがって自殺の自体の予防を考える教育や，対応システムの構築は少なくとも10歳以上の事例あたりから考えていく必要があるといえるだろう。

（3）養育環境の問題

子どもを取り巻く養育環境は，子どもをしばしば限界状況に追い込む可能性がある。一人親家庭などで，家庭の養育能力が低下してくると，子どもが心理的危機に陥った時に，そのセーフティーネットとして家庭が機能しないことから，自殺の危険性は高まるといえるだろう。このような個別の養育環境の問題は，福祉，教育など広汎な問題を含む課題である。養育者以外の支援が必要な事例であり，最終節で改めてその対応にふれたい。

（4）個別の児童の持つ衝動性や感受性の高さ

子どもの個別の衝動性や感受性は，発達障害のような明らかな基盤を持つものからプレメディカルな課題を持つものまでさまざまであるが，事例を見てみると，子どもの自殺と結びつきやすい重要な課題であり見過ごせない。子どもの特性の早期の把握と，その特性に適合した，養育および教育環境の早期の調整が重要となるが，ここでは，怒りや悲しみというような強い情緒体験の対処スキルを早期に具体的に教えていくことが重要である。すでに一部では行われているが，学童期の教育システムの中に標準化していく必要があるだろう。

4 子どもの自傷行為と自殺の関係

　自傷行為について，年齢によりその自殺との関連性で重要な研究は，Hawton らの 15 歳未満の自傷行為が，自殺と結びつくかを調査した研究[9]がある。この結果は，彼らのグループのその他の年齢では自殺と結びついていたのに比較して，ほとんど統計的に有意な関係がないことが報告されている。15 歳未満では，死という結果を導く行為として自傷行為は位置づけられない，あるいはそういう意味を子どもが認識していない可能性があるといえるだろう。

5 いじめと自殺

　いじめと自殺の関連については，事件の発覚により近年クローズアップされてきた大きなテーマであり，統計的に過去に不慮の事故として処理されてきた事例の中にも，自殺やいじめの問題が潜んでいる可能性はあるだろう。この問題は，実際には主に中学時代に生じやすい出来事であることは，前述の統計から明らかである。この時期は，自我の成熟に伴い，自己と他者との関係上の問題に子どもが初めて深く悩む時期であり，その感受性は高いにもかかわらず，対処スキルは少なく，衝動制御力も未成熟であることから，この意味で対人的な問題から自殺が生じやすくなってくる時期といえる。自殺という結果の重大性はあるが，基本は，一次予防として，いじめ問題の対策が重要であることは言うまでもない。

　長期のいじめの連続は，前述の文部科学省のマニュアルが抽出している自殺の心理で，つまり①ひどい孤立感，②無価値感，③強い怒り，④苦しみが永遠に続くという思いこみ，⑤心理的視野狭窄の 5 つがまさに当てはまる状況をつくるだろう。この意味でいじめは，自殺の心理をつくる要因の一つであることが強調され，十分に対策されることが必要である。

6 子どもの自殺は予見できるのか

　自殺の予見という観点は，いままでうつ病などの疾患モデルや，実際の事例の特性調査などから，さまざまに研究されてきたが，実際には困難なことが少なくない。子ども事例において，文部科学省の前述の「教師が知っておきたい子どもの自殺予防」の自殺予防のマニュアルでは，子どものうつ病に関して言及し，明らかにうつ病モデルが援用されているが，傳田[10]の子どものうつ病研究に依拠するようなこのような議論は，15歳以下では，果たして十分な予見特徴になるかは，もうすこし慎重で，正確な議論が必要である。むしろこの年代では，子ども自身の性質を含めた，広く環境（状況）に大きな意味があり，それらを包括的なリスク因子として把握していくことが重要ではないだろうか。

7 改めて子どもの自殺を防ぐ対策とは何か

　本章のまとめにあたる本節では，具体的方略について筆者の私見を述べたい。

　実際の事例を見ていくと，その個別性は高く，大人の疾患論からの演繹した議論は，現実の15歳以下の状況とは解離がある。15歳以下の子どもの自殺という事態が生じる要因はさまざまであり，特に偶発性の高い，不慮の事故に関するものでは予見は不可能と言ってよいだろう。しかし，広く視野を広げてみると，自殺の一次予防として，養育環境の安定，発達的特性の早期発見などは，自殺基盤を減らす対策であることは言うまでもない。さらに，二次予防として，子どもの心理的危機状況の把握しにくさに鑑み，家庭，学校（教育），医療などの現場で得られた情報が，共有されており，それを総合的に見渡す視野を持つ立場の機関や人があれば，自殺に関する感度は上がるものと思われる。その意味で家庭，学校（教育），医療の3つを包括的に扱い，事例に合わせた対応を図る，「自殺予防コーディネーター」のようなものが存在することは重要である。自殺問題は，虐待やいじめの問題とも関

連し，広く「子どものこころの危機管理コーディネーター」とするほうが適切かもしれない。このような機能を持つのは，行政機関としては，現在のところ子ども家庭支援センターなどであろう。早期に，家庭状況，家族負因，行動特性などからハイリスク児童を抽出し，支援することが可能になれば，少しでも子どもの自殺を減らすことができるかもしれないし，またひいては思春期以降の自殺を予防することに大きく寄与する可能性があるのではないだろうか。

●引用文献

1) Freuchen A, Kjelsberg E, Grøholt B : Suicide or accident? A psychological autopsy study of suicide in youths under the age of 16 compared to deaths labeled as accidents. Child Adolesc Psychiatry Ment Health 6 : 30, 2012.
2) 文部科学省：平成 23 年度「児童生徒の問題行動等生徒指導上の諸問題に関する調査」（2012 年 9 月公表）
3) 子どもの犯罪データベース（http://kodomo.s58.xrea.com/jisatu.htm）
4) 山本健治：「年表」子どもの事件 1945〜1989．柘植書房新社，1989.
5) 文部科学省：教師が知っておきたい子どもの自殺予防（2009 年 3 月公表）．
6) 赤澤正人：子どもの死の概念について．臨床死生学年報 6：130-137, 2001.
7) Smilansky S : On death : Helping children understand and cope. Peter Lang Publishing, New York, 1987.
8) Anthony S : The child's discovery of death : a study in child psychology. Harcourt Brace, New York, 1940.
9) Hawton K, Harriss L : Deliberate self-harm by under-15-year-olds : characteristics, trends and outcome. J Child Psychol Psychiatry 49 : 441-448, 2008.
10) 傳田健三：うつ病・躁うつ病．児童青年精神医学とその近接領域 50（50 周年記念特集号）：209-216, 2009.

〔小野和哉〕

7 子どもが自殺で亡くなった場合にどう対応すればよいのか

はじめに

　学生・生徒の自殺は，同じ学校の遺された子どもたちに強く影響を及ぼす危機的な事態であり，学校関係者には迅速かつ適切な対応が求められる。不幸にも学校現場で自殺や事故で生徒が亡くなった場合，「子どもを亡くした遺族のサポート」と「遺された子どもたちのこころを守る」という2つの視点が最も重要となる。教師にこういった視点がない場合は，通常の指導で平静を装い，見て見ぬふりや叱咤激励といった，誤った対応をしてしまうことにもなる。二次被害や群発自殺を防ぐためにも学校側は事前に十分な知識を得て研鑽を積んでおくことが求められ，支援者は学校側の理解に合わせた適切なサポートを行う必要がある。精神保健福祉センターや教育委員会などでは危機介入チームが組織され，CRT（crisis response team）あるいはCRP（crisis response program）などという名称で学校への緊急支援活動がなされている。本章では子どもの自殺が起きた場合に学校現場で起こるさまざまな心理反応と，学校や支援者に求められる対応の方針について述べる。

1 遺された人たちに生じる心理反応

(1) トラウマ反応

　死の恐怖を直接的に体験したり，家族や親しい友人が死亡するといった強

い衝撃があった場合，体験そのものが自分でコントロールできない外傷性記憶となって以下のようなさまざまなトラウマ反応を起こす場合がある。

①再体験

原因となったトラウマ体験が，本人の意思とは関係なく，繰り返し「侵入的に」思い出されたり，夢に登場したりする。体験の記憶は，あたかも現実のようによみがえり，当時と同様の苦痛を感じる。また，トラウマ体験に類似した遊び（ポスト・トラウマティック・プレイ）として繰り返し表現される場合がある。かつトラウマ体験は本来言葉にしにくく，体験直後の時期において無理に話を聞き出すと再体験につながり，外傷性記憶を強化してさらに傷を深めてしまう可能性がある。こうしたことから危機介入で子どもたちから話を聞く場合においては，子どもたちの話すペースを尊重しながら傾聴に徹し，無理に話や感情を引き出すことは禁物である。

②回避・麻痺

トラウマ体験を思い出すような状況や場面を，意識的あるいは無意識的に避ける症状である。突然の死別を経験した場合によくみられる反応であり，周囲の人々との自然な交流ができなくなる。場合によっては体験そのもの，あるいは詳細を思い出すことができない。子どもの場合は活気のなさや不登校として表現される。

③過覚醒

交感神経系の亢進状態が継続する状態である。ちょっとした刺激に対しても過敏となり，いらだちやすく，不安で落ち着かず，眠れなくなる。子どもの場合は多動傾向と取られる場合がある。

上記以外にも，子どもの特徴として「1人になると不安で，夜は親から離れない」「言葉づかいが幼くなり，夜尿が出現する」といった退行症状を認めることも多い。

こういった症状は，そのまま継続してPTSD（外傷後ストレス障害）となる例もあるが，適切な関わりがあれば多くは自然に回復する。学校支援の上で重要なことは，こうした反応が，「異常な事態に対する正常な反応」であ

ることを生徒や保護者に周知し，安心や安全といったトラウマからの自然回復に必要な条件を確保すると同時に，二次被害を主とする回復を妨げる要因を限りなく少なくすることである．

表1 トラウマからの回復に影響を与える因子

自然回復を促進する因子	自然回復を妨げる因子
・二次被害からの保護 ・学校生活の適正な再開 ・正確な情報 ・生徒からの要望，質問に対する迅速な回答 ・心理的な変化に対する情報と教育 ・相談先の明示	・適切な対応や援助の遅れ ・学校環境の悪化 ・喪の作業の欠如 ・噂や心ない報道 ・孤立 ・意に反する取材活動 ・警察，学校などによる事情調査

Column 二次被害

こころの傷が二次的な要因でさらに拡大してしまうこと．たとえば，うわさ話や憶測は，子どもたちにさまざまな想像をさせ，かえって不安や自責感を強めてしまう．自殺の背景にいじめがある場合，学校によるアンケート調査や，警察による事情聴取もあり得るが，子どもたちの二次被害を最小限に食い止めるべく十全な配慮と事後対応が必要である．マスコミの取材や報道で，いたずらな詮索が繰り返され，不確かな情報が流布されれば，新たに傷つく子どもは増加し，大人も動揺して目の前のかけがえのない子どもの存在を見失う可能性もある．もしそうなってしまったら取り残された子どもたちは，誰と一緒に尊い友人が亡くなった現実を悲しめばよいのだろう．こういった二次被害を防ぐためにも，明らかとなった情報を整理した上で，どのように子どもたちに伝えていくか検討し，子どものこころを守るために周りの大人が一体となって働きかけていくことが重要となる．教職員，保護者，関係機関をはじめ，子どもを取り巻く大人全員の団結が試される．

(2) 喪失と悲嘆

悲嘆とは喪失に対するさまざまな情動的反応を意味する．学校関係者や支援者は自殺が起きた当初より，遺族，子どもたち，保護者，あるいは自分自

身の悲嘆に関するさまざまな感情に向き合うことになる。「喪失の過程」はそうした感情を理解する上で大変重要な視点である。「喪失の過程」についてはさまざまなモデルが提唱されているが,キュブラー・ロス[1]はがん患者が死を受容する過程を5つの段階で説明した。以下は喪失の過程を死別の悲嘆反応として例示している。

①否認:大切な人を亡くした事実に衝撃を受け,混乱し,その事実を認められない時期。
②怒り:起こった出来事や,その原因・状況に対して許せない感情を持つ時期。
③取り引き:突然の喪失に対して,こうしていれば起こらなかったのでは,などと心の中でやりとりをする時期。自分が何か役に立てたのでは,という思いが出現し自責的となる(サバイバーズ・ギルト)。
④抑うつ:喪失体験を現実のこととして感じ,深い悲しみに沈む時期。
⑤受容:喪失を認めて,大切な人を亡くしたことに自分なりの意味を見出し始める時期。

身近な人の死を経験した場合には,程度に差はあれこうした心理的過程を経ていくとされている。「自分にも何かできたのではないか」と自分に落ち度があるように感じ,同時に自分がそのような状況に陥ったことへの憤りが,学校や援助者,周囲の者への怒りになることもある。死のイメージが明確ではない10歳未満であっても「自分にも死が訪れるのではないか」という不安や罪責感はよくみられる反応である。関係者はこういった過程や悲嘆について理解しておく必要がある。その一方で「喪失の過程がすべての人に当てはまる」わけではなく,「この順番に進んでいくことが正しい」わけでもない。「喪失の過程」は,遺された人たちの心理をよりよく理解するための一つの視点であるととらえる。言い換えれば,死別による悲嘆とは亡くなった人,ともに過ごした時間,思い出などに対する,他に置き換えることのできない固有の思いであり感情である。だからこそ関係者や支援者は悲嘆にどこまでも寄り添う姿勢が求められる。

> **Side Memo** **サバイバーズ・ギルト（Survivor's guilt）**
> 　代表的なものとしては，戦争や災害，事件，事故に遭いながら生き延びた人々が，自分だけが助かったことに対して感じる罪悪感のこと。身近な大切な人を亡くした場合においても，程度の差はあれ多くの人が同様の罪責感を感じる。自殺の場合には「自分が身近にいながら気づいてあげることができなかった」といった自責感が代表的となる。また，誤った情報や心ない噂などの拡大はこの感情を刺激し，二次被害の原因になる。

2 子どもを亡くした遺族のサポート

(1) 遺族が置かれる状況

　自死遺族は周囲の何気ない言葉や態度によって傷つきやすく，誤解や偏見によって地域社会から孤立しやすい。関係者は遺族が置かれるこういった状況を理解し，遺族の立場に立った言動に心がける。

(2) 遺族の心理

　遺族の心理をあえて喪失の過程になぞらえれば，その経過は激しく，また長期にわたるものである。当初は呆然として，学校から伝えられたことも覚えていないことも多い。「学校のせいでこうなってしまった，～が原因だ」「学校の対応が悪かった」という他罰的な感情は，「あの時気づいていれば」「私のせいでこうなってしまった」という自責感情や罪悪感と表裏一体であることを見落としてはならない。喪失の過程にみられる悲嘆反応以外にも，お別れが言えなかったことの後悔や，再会への願いなども次々とわき起こり，激しく感情を揺さぶる。

　関係者はこういった遺族の感情を異常なものとしては扱わず，愛する人を突然失った場合は誰にでも起こる反応として対応していく。大切な子どもを亡くした遺族の思いは，子どもと一緒に過ごした時間や記憶と同様に唯一無二である。「遺族の心理というものはこういうものだ」というような一方的な考えや，遺族には精神的ケアが必要であると決めつけた対応は二次被害につながる可能性がある。

(3) 基本的対応

　寄り添うことが基本姿勢となる。遺族の心理や反応を十分理解した上で，十分な時間をとり，受容と共感の姿勢で接する。「お気持ちはわかります」「時間が傷を癒やすはずです」といった安易な慰めや励ましは自死遺族を傷つける代表的な言葉と認識すべきである。自死遺族の亡くなった子どもへの心情は「わかる」ものではなく，「愛する人を自死でなくしたこと」と「癒やすべき傷や病気」は相容れない。遺族を救える言葉などはないと心得て，遺族のペースに合わせてただ寄り添う（ともに過ごす）ことが重要である。

　校長，担任，学年主任などは速やかに遺族のもとに出向く必要があるが，遺族の状況として病院や警察から現実的な対応を求められている場合も多い。遺族の状況を理解しながら時間をかけて尊厳と共感の姿勢で関わる。拙速には話を進めず，「気づいてあげることができず申し訳ありませんでした。残念です」など，状況に合わせたお悔やみの言葉をしっかりと伝えた上で，今後の学校対応について了解を得ていく努力をする。また，子どもたちに対して事実をどのように伝えるかも相談し，遺族が事実を伝えることに難色を示す場合は「大切な友人としてのお子さんが亡くなった事実は伝えたい」と理解を求めていく。その上で「いつでも相談してください」と，今後も協力していく姿勢を示し，遺族の「自分の知らないどんな小さなことでも知りたい」というニーズに対して，学校側が把握している亡くなった生徒の姿を積極的に提供していく。連絡は遺族のペースに合わせる形でできるだけ密に取り合い，しかも事務的にならないように注意する。お通夜・告別式についても遺族の意向を確認し，その上で学校としての対応を決める。告別式の後も，節目（月命日，四十九日，盆，一周忌など）に寄り添いながら「卒業まで同級生とともに過ごすこと」を念頭に，遺品から卒業式・卒業アルバムなどの扱いまでを遺族とともに決めていく。遺族は生活上のさまざまな困難を抱えることも多く，対応する相談機関についても情報提供を行いたい。遺族から専門機関によるこころのケアの希望があれば，精神保健福祉センターなど，自死遺族の相談や自死遺族が集まり気持ちをわかちあうグループを開催して

いる機関を紹介する。

3 遺された子どもたちのこころを守る

(1) 基本的対応

　安全・安心の確保と二次被害の防止が目標となる。学校とは本来，教師から子どもたちに知識や経験を伝えていく指導の場である。学校で自殺が起こった際には，この指導的な関わりから，傾聴，受容，共感の関わりへと明確に姿勢を切り替える必要がある。基本的姿勢は遺族への対応と同様，寄り添いの姿勢である。叱咤激励は子どもたちの自発的な表現を妨げることにつながる。教師は子どもたちが自分から表現する気持ちを尊重し，時間をかけて聞くことでその動揺を受け止める。また，必要ならカウンセラーの相談につなぐなど，ゲートキーパーの役割も果たさなければならない。「先生にいつでも相談してほしい」というメッセージとともに，教師を介さないカウンセラーの相談窓口も周知し，自発的なカウンセラーへの相談ができる機会も保証する。

(2) 事実の伝え方

　個別の反応が把握しやすい状況で事実を誠実に説明し，子どもたちの動揺する気持ちをしっかりと受け止める。教師が悲しみの感情を表現することができれば，子どもたちも表現してよいという安心感が生まれる。思春期であっても死のイメージを明確に持っている子どもは少数であり「死んでもいつか会える」と漠然と思っている場合や，現実感を持つまでに時間がかかる場合もある。そうした子どもたちにも寄り添いながら声を聴き，気持ちを受け止め，共感を示していく。

(3) ハイリスクな生徒のピックアップ

　カウンセラーと教師が共同でケア会議を開き，特に見守りが必要な生徒について情報を共有する。こころと身体の反応を職員全体で見守りながら，必要であれば積極的にカウンセリングにつなぐ。

　①トラウマの疑いがある子ども

・現場を目撃した。
　　・いじめなどが背景にあって，詳しい調査を受けた。
②亡くなった生徒と関係が深かった子ども
　　・親しい友人，兄弟姉妹，親戚
　　・同じクラス，部活動，委員会，生徒会
③影響を受けやすい子ども
　　・以前から養護教諭やカウンセラーに相談している。
　　・自殺念慮やリストカットなどの自殺企図歴がある。
　　・身近な人を最近亡くした経験がある。
　　・精神疾患を抱えている。

(4) カウンセリングと心理教育

　子どもたちには「大人には自分の気持ちがわかってもらえないのではないか」という不安がある。カウンセリングの主な目的は，子どもたちがそうした不安を払拭し，自分のペースで自分の気持ちを表現できることにある。生徒の気持ち，表現したいことを一つひとつそのまま理解することが重要であり，先回りして生徒の発言や気持ちを代弁したり，訂正したりしないことが大事である。判断を挟まず，生徒が感じたまま，意味するままを正確に理解し，理解できた気持ちの要点を，生徒の使った言葉をそのまま引用しながら，共感の姿勢を示していく。また，必要に応じて資料を用いた心理教育を行う。資料が生徒の手元にあれば，いつでも確認しながら正しい知識を持って自分自身や友人にも対処できる。突然の喪失を経験することによって起こるさまざまな心理反応はそれ自体が自然な反応であることや，噂や憶測によって傷つきやすくなっていることを二次被害という言葉とともに伝える。誰もが傷つきやすくなっている状況を共有し，生徒のこころを皆で守っていく姿勢を示していく。面談の最後には話をしてくれたことへのねぎらいと，相談を継続できることを伝える。生徒が気持ちを言語化できない場合もあるが，背後にトラウマ体験が存在する可能性に注意を払う。時間をかけてじっくりと話を待ち，無理に話や気持ちを引き出すことは避ける。そうした生徒は長期の

視点で見守りを続け，もし担任や保護者の情報からトラウマ反応が著しいと疑われる場合は専門機関につなぐことを検討する。

(5) 喪の作業

亡くなった生徒の机，持ち物，掲示物などの取り扱いについては，子どもたちと話をしながら決める。子どもたちが主体的に関わり「自分たちも関わった」という気持ちが，喪失の過程をすすめる一助（喪の作業）となるかもしれない。遺族の意向で子どもたちと話す前に遺品などを引き取った場合は，そのことを子どもたちにも説明する。月命日，四十九日，一周忌などについて教えながら，形式的なことが気持ちに対しても大事であることを伝える。亡くなった生徒のことを忘れるのではなく，こころの中にイメージを持つことの大切さや「亡くなった友人と一緒に卒業する」ことの意味などを，生徒たちと一緒に考えられればよい。

4 学校の対応

まず，学校や教育委員会は「子どもを亡くした遺族のサポート」と「遺された子どもたちのこころを守る」必要のある非常事態であることを認識しなければならない。校長をリーダーとして職員全員でこの非常事態に対応できる体制を整える。緊急対応マニュアルなど（文部科学省が定めた「子どもの自殺がおきた時の緊急対応の手引き」[2] がある）を参考にしながら役割分担を決め，優先順位を定めながらチームで対応を進めていく。危機介入チームやスクールカウンセラーなど要請可能な学校外資源については速やかに援助を求める。PTAとも協議しながら，まずは保護者会までになすべき対応を軸に支援計画（スケジュール）を作成する。

(1) 情報の管理と共有

錯綜する情報を1つに集約し，その信頼性を評価しながらまとめる。学校の対応も時系列に記録する。確かな情報だけを職員全体で共有し，生徒や保護者へと発信することで二次被害を防ぐ。職員間で情報が共有できれば学校全体の連帯感も高まる。臨時に派遣される教育委員会職員やカウンセラーに

ついても全体の状況をまとめた情報を提供し，担ってもらう役割を明確にする工夫が必要である。マスコミによる取材に対しては校長からぶれのない正確な情報を発信し，二次被害を防止するための協力を仰ぐ。

(2) こころのケア計画の作成

安心して相談を行える環境を確保し，ピックアップした対象者に対するこころのケア計画（スケジュール）を作成する。学校のカウンセラーには長期支援が必要となるケースを割り当て，臨時のカウンセラーには短期支援が見込まれるケースを割り当てる。また，1人の生徒に対してなるべく同じカウンセラーが継続してカウンセリングできるように調整を行う。

(3) 保護者への対応

保護者に対しては遺族の同意のもと，まず速やかに友人が亡くなったことに対するお悔やみを文書で伝え，次に保護者会で正確な事実や子どもへの対応を直接伝える機会をつくる。保護者会においては傾聴に徹し，弁明や対立の場にならないことを意識し，資料を配付して子どもたちに起こり得るさまざまな心理的・身体的反応について説明する。トラウマ反応や退行症状は異常な事態に対する正常な反応であり，家族が一緒に寄り添って安全・安心を保証することで多くは自然回復し，大人たちが二次被害を防ぐ努力をすることが重要であるといった心理教育を行う。子どもの相談や保護者のケアがいつでも受けられる体制を整え，そのことを周知する。

(4) 教職員へのサポート

亡くなった生徒と関連の深いクラス担任や部活動の顧問などは遺族対応と生徒や保護者の対応を同時に行うことになる。それぞれじっくり時間をかけ，激しい感情も真摯に受け止めなければならず，こういった状況が長く続けば代理受傷やバーンアウトのリスクも高くなる。多くの生徒から相談を受ける養護教諭もハイリスクである。こうした職員は多忙で，同僚の教員もどう声をかけてよいかわからず，結果として孤立を招きやすい。定期的に教員間で情報や課題を共有する場を設けて学校内での孤立を防ぎ，カウンセラーとも定期的面談を行うなどの支援体制も欠かせない。

おわりに

本章で述べた対応について，緊急時に迷いなく実施していくためには事前の研修を行っておくことが望ましい。緊急時を想定した関係機関の役割分担を明確化しておく必要があり，加えて地域の教育機関と精神保健機関との顔の見える関係も重要となる。

子どもにとって大事な友人を自殺で失うことは限りなくつらく悲しい経験であるからこそ，大人がその時「自分たちのためにしてくれたこと」や「とったふるまい」はいつまでも忘れずに，あるいは次の世代にまで引き継がれていく。子どもたちの危機に際して試されるのは周囲の大人たちである。あるべき大人の後ろ姿を示すことが求められている。

●引用文献

1) Kübler-Ross E：On Death and Dying. MacMillan Company, 1969.
2) 文部科学省：子どもの自殺が起きた時の緊急対応の手引き．(http://www.mext.go.jp/b_menu/houdou/22/04/__icsFiles/afieldfile/2010/11/16/1292763_02.pdf)
3) 藤森和美：学校への危機介入．金吉晴編：心的トラウマの理解とケア第2版．じほう，東京，pp.183-209, 2006.
4) 高橋祥友：自殺のポストベンション——遺された人々への心のケア——．医学書院，東京，2004.
5) 河野通英：クライシス・レスポンス・チーム（CRT）の活動．藤森和美編：学校トラウマと子どもの心のケア．誠信書房，東京，pp.136-157, 2005.
6) 坂口幸弘：悲嘆学入門——死別の悲しみを学ぶ——．昭和堂，京都，2010.
7) 全国CRT標準化委員会：CRT（クライシスレスポンスチーム）ホームページ．(http://www.h7.dion.ne.jp/~crt/index.html)

（二宮貴至）

福祉機関はどこまで子どものこころに対応できるか

1 福祉機関にはどんなものがあるのか

福祉機関にはいろいろな種類があり（表1），ここでは主だったものを取り上げてその特徴を記述する。

(1) 児童相談所

都道府県，政令指定都市（希望すれば中核市でも可能）によって設置され

表1　福祉施設の種類

1. 児童福祉法上に記載がある	
児童相談所	保健所
児童委員・主任児童委員	児童発達支援センター（医療型・福祉型）
児童デイサービス	助産施設
母子生活支援施設	保育所
児童厚生施設（児童館）	乳児院
養育里親	児童養護施設
障害児入所施設（医療型・福祉型）	情緒障害児短期治療施設
児童自立支援施設	児童家庭支援センター
2. 障害者自立支援法による（いずれにせよ18歳以上が対象）	
障害者地域生活支援センター事業所（各種事業を行う）	ケアホーム・グループホーム
3. 生活保護法による	
社会福祉事務所	家庭児童相談室

ている児童福祉の専門機関。今は名称も自由に変更できるため，自治体により子ども家庭センター，子ども相談センターなどいろいろな名前が使われている。

　子どもに関する相談ならば，ほとんどどんなことでも相談することができる。児童福祉司というケースワーカーを中心として，児童心理司，また医師も在職することになっている。一時保護所が併設され，社会調査，心理診断，行動観察，医学診断の各方面から検討して対応を決める。

　児童相談所に特有の機能として，虐待などの被害を受けている子どもを一時保護したり，施設に入所させたりすることがある。また家庭への立ち入り調査をしたり，調査に応じない場合には，家庭裁判所に申し出て臨検を行うこともできる。そのほか，触法少年への指導も児童相談所だけが行う仕事である。

　しかし自治体によっては，その専門性について問題のある場合もあり，職員が専門職採用されずに，一般行政職として位置づけされている自治体が多くある。すなわち，一般事務職の職場からの転勤もあり得る。その場合は，転勤したその日から児童福祉司になっている。

(2) 家庭児童相談室・児童家庭支援センター

　社会福祉事務所には家庭児童相談室が置かれている。市が設置している社会福祉事務所では市の相談室になっている。また，家庭児童相談は，すべての区市町村で行うことになっている。しかし，多くの自治体は非常勤の職員を置くか，他の業務を多く持った職員であることが大半である。実態としては非常勤職員のほうが専門性は高い。

　児童家庭支援センターは児童相談所の小型版で，多くは児童養護施設などに併設されている。しかし，児童相談所のような強制できる権限は何も持っていない。

(3) 保健所・保健センター

　子どもに関する役割としては，母子健康管理を行っており，乳幼児の健康診査や子育て支援などの業務が行われている。保健所法に基づく保健所は都

道府県，政令指定都市，中核市などが設置しており，それ以外の市町村では独自に保健センターなどを設置して住民の健康増進に対応している。

(4) 療育機関

　障害児通園施設は児童福祉法の改訂により平成24年4月から児童発達支援センターという名称になり，相談や通園療育，保育園などの訪問などの業務を行うようになった。国はなるべく地域でいろいろなことが受けられるようにという方針でこの改訂を行っている。以前から大きな市では，自前に療育センターを設置してきた。ここで相談，診察，グループ療育，通園などを行ってきていた。24年の改訂で，診察まではできなくとも地域の児童発達支援センターで相談から通所契約，その後の相談までもできるようにした。児童発達支援センターには，福祉型と医療型があり，後者は従来は肢体不自由児の通園施設であったもので，医療行為も行われている。この2種類と，子ども発達センターや療育センターなどと呼ばれる従来型の充実している機関とが並存することになった。

(5) 児童の入所施設

　養育性に鑑みて入所する子どもの施設として，2歳までが対象の乳児院，2歳より大きな子どものための児童養護施設，障害のある子どもに対応する障害児施設がある。現在はなるべく小さな規模で家庭に近い環境になるように，ユニット制や小規模施設になってきている。ただしこの場合は，施設職員はそれぞれにおおむね1人による対応となり，夜間には2ないし3ユニットに1人の職員になっている。結果として従来の中舎，大舎よりかえって対応ができなくなっていることもある。家庭における子育てと施設による子育てでは，細やかさでは大きな差ができてしまう。

　特殊なものとしては，情緒障害児短期治療施設がある。心理療育施設と名称の変更の希望が出ているように，育ちに大きな問題を抱えた子どもの治療的な施設としてつくられている。養護施設の職種に加えさらに心理士を配置し，医者も置くようにとなっているが，現実に常勤医のいるところは少ない。また，指導員，保育士が5対1と養護施設とほとんど差のない配置基準で，

この体制で人のかかわりをより多く必要とする子どもばかりを集めると機能しなくなってしまうことがある。現在は養護施設などにも心理士をおくことがすすめられている。

　児童自立支援施設は，もともとは教護院という名称で，非行の子どもの矯正施設であったが，引きこもりや，いろいろな事情で自立できないでいる子どもも対象とするようになって名称が変更されている。一般的に職員の数が多く，またある程度専門性も確立されている。まだ，3分の1ぐらいのところでは夫婦小舎制が維持されていて，夫婦のもとに子どもたちが預けられる疑似家族による育てなおしが行われている。職員を集められずに夫婦小舎から中舎に変わった施設が多い。

(6) 地域の末端に配置された児童委員

　児童委員は民生委員が兼ねて，民生児童委員といわれておおむね町内会に1人ずつ配置されている。地域での福祉の相談にのる有償のボランティアと考えればわかりやすいだろう。各小学校区でまとまりの会があり，市区町村の行政と連絡を取り合っている。また，各学区にはおおむね2人ずつの主任児童委員といい，子どものことを専門で扱っている人も配置されている。

　こうした末端とうまく連携をすることができると，地域での支援がかなりできるようになる。ただし，こうした委員は自分の住んでいる地域で活躍する人であり，その点での配慮が必要である。

(7) 要保護児童対策地域協議会

　子どもの虐待などに対応するためには，地域での連携ができることが重要になる。そのために平成16年の児童福祉法改訂にあたり，この地域協議会を自治体が設置するように法律で定められた。従来，連携にあたり守秘義務の問題で話せないということが起きたこともあり，この協議会に所属する機関に対して守秘義務を課し，円滑な連携が図れるようにした。一般に地域の医師会がこの協議会に入っている。このもとに設置される個々のケース会議には，参加者に守秘義務がある中での話し合いになる。このケース会議をうまく使うことで連携を幅広く密に取ることが可能になる。所属している機関

はケース会議を開くように，調整機関（一般には市町村）に要請することができる。

2 児童相談所はどんなことができるか

　児童相談所はすべての子どもの相談に対応する。また障害や不登校などの相談にも対応する。現在は虐待相談が中心になっているが，児童相談所で行われる主だった相談を以下に挙げる。

(1) 虐待相談

　当事者からの相談も当然あるが，大半は善意の第三者による通告である。他人の子どもであっても子どものことが心配になった人が相談することができる。通告者が児童相談所の助けを得て，一番の支援者になることが理想である。

①個人の特定・調査

　子どもが特定できていない場合には，子どもの特定をする作業から始まる。行政機関であるため，住民票，戸籍を見ることができる。しかし，住民票を移動させずに転居している場合もあり，特定するためにも通報した人の協力が重要となる。

　児童相談所は，立ち入り調査をすることができると法には定められているが，相手の了解なくして中まで入ることは難しく，実際に無理に入ることはほとんどない。ドアを開けてもらえなかったり，返事のないことも多い。そこでより強制力の強い方法として，裁判所の許可を得て調査をする臨検という形がつくられた。急いで調査をする必要があり，かつ，立ち入り調査を試みたが失敗したという実績があって初めて臨検の許可が下りる。

②一時保護

　本来的には支援が必要かどうかが重要であり，虐待か否かを問題としなくていいはずである。今の児童相談所の動きは危険性があれば，まずは一時保護をして調査をするという流れである。危険性の判断はリスクアセスメントにより行われる。このリスクアセスメントは個々の自治体ごとにつくられて

いる（国は別紙を提示している。表2を参照）。

　一時保護所が児童相談所ごとに併設されているところは少ない。多くは代表的な児童相談所だけに併設されている。児童相談所に一時保護所があれば，担当者が子どもと何回も話し合うことができる。しかし，一時保護所がその児童相談所から遠く離れている場合には，子どもの観察は一時保護所の職員に任されてしまう。

　また，2歳未満の乳幼児の一時保護は，乳児院に一時保護委託される。それより大きな子どもでも一時保護所が満員，あるいは遠い時には児童養護施設に一時保護委託される。

　一般に一時保護の期間は原則3週間以内とされていて，2か月を超える時には児童相談所の会議で再び決める必要がある。親の了解のないままに一時保護することも可能である。ただし，親が納得していないのに家から一時保護することはまずない。家から離れた場所（保育園，学校，病院など）にいる時に保護されるのが一般的である。

　③援助方針会議

　児童相談所は本人，家族，関係機関からの聞き取り，本人の心理判定，診断，一時保護所での行動観察などの結果を持ち寄ってどのような対応が望ましいかを会議で決定する。その対応としては，これ以上に対応の必要がない（助言指導）時から，継続的に対応する（継続指導），または施設に入所させる，家庭裁判所の判断を仰ぐ，までさまざまある。行政処分として行われる時は順に，一号措置，二号措置，三号措置，四号措置と呼ばれている。三号措置（施設入所）は基本的に親の了解が必要である。了解が得られない時は家庭裁判所の許可を得る。

(2) 養護相談（虐待相談はこの中の一つ）

　子どもを家庭で世話をしきれない時の相談で，施設や一時保護所に預かる。たとえば，次の子どもを出産にするのに，上の子の面倒をみてもらうところがないといった事例や，家族が食べるのに困っているので子どもだけでも預かってほしいという事例もある（後者の事例は，本来は生活保護で援助する

表2　一時保護決定に向けてのアセスメントシート

①	当事者が保護を求めている？	☐ はい ☐ いいえ
☐	子ども自身が保護・救済を求めている	＊ 情報
☐	保護者が、子どもの保護を求めている	

②	当事者の訴える状況が差し迫っている？	☐ はい ☐ いいえ
☐	確認にはいたらないものの性的虐待の疑いが濃厚であるなど	
☐	このままでは「何をしでかすか分からない」「殺してしまいそう」などの訴えなど	

③	すでに虐待により重大な結果が生じている？	☐ はい ☐ いいえ
☐	性的虐待（性交、性的行為の強要、妊娠、性感染症罹患）	
☐	外傷（外傷の種類と箇所：　　　　　　　　　　　　　　）	
☐	ネグレクト 例：栄養失調、衰弱、脱水症状、医療放棄、治療拒否、（　　　）	

④	次に何か起これば、重大な結果が生じる可能性が高い？	☐ はい ☐ いいえ
☐	乳幼児	
☐	生命に危険な行為 例：頭部打撃、顔面攻撃、首締め、シェーキング、道具を使った体罰、逆さ吊り、 　　戸外放置、溺れさせる、（　　　　　　　）	
☐	性的行為に至らない性的虐待、（　　　　　　　　　）	

⑤	虐待が繰り返される可能性が高い？	☐ はい ☐ いいえ
☐	新旧混在した傷、入院歴、（　　　　　　　　　）	
☐	過去の介入 例・複数の通告、過去の相談歴、一時保護歴、施設入所歴、「きょうだい」の虐待歴、 （　　　　　　　　　）	
☐	保護者に虐待の認識・自覚なし	
☐	保護者の精神的不安定さ、判断力の衰弱	

⑥	虐待の影響と思われる症状が子どもに表れている？	☐ はい ☐ いいえ
☐	保護者への拒否感、恐れ、おびえ、不安、（　　　　　　　）	
☐	面接場面での様子 例：無表情、表情が暗い、鬱的体の緊張、過度のスキンシップを求める、 （　　　　　　　）	
☐	虐待に起因する身体的症状 例：発育・発達の遅れ、腹痛、嘔吐、白髪化、脱毛、（　　　　　）	

⑦	保護者に虐待につながるリスク要因がある？	☐ はい ☐ いいえ
☐	子どもへの拒否的感情・態度 例：拒否、愛情欠如、差別など不当な扱い、望まない妊娠出産、母子健康手帳 　　未発行、乳幼児検診未受診、（　　　　　　　　　）	
☐	精神状態の問題 例：鬱的、精神的に不安定、妊娠・出産のストレス、育児ノイローゼ、 （　　　　　　　　　）	
☐	性格的問題 例：衝動的、攻撃的、未熟性、（　　　　　　　　　）	
☐	アルコール・薬物等の問題 例：現在常用している、過去に過去に経験がある、（　　　　　　　　　）	
☐	児童相談所からの援助に対し拒否的あるいは改善が見られない、改善するつもりがない	
☐	家族・同居者間での暴力（DV等）、不和	
☐	日常的に子どもを守る人がいない	

⑧	虐待の発生につながる可能性のある家庭環境等	☐ はい ☐ いいえ
☐	虐待によるのではない子どもの生育上の問題等 例：発達や発育の遅れ、未熟児、障害、慢性疾患、（　　　　　）	
☐	子どもの問題行動 例：攻撃的、盗み、家出、徘徊、虚言、性的逸脱、退行、自傷行為、盗み食い、 　　異食、過食、（　　　　　　）	
☐	保護者の生育歴 例：被虐待歴、愛されなかった思い、（　　　　　　）	
☐	養育態度・知識の問題 例：意欲なし、知識不足、不適切、期待過剰、家事能力不足、（　　　　　　）	
☐	家族状況 例：保護者等（祖父母、養父母を含む）の死亡・失踪、離婚、妊娠・出産、ひ 　　とり親家庭等　（　　　　　　　）	

（厚生省ホームページ「子ども虐待対応の手引き」より）

のであろうが，車に乗って放浪している家族は車を手放さないと生活保護を受けることができない）。また，DVで逃げてきても，母子生活支援施設にすぐには入れず，女性相談所の一時保護所に入る時には，乳幼児は一緒に入れるが，大きくなった子どもは入ることができない。こうした社会保障制度の隙間での養護相談もみられる。

2週間以内の短期の預かりですむ時にはショートステイ（養護施設などに預かる）といって，市町村の相談で対応することも可能である。

(3) 非行相談

14歳未満の子どもが法を犯す行為をした時，法律によって裁くことができない。逮捕することもできない。こうした子どもは触法少年といわれ，警察から児童相談所に送られる。重大な犯罪では，身柄つきといって子どもを直接児童相談所に連れてくる。その場合には児童相談所が一時保護したり，一時保護所での対応が難しいと判断すると家庭裁判所に対して鑑別所への観護措置の依頼を出す。いずれにせよ触法少年への対応は児童相談所が行う。

①呼び出し

身柄つきでない時には，警察から児童相談所へ書類にて要保護児童通告がなされる（児童福祉法では，虐待もこの要保護児童通告である）。それにより呼び出し状が送られる。呼び出しに応じなくとも罰則はないため，できる限り応じてもらえるように事前に連絡を取って都合を聞き，呼び出し日を決める配慮をしている福祉司も多い。呼び出されるとまず警察の書状に書かれた事実の確認を行う。警察ですでに取り調べを受けているので，その再確認とそこに至る状況などの確認をすることになる。このあたりはある意味では虐待相談と類似している。罪を否定することも時にはあるし，呼び出しに応じないこともある。

②一時保護と施設措置

何度も面接を重ね，家族を支え，子どもを理解することで落ち着いていくケースが多い。しかし，うまくいかないケースではどこかで一時保護を構える。家族や子どもを説得することもあるし，時には警察に依頼して，何らか

の際に子どもを保護した時に児童相談所まで連れてきてもらうようお願いをすることもある。こうした試みにもかかわらず，生活が改まらない時には児童自立支援施設に入所させる（三号措置）。児童相談所の指導に乗れなくて手に負えないと判断すれば，家庭裁判所に審判を依頼することもある（四号措置）。

(4) 育成相談

　これはほとんど児童精神科臨床と同じ内容である。診療とは違って，ケースワークを中心に行うことができるのが児童相談所の大きな特徴である。児童心理司と組んで対応することもできる。

(5) 障害相談

　現在では，療育手帳の判定業務が残るぐらいで，ほとんどの業務は児童発達支援センターなどに移行している。ただし重症心身障害については，18歳を超えても児童相談所が担当している。

3　児童発達支援センター（特に従来型の療育センター）

　これは従来の障害児通園施設であり，法の改正により平成24年4月から，相談にのり，個別支援計画を作成することになった。また保育園などへ訪問指導をすることもうたわれている。

　従来から大きな市などでは子ども発達センターなどの名前で診療を行ってきたところが多くある。こうしたところでは発達の障害の診療を行い，それに伴って起きるトラブルなどにも対応しているところが多い。小児科医，ないし児童精神科医が在職し，診療という形で専門的な対応ができるところではあるが，最近は希望者が多く診察予約がずっと先になり，初診が数か月先になってしまうことがある。療育グループ，通園療育施設，PT，OT，STなど障害に関しての専門機関であり，保健所の健診でチェックされた子どもは精査のためここで受診する。

4 児童相談所との連携

　児童相談所に虐待の通告をしてあとはお任せにした場合，納得のいく対応をしてもらえることは多くない。「たとえ虐待の情報が間違いだったとしても，子どもの命を最優先して動くべきである」という児童相談所のマニュアルと，「子どもの先のことを考えた上で対応を判断する」という実際の現場では違いがあるからである。

　児童相談所と連携していくためには，こちらがしてもらいたいと思っていることを含めて話をしたほうがよい。児童相談所に常勤の医者がいるところならば，その人に間に入ってもらうように依頼する。また，親元から分離するとしたら，その子どもはどのような境遇になっていくのかも聞くことができると，児童相談所とともにその子どもの先を考えることができる。そうはいっても，建前でなく，施設の生活など現実の話が聞けるようになるのは，やはり最初からはなかなか難しい。

　一時保護所からは一般には学校に通うことができないこと，施設は集団生活であり，決して楽な場所ではないことは知っておくべきである。よほどたいへんな生活をしていた子どもでない限りは施設の生活のほうがいいとはいえないだろう。また入所してくる子どもたちの多くは対人関係に悩みを抱えているが，その悩みに適切に対応ができる施設は少ない。

　こうしたことを把握して，現実的にどのような道がその子どもが進んでいくのに適切であるのかを本人を含めて考える。子ども自身も必ずしも適切に判断はできないし，その生き方を背負って歩いていくのはその本人であるが，しかしその子どもにずっと関わり続ける覚悟を持ってくれる人がいると，子どもの生きる姿勢にも違いが出るだろう。

　児童相談所の職員は転勤が多い。こうしたないない尽くしの中で何とか道を見つけ出さなければならないのが，親が適切な対応をできないケースへの関わりである。時には，「せめて今だけでも」という発想が必要なこともある。いずれにせよ，難しいケースへの対応では，1人で担当せずに，前述の要保

護児童対策地域協議会のケース会議を活用するなど，なるべく多くの人で担当することによって，何とか乗り切るようにするのが方策である．

> **Side Memo　連携の成功事例**
> ①中学を卒業してからの施設入所は難しい．まして，精神科的な疾患を抱えているとほとんど入所が困難になる．あるケースでは，子どもが中学を卒業して病院から退院になるが，病院から家に戻れば，また摂食障害が悪化するから施設入所をさせてほしいといわれた．しかし，入所させることのできる施設がなかった．そこで，病院側が児童相談所の管轄外の施設と交渉し，入所の了解を得ていたため，児童相談所は入所措置を決めることができた．この後，施設から定時制高校に通った．
> ②ケース会議を診療所で行い，主治医がスーパーバイズの立場にいてくれたため，参加者全員が安心して，自分のできることを行っていた．主治医は指示を出すよりも，聞くことに徹していた結果，参加者はより積極的に発言することができた．その結果として，それぞれの参加者が自分にできることを精一杯行って，通常なら地域で生活できそうにないケースが地域で支援を受けて生活を続けることができた．

●**引用文献**

　厚生労働省：子ども虐待対応の手引き．(www.mhlw.go.jp/bunya/kodomo/dv12/00.html)（平成19年改正）

〔牧　真吉〕

Ⅱ 子どもへの対応をどうすればよいのか

折れた子どものこころとはどのようになっているのか ― 児童虐待による脳の変化 ―

はじめに

　子どもたちが受けるトラウマの大きさは，非日常的な自然災害であれ日常的な親からの虐待であれ，計り知れないものがある。生命の危機に至らないケースでも，こうした児童虐待は，トラウマとして子どもたちに重篤な影響を与え，その発達を障害するように働くことがある。そしてそれは，従来の「発達障害」の基準に類似した症状を呈する場合がある[1]。

　児童虐待など小児期の逆境的体験は，気分障害，不安障害，人格障害，薬物乱用，および精神病性障害発症のリスクを著しく上昇させる。既報告では児童虐待による薬物乱用，うつ病，アルコール依存，自殺企図への進展は50〜78%の人口寄与リスクがあるとされている。また，それらの精神疾患の原因の少なくとも一部は，脳の発達段階で負荷がかかることであるといわれている。児童虐待によるトラウマ体験と精神疾患発症との関連性については，最近では生物心理社会学的な視点から3つの大きな要因が考えられており，①生物学的な視点では遺伝子，神経伝達物質，脳機能に不具合が生じて精神疾患が起こる，②心理学的な視点からは，認知，情動，行動の機能に何らかの形で障害が出ている，③社会的環境要因も考慮すると，家庭，地域，環境なども影響を及ぼしている，と考えられている。

　どれ1つをとっても，その1つの原因だけで精神疾患を引き起こすことは

まずなく，生物学的，心理学的，社会的環境要因が複雑に絡みあって精神疾患をつくり上げていると考えられる。しかし，従来から発達臨床の専門家と虐待臨床の専門家の間には溝があり，そのため，今もなお発達臨床と虐待臨床の交差する領域に光の当たらない暗がりがある。この暗がりの存在は子どもに関わるすべての分野に影響を及ぼし続けている。

　近年まで，児童虐待の被害者は社会・心理学的発達を抑制し，精神防御システムを肥大させて，成人になってからも自己敗北感を感じやすくなると考えられていた。つまり虐待によるダメージは基本的には"ソフトウエア"の問題とされ，治療すれば再プログラムが可能で，つらい体験に打ち克つよう患者を支えれば治せる傷ととらえられてきた。

　一方，ヒトのこころの機能に関する研究は，生きたまま脳形態や脳活動を可視化できる非侵襲脳機能計測の発展と普及に伴い，これまで検討することの難しかった問題が次々と取り扱われるようになってきた。「児童虐待によって子どもの脳は変化するのか」という"ハードウエア"の問いも，その一つである。近年，情動や刺激の嫌悪性の評価などに重要な働きを持っている扁桃体や，理性的な判断など高次の精神機能を担う前頭前野などでも，虐待による変化が指摘されている。筆者らは米国ハーバード大学と共同で，性的虐待や暴言虐待，厳格体罰，両親間のDV曝露がヒトの脳に与える影響を調べ，脳の容積や髄鞘化が変容する現象を報告してきた。

　本章では，被虐待児の脳がいかに傷ついていくのか，さまざまな虐待が子どもの脳に与える影響について概説する。

1　性的虐待による視覚野の形態的変化

　筆者ら[2]は，小児期に性的虐待を受けた経験がある米国人女子大学生23名と，年齢・民族・利き手・学歴・被験者の生活環境要因（両親の収入，職業，学歴など被験者の出生後の脳の発達に影響を及ぼすと考えられるさまざまな要因）をマッチさせた「まったく虐待歴がなく精神的トラブルを抱えていない」健常対照女子大学生14名とを被験者とし，脳形態（脳皮質容積）

の違いを Voxel-based morphometry（以下 VBM 法）とフリーサーファー（大脳表面図に基づくニューロイメージング解析法）を用いて比較検討した。

　被虐待群では，健常対照群に比べて左の一次視覚野（ブロードマン 17 〜 18 野）の有意な容積減少を認めた（図 1）。特に際立った容積減少を認めた部位は，左の舌状回（17 野）と下後頭回（18 野）であった。また，フリーサーファーでさらに詳細に検討したところ，左半球の視覚野全体の容積が 8 ％も減少していた。その詳細は視覚野を構成する左紡錘状回の容積が 18％，左中後頭回の容積が 9.5％減少していた。また被虐待群では右半球の視覚野全体の容積も 5 ％減少していた。特に右舌状回の容積が 8.9％減少していた。

　これらの結果は，思春期発来前の 11 歳頃までに虐待を受けた被験者で著しく際立っていた。しかも，11 歳までに性的虐待を受けた期間と視覚野の容積減少の間には有意な負の相関を認め，虐待を受けた期間が長いほど一次視覚野容積が小さいことがわかった。また被虐待経験者では，視覚性課題に対する記銘力が低下していることは報告されていたが，視覚性記銘力も一次視覚野容積と強い正の関連があった。

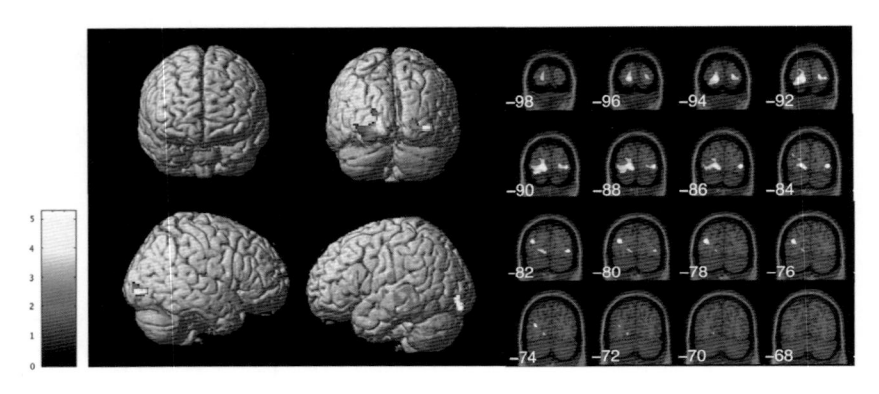

図 1　性的虐待による脳への影響

　高解像度 MRI 画像（Voxel-based morphometry）による，小児期に性的虐待を受けた若年成人女性群（23 名）と健常対照女性群（14 名）との脳皮質容積の比較検討。被性的虐待群では両側一次視覚野（17 〜 18 野）に有意な容積減少を認めた（白黒バーは T 値を示す）。

2 暴言虐待による聴覚野の形態的変化

親が暴言を子どもに対して日常的に浴びせる行為は，精神的虐待として米国では高頻度で通報される。こうした体験を持つ子どもには過度の不安感，泣き叫び，おびえ，睡眠障害，うつ，引きこもり，学校にうまく適応できないなど，さまざまな問題がみられる。

筆者ら[3]は，小児期に受けた暴言による虐待のエピソードが被虐待児の脳にどういった影響を及ぼしていくのかを検討した。小児期に親から暴言虐待を受けた 18〜25 歳の米国人男女 21 名と，年齢・利き手・両親の学歴・生活環境要因をマッチさせた精神的トラブルを抱えていない健常対照者 19 名を被験者として，VBM 法を用いて脳皮質容積の比較検討をした。

興味深いことに，被暴言虐待群では健常対照群に比べて，聴覚野の一部である左上側頭回（22 野）灰白質の容積が 14.1％も有意に増加していた（図 2）。

また暴言の程度をスコア化した評価法（parental verbal aggression scale）による検討では，同定された左上側頭回灰白質容積は母親（$\beta = 0.54$, $p < 0.0001$），父親（$\beta = 0.30$, $p < 0.02$）の双方からの暴言の程度と正の関連を

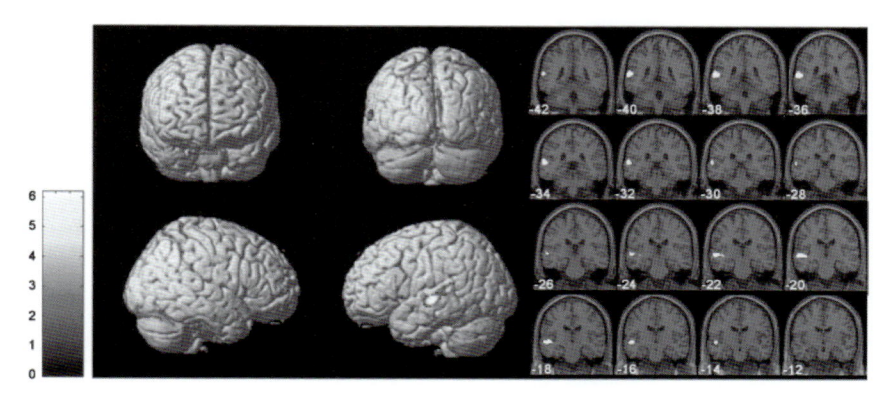

図 2 暴言虐待による脳への影響

高解像度 MRI 画像（Voxel-based morphometry）による，小児期に暴言虐待を受けた若年成人群（21 名）と健常対照者群（19 名）との脳皮質容積の比較検討。被暴言虐待群では左聴覚野（22 野）に有意な容積増加を認めた（白黒バーは T 値を示す）。

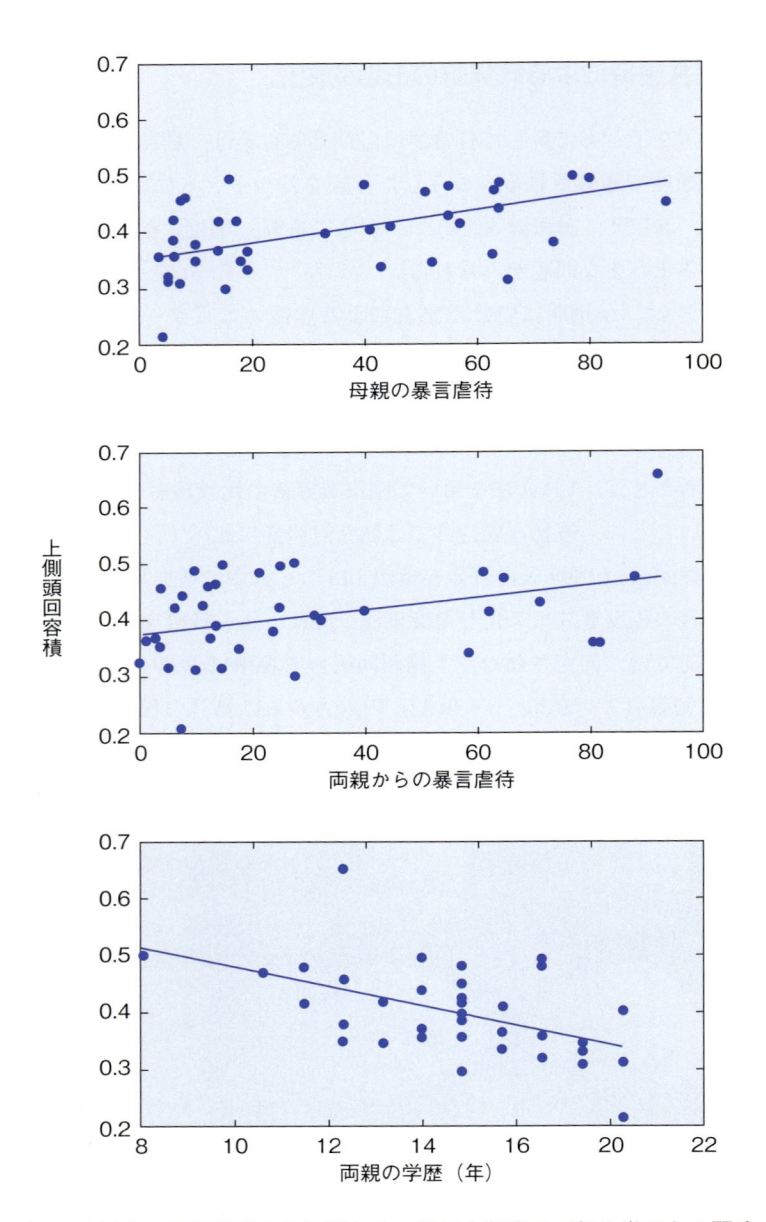

Ⅱ 子どもへの対応をどうすればいいのか

(縦軸: 上側頭回容積)

図3 聴覚野の形態的変化と両親からの暴言の程度や両親の学歴との関連

認めた（図3）。すなわち，殴る，蹴るといった身体的虐待や性的虐待のみならず，暴言による精神的虐待も発達過程の脳に影響を及ぼす可能性が示唆された。一方で，両親の学歴が高いほど同部の容積はむしろ小さいことがわかった（$\beta = -0.577$，$p < 0.0001$）。

優位半球（左脳）の上側頭回の後部から角回にかけて聴覚野または聴覚性言語中枢（ウェルニッケ野）があるとされている。また，同部位は会話，言語，スピーチなどの言語機能に関して鍵となる場所でもある。被暴言虐待者脳の拡散テンソル画像（DTI）解析でも，失語症と関係している弓状束，島部，上側頭回を含めた聴覚野の拡散異方性の低下が示されている[4]。以上の結果から，親から日常的に暴言や悪態を受けてきた被虐待児たちにおいては，聴覚野の発達に影響が及んでいることが推察された。

3 厳格体罰による前頭前野の形態的変化

小児期に過度の体罰を受けると行為障害や抑うつといった精神症状を引き起こすことが知られている。しかしながら，過度の体罰の脳への影響はこれまで解明されておらず，また，体罰を受けたヒトの脳の形態画像解析もこれまで報告されていない。一般に体罰はしつけの一環と考えられているが，驚くべきことに「体罰」でも脳が打撃を受けることがわかった[5]。

前述した研究[3]と併行して，小児期に長期間かつ継続的に過度な体罰（頰への平手打ちやベルト，杖などで尻をたたくなどの行為）を年12回以上かつ3年以上，4〜15歳の間に受けた18〜25歳の米国人男女23名と，利き手・両親の学歴・生活環境要因をマッチさせた「体罰を受けずに育った同年代の健常な」男女22名を調査し，VBM法を用いて脳皮質容積の比較検討を行った。

厳格体罰経験群では健常対照群に比べて，感情や理性などをつかさどる右前頭前野内側部（10野）の容積が，平均19.1％減少していた（図4）。実行機能と関係がある右前帯状回（24野）は16.9％，物事を認知する働きなどがある左前頭前野背外側部（9野）は14.5％容積減少を認めた。症状質問表

（Symptom Questionnaire）の"満足度"を測る尺度のスコアと右上側頭回，左下頭頂小葉，右紡錘状回，左の中前頭回の容積は被験者全体で正の相関があった。特に，左下頭頂小葉（40野）の容積と"満足度"を測る尺度のスコアの間には著明な正の関連を認めた。最近，小児期の精神的虐待者脳でも同様に，前頭前野背内側部の容積減少が引き起こされることもわかってきた[6]。過度の体罰という小児期の情動ストレスが前頭前野の発達に影響を及ぼしていることが示唆された。このことから，過度の体罰と虐待との境界は，非常に不明瞭であることも示唆される。その影響を看過すべきではない。

④ 両親間のDV曝露による視覚野への影響

両親間のDVに曝された子どもがさまざまな精神症状を呈し，DV曝露以外の被虐待児に比べてトラウマ反応が生じやすいことがこれまで報告されている。しかしながら，DVに曝されて育った子どもたちの脳への影響に関する報告はわずかである[4]。

筆者ら[2]は，小児期にDVを目撃して育った経験が発達する脳にどのような影響を及ぼすのかを検討した。小児期に，継続的に両親間のDVを長期間（平均4.1年間），目撃する経験をした18〜25歳の米国人男女22名と健常対照者男女30名を対象にVBM法で脳皮質容積の比較検討を行った。健常群に比べ，DV曝露群では右の視覚野（18野：舌状回）の容積や皮質の厚さが顕著に減少していた（図5）。今回の検討で，DVに曝されて育った小児期のトラウマが視覚野の発達に影響を及ぼしていることが示唆された。どの年齢よりも，特に11〜13歳の時期のDV目撃体験が視覚野に最も影響を及ぼしていることも明らかになった。

⑤ 児童虐待ストレスと感受性期

一般的に，被虐待開始年齢が低く，被虐待経験期間が長期化するにつれ，脳の形態的変化は増すといわれているが，これはあまりにも単純化された解釈だと思われる。それに代わる仮説として提唱したいのが，脳には局所ごと

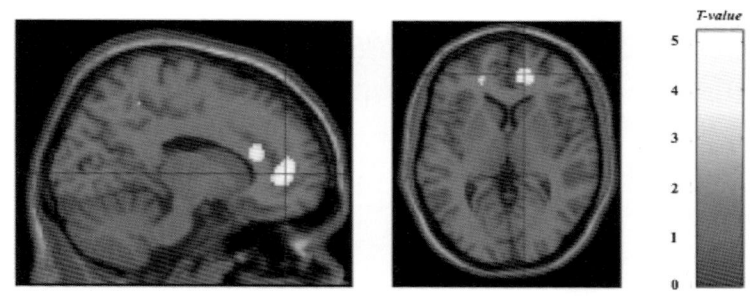

9 折れた子どものこころとはどのようになっているのか－児童虐待による脳の変化－

図4 厳格体罰による前頭前野の形態的変化

　高解像度 MRI 画像（Voxel-based morphometry）による，小児期に厳格体罰を受けた若年成人群（23名）と健常対照群（22名）との脳皮質容積の比較検討。被厳格体罰群では右前頭前野内側部（10野），右前帯状回（24野），左前頭前野背外側部（9野）に有意な容積減少を認めた（白黒バーはT値を示す）。

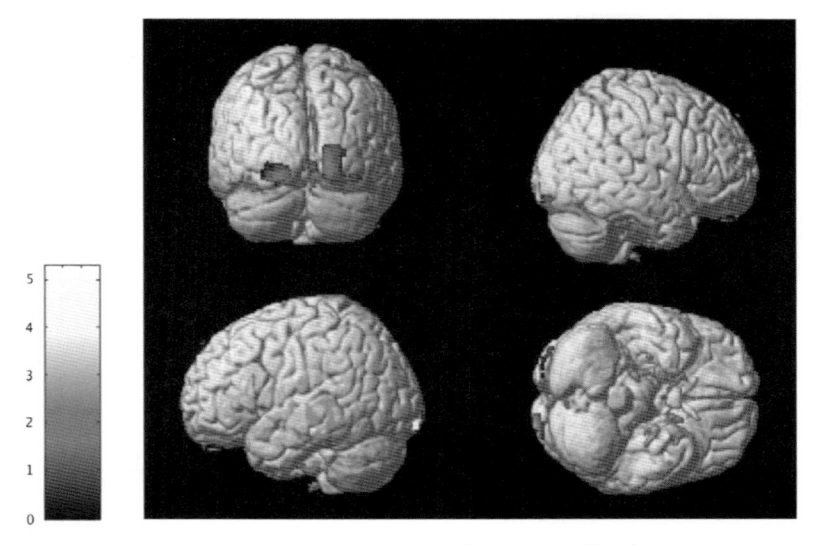

図5 両親間の DV 目撃による視覚野の形態的変化

　高解像度 MRI 画像（Voxel-based morphometry）による，小児期に両親間の家庭内暴力（DV）を目撃した若年成人群（23名）と健常対照群（22名）との脳皮質容積の比較検討。DV 目撃群では右舌状回の容積が 6.1％ も有意に減少していた（白黒バーはT値を示す）。

表1 被虐待時期の違いによる局所脳容積の多重回帰分析の結果

項 目	海馬 β回転	海馬 ρ値	脳梁 β回転	脳梁 ρ値	前頭前野 β回転	前頭前野 ρ値
コントロール群脳容積(*1)	0.415	0.001	0.508	0.002	0.655	0.00005
局所脳容積(被虐待期:3〜5歳)	−0.566	0.0004	−0.19	0.25	−0.02	0.9
局所脳容積(被虐待期:6〜8歳)	0.313	0.17	0.251	0.33	0.102	0.62
局所脳容積(被虐待期:9〜10歳)	0.036	0.83	−0.422	0.03	−0.13	0.45
局所脳容積(被虐待期:11〜13歳)	−0.308	0.054	−0.121	0.5	0.094	0.55
局所脳容積(被虐待期:14〜16歳)	−0.058	0.67	−0.041	0.8	−0.386	0.009
社会・経済的ステータス	−0.048	0.77	−0.232	0.2	0.148	0.28
うつ病歴	−0.254	0.18	−0.141	0.47	0.112	0.58
PTSD歴	0.011	0.93	0.031	0.85	−0.11	0.43
単語リスト再生課題	0.452	0.002				
全体的な相関	−0.837	0.00002	0.691	0.01	0.798	0.0005

(*1) 頭蓋内容積,正中矢状断面積,全灰白質容積の順

に,ストレスの影響を受けやすい感受性期(脆弱である期間)があるということである(表1)[7]。さらに,小児期の逆境的体験の悪影響は,成長過程によって表面に出てくるまで,隠れてしまっていることもあるようである[8]。

これまでの先行研究では,単独の虐待よりも複数の種類の虐待を受けた被虐待者のほうが精神病性の症状への進展リスクがより大きいとされている[9]。筆者らの検討からも,単独の被虐待経験は一次的に感覚野の障害を引き起こすが,より多くのタイプの虐待を一度に受けることは大脳皮質辺縁系に障害を引き起こすといえるだろう。

ヒトの脳は，経験によって再構築されるように進化してきた。子ども虐待はヒトの脳機能や神経構造の発達にダメージを与えることがわかってきた。しかしこれは，幼いころに激しい情動ストレスを経験したがために，脳に分子的・神経生物学的な変化が生じ，「非適応的な」ダメージが与えられてしまったと考えるべきではない。むしろ，虐待状況という特殊な環境に対して，神経の発達をより「適応的な」方向に導いたためとは考えられないだろうか？危険に満ちた過酷な世界の中で生き残り，かつ，子孫をたくさん残せるように，脳を適応させていったのではないだろうか？

6　虐待の連鎖と医学的根拠

　しかしながら，小児期に受ける虐待は脳の正常な発達を遅らせ，取り返しのつかない傷を残しかねない。簡単に確かめられる傷跡ではないだけに見逃されがちであるが，身体の表面についた傷よりも根は深く，子どもたちの将来に大きな影響を与えてしまう可能性がある。極端で長期的な被虐待ストレスは，子どもの脳をつくり変え，さまざまな反社会的な行動を起こすように導いていく。少子化が叫ばれる現代社会で，大切な未来への芽を間違った方法で育めば，社会は自分たちの育てた子どもによって報いを受けなくてはならないだろう。

　虐待は連鎖する。すなわち虐待を受けた子どもは成長して，自らの子どもを虐待し，世代や社会を越えて悲惨な病が受け継がれていく。幼い犠牲者たちが癒やされない傷を負う前に，何としてもこの流れを断ち切らねばならない。そのための一歩として私たち医療者は，臨床現場で得られたデータのつぶさな集積と，脳科学的研究のさらなる推進により，児童虐待に関する明確な医学的根拠を打ち出さなければならない。

7　「生態的表現型」という疾患概念

　以上，児童虐待への曝露が脳に及ぼす影響を概説した。重度の小児期の被虐待歴と精神疾患を併せ持つ患者と，被虐待歴がなく同じ診断名を持つ患者

が，神経生物学的，そして遺伝学的にどのように違うのかがわかってくるだろう。最近では，被虐待経験者にみられる疾患は「生態的表現型（Ecophenotype）」と呼ばれ，発症年齢の低さ，経過の悪さ，多重診断数の多さ，そして，初期治療への反応の鈍さがみられる[10]。これらの違いに気づくことが，全体の治療経過を高め，また，精神病理学の生物学的基礎研究を促進することにつながると思われる。

● 引用文献 ─────

1) 友田明美：新版いやされない傷─児童虐待と傷ついていく脳─．診断と治療社，東京，pp.1-151，2012．
2) Tomoda A, et al : Childhood sexual abuse is associated with reduced gray matter volume in visual cortex of young women. Biol Psychiatry 66 : 642-648, 2009.
3) Tomoda A, et al : Exposure to parental verbal abuse is associated with increased gray matter volume in superior temporal gyrus. Neuroimage 54 : S280-286, 2011.
4) Choi J, et al : Reduced fractional anisotropy in the visual limbic pathway of young adults witnessing domestic violence in childhood. Neuroimage 59 : 1071-1079, 2012.
5) Tomoda A, et al : Reduced prefrontal cortical gray matter volume in young adults exposed to harsh corporal punishment. Neuroimage 47 : T66-71, 2009.
6) van Harmelen AL, et al : Reduced medial prefrontal cortex volume in adults reporting childhood emotional maltreatment. Biol Psychiatry 68 : 832-838, 2010.
7) Andersen SL, et al : Preliminary evidence for sensitive periods in the effect of childhood sexual abuse on regional brain development. J Neuropsychiatry Clin Neurosci 20 : 292-301, 2008.
8) Mehta MA, et al: Amygdala, hippocampal and corpus callosum size following severe early institutional deprivation : the English and Romanian Adoptees study pilot. J Child Psychol Psychiatry 50 : 943-951, 2009.
9) Anda RF, et al : The enduring effects of abuse and related adverse experiences in childhood. A convergence of evidence from neurobiology and epidemiology. Eur Arch Psychiatry Clin Neurosci 256 : 174-186, 2006.

10) Teicher MH, et al : Sticks, stones, and hurtful words : relative effects of various forms of childhood maltreatment. Am J Psychiatry 163 : 993-1000, 2006.

(友田明美)

10

子ども虐待とは何か，どのように対応していけばよいのか

はじめに

　子ども虐待は，大きく分けて，子どもへの積極的な虐待と子どものニーズを満たさないネグレクト（養育者の怠慢・放置・拒否）に分けることができ，子どもの健康と安全が危機的状況にあることを意味する。このようなことが起きると，子どもの生活にどのような影響をもたらすのか，その人の人生にどれだけ深く大きな陰を落とす問題なのかにふれ，あいち小児保健医療総合センターで数多くの被虐待児を看護師として担当した経験をもとに，看護の視点から，その基本となる対応について解説する。

1 虐待がもたらす影響とその特徴

　虐待の種類に関係なく，そこに共通することは，「支配」である。支配はその人の人生に長期に渡り生きにくさを与える。たとえば，被害を受けた子どもは，脳の特定の部位にダメージを受け，学校生活でも記憶力や集中力の低下などの問題を引き起こす。また，対人関係の面においてもいつも支配するか，されるかの関係しか築けず，対等な関係が非常に築きにくい。自分がそうコントロールされてその方法しか教えてもらっていないからだ。教えてもらえなくても，一般常識で獲得していくものと考えがちであるが，基本的な人への信頼関係をズタズタにされ虐待的な絆ができてしまっているため，

そう簡単には抜け出せない。大人が普通に接しても，大人への挑発的な言動と振る舞いが続く。筆者もあいち小児保健医療総合センター（以下，あいち小児）で勤務した当初は「これじゃあ，親に叩かれてもしかたがない」と思ったこともある。しかし，これこそが虐待的対人関係パターンに引き込まれてしまう瞬間なのである。この関係を断ち切るためには，大人はどんな状況でも守ってくれる，適切に接してくれる，という体験をつませてあげなくてはならない。被虐待児にとって未知の世界を体験させる必要がある。被虐待児の対人関係パターンはいつも「支配－非支配」構図をつくるという特徴を知っておくことが大切である。

2 対　応

(1) 看護の視点

ここでは，被虐待児への看護対応の基本的な考え方，その軸となるものを述べたい。

ナイチンゲールは，看護覚え書きの中で「病気ではなく病人をみる」と述べている。

子ども虐待において病人をみるということは，病気を抱えながらも生活をしている子どもとその家族の生活をどう支えるかを考えることである。病気を持ったその対象をみる，病気を抱えながら生活をしている患者の生活を支えつつ，社会に戻った時に健全な生活環境を整え，日常生活が支障なく送れるよう配慮することこそが看護なのである。この視点を持つと，被虐待児への対応は明確になってくる。

(2) アセスメント（情報収集）

対象を理解する上でジェノグラム（家系図）を忘れてはならない。これはただ何人家族で，誰が加害者で，誰が被害者という構成を理解するだけのものではない。家族構成をアセスメントする意味は，どんな家族でも，自分の家族を支えるためにそれぞれが何らかの役割を持つ。誰が，どんな動きをしてこの家族を支えてきたのかをアセスメントしなくてはならない。悪循環を

良循環に変える意味もある。そして，それは1家族のみでなく，対象から見て可能な限り，3世代さかのぼってジェノグラムを記載し，家族一人ひとりについて丁寧に分析する必要がある。この時，問題となったことに着眼しがちだが，どんな小さなことでも，家族員一人ひとりの強みについて目を向けることを忘れてはならない。面倒で労力を要する作業であるが，丁寧に行うことで今まで気づかなかった家族員の役割と背景が見えてくる。この段階を終えたら，次にエコマップ（家族の周辺にあるサポート資源とその関係性）を記入してほしい。エコマップも書くことで今まで気づかなかったことに気づき，この家族を支えてきたのが誰であったかがよくわかる。家族のみでなく，周囲の人々にもアプローチすることで，よりその家族が変わっていきやすい。

(3) 援　助

被虐待児に対する看護実践として次に重要なのは，環境療法である。筆者のあいち小児での実践を説明する。

①行動療法と力動学的な視点

被虐待児の多くは，日常生活の行動が年齢相応にできなくても，暴言，暴力，大人への挑発は一人前以上で，支援者である大人を非常にいらだたせる。しかし，支援者が正しい知識で対象を正しく理解できれば，子どものとった行動が何からくるものか，子どもの過去，子どもの行動や発言の原因が理解できるようになる。すると，対象者と少し距離を置いて見ることができるようになり，関わりも変わってくる。具体的な援助内容としては，基本的な日常生活行動が身についていない（教えてもらっていない）ため，まず日常生活の行動が具体的に示された日課表（図1）が必要になる。被虐待児は人から認めてもらったり，ほめてもらったりした経験が少なく，被害体験が多いため自己評価が非常に低い。何かあるとすぐに「死んでやる」とか「自分なんていないほうがいい」などとよく口にする。こういったことを改善するためにも，日常生活で必要な片付けや歯磨きなどの基本的な，できて当たり前の項目を網羅したチェック表（図2）を作成し，毎回できたらマル（〇）を

○○ちゃんの日課表例

時間	やること
6:30	起きる→顔を洗う→服を着替える（パジャマは洗濯カゴに入れる）→できたらチェック表に○をもらいましょう
7:00	朝ごはん
7:30	歯磨き→チェック表に○をもらいましょう
7:45〜8：00	学校へ行く
8:45〜15：30	授業
15:30	帰ってくる
16:00	宿題をする。1人でできないときは，大人に声をかけ教えてもらう→できたらチェック表に○をもらいましょう
16:30	明日の時間割
16:45	おやつ→自由時間
17:00	お風呂
18:00	夕食
18:30	歯磨き→できたらチェック表に○をもらいましょう→自由時間
19:30	振り返り
20:00	本読み→おやすみ

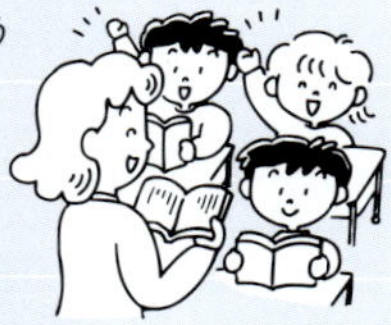

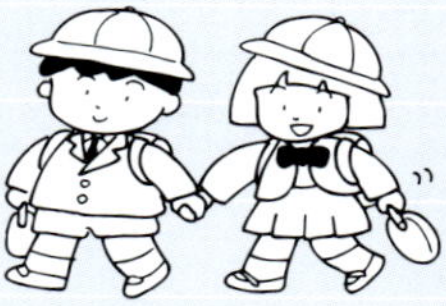

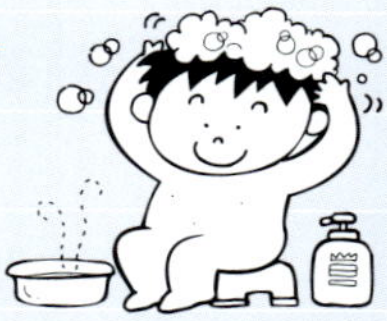

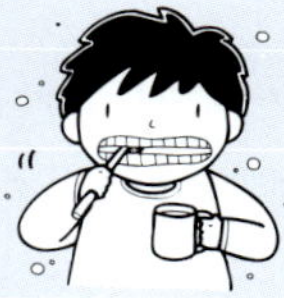

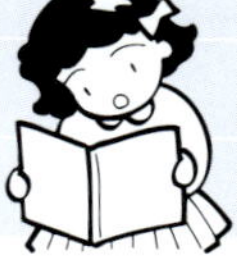

図1　日課表

して必ずほめてあげる行動療法的な関わりが大切になる。必要に応じてマルばかりでなく，声かけによってできた，手伝ってもらってできた，など対象の現段階に応じてチェック表は作成していく。この行動療法を続けることで，自己評価も自然と高くなり，破壊的な言動も少なくなることにつながる。対象の言動の変化もこういった視点を持ち援助中もアセスメントするとよくなっていっている変化が見え，介入の評価につながる。また西澤は，対象の

Ⅱ　子どもへの対応をどうすればいいのか

あなたの頑張りを認めます表（別記載以外は1項目1ポイント）

	月曜日	火曜日	水曜日	木曜日	金曜日	土曜日	日曜日
朝の歯磨き							
昼の歯磨き							
夜の歯磨き							
宿題ができた							
時間割ができた							
お風呂の時間にお風呂に入れた。／お風呂の項目は頑張ったので2ポイントです!!							
お風呂の後，新しい衣類に交換した。できなかった時には手伝ってほしい。または，今日はできないから○○日にやると看護者に言えた							
イライラした時にフローチャートに沿って行動できた／2ポイント							
振り返りができた／2ポイント							
ポイント数							

例）100ポイントでゲーム15分延長券がもらえます。
　　200ポイントで30分延長券がもらえます。
＊集団生活の中で，情緒的な関わりを必要とする場合は，ポイントに応じて○ポイントで看護師さんと手をつないで散歩に行けるなど公平性のある形で誰でもできる，援助者も受け入れられるもの，かつ，その子どもが望むものをごほうびにする形ですすめていくとよい。

図2　毎日のチェック表

問題行動を理解する上で力動的な視点を持つことを述べているが，この視点を持つことは対象のみを理解するだけでなく，対象とその家族から開示されていないことへの発見にもつながっていく。

日常生活の中で，その時間になると暴言・暴力，ひどく嫌がるなどが発生するのがお風呂だ。お風呂に入ることは子どもにとって，1日の疲れにさらに疲れを加える作業なのだ。多くの子どもはお風呂が面倒くさいと思っている。だから，入浴を促されると，怒りながらカラスの行水のように済ませる子どもや，着替えだけしてあたかも入ったように見せかけて出てくる子どももいる。また，お風呂の時間が迫ってくるとイライラし始め，お風呂の時間には大暴れをして騒ぎを起こすこともある。ここで見落としてはならないのは，本当に疲れからその行動をとっているのか？　ということである。子どもは過去にお風呂場で被害に遭ったなどと簡単には口にしてくれない。筆者の経験では，お風呂の時間になると大暴れしていた子どもがいた。暴れても1人で入ることができるなら職員もそれほど困らないが，暴れる子どもほど洗髪や体を洗うなどの行為ができない。そのため，受け持ち（お風呂介助）の日は朝から重荷であった。友だちと遊んでいたりして，お風呂に入ることでその遊びが中断されるからひどく嫌がるようにも見える。このように，支援者側の心理的な負担や周囲の状況により，その行動をとっている真実が見えにくくなる。しかし，なぜ，その行動をとっているのか力動的な視点を持ってほしい。後にこの子どもはお風呂場で被害に遭っており，そのフラッシュバックからの行動・防衛でもあったことがわかった。

②被虐待児の脳ダメージと必要な援助について

　近年の脳科学の研究では，被虐待児の脳には脳幹，間脳，大脳皮質，大脳辺縁に，殴られたわけでもないのにダメージが加わっていることがわかった。そのため，睡眠障害や学習の遅れ，認知の問題，対人関係の問題，衝動行為などの問題行動が起きてしまうのは合点がいく。脳にダメージが加わると絶望的に思われがちであるが，脳は可逆性であるため，その苦労は並大抵のものではないかもしれないが，援助によって，いくらでも変化してくれるという希望を支援者は捨てないでほしい。

③認知・対人関係の問題と衝動行動への介入について

　認知・対人関係の問題として，被虐待児に特徴的な認知は，自虐的認知と

他罰的認知の両極端なところが挙げられる。最初は他罰的認知をしていたが，自分に非があるとわかった瞬間その認知は切り替えられ，「自分がいつも悪い」「死ねばいいんだろ！」などという子どもがいる。こういった極端な認知は過去の対人関係からくるものと脳ダメージが合わさった結果なのだ。どちらにせよ，その子どもは生きにくさを感じている。退院後，自宅においても，認知の歪みや対人関係の問題が残っているのは非常につらい。そこで，認知行動療法が活躍する。子どもが生活をする場において認知行動療法の基本的な考え方をどのように使うのか説明しよう。

　人は，出来事があって瞬間的な思考があり，その結果人は行動をとっている。だから，瞬間的な思考を別の角度から見たらどうだろうか？　というのが認知行動療法の基本的な考え方だ。子どもたちが集団生活をする場においては対人トラブルが絶えない。言った，言わない，あいつのあの言い方に腹が立った，などの問題が日常茶飯事に起きる。そのトラブルを丁寧に一つひとつ取り上げ，落ち着いたところで，図3の振り返りシートに記載させる。何が起きたのか？　そして，そのトラブルを受け，どう感じて怒りは何％なのか？　を書いてもらう。最初の段階では，これを看護者とともに実施し，どんなに認知が歪んでいたとしても，一旦は，「あなたはそう感じたのね。だから怒りが○％だったんだね」とひとまず気持ちの受容をする。次に，別の見方をしたらどうだろうか？　と問題を投げかけてみる。考えても答えが出ない場合は看護者から別の見方として提案する。別の見方をすると同じトラブルでも怒りは何％だろうか？　この流れを怒りが30％以下になるくらいまでの策を共に考え，毎日行っていく。この作業に慣れてくると，次は徐々に1人でできるようになる。今まで，怒りのコントロールができず，すぐに切れて衝動的に行動し生きにくさを感じていた子どもが数か月すると行動に変化が起きる。トラブルがあっても，また希望が持てるように必ず最後はその日の「よかったこと探し」をすることも重要なポイントだ。どんな小さなことでもよい。そのことについて語ってもらうことで明日につながる。子どもが希望したら，支援者自身も小さな「よかったこと」をぜひとも語ってあ

10 子ども虐待とは何か，どのように対応していけばよいのか

今日どんなことがありましたか？
嫌だったこと
それについてあなたはどう感じましたか？
怒り
％
あなたはどんな行動をとりましたか？
別の考え方をすると悪い出来事はどんなふうに考えることができますか
怒り
％
今日はどんないいことがありましたか？
看護師からのコメント

図3 振り返り用紙

げよう。明日も楽しみ，悪いことばかりでなく，よいことも毎日あると気づく時，生きたい，治したいという気持ちにつながる。最後に，問題にきちんと向き合い，振り返りができたことを最大限に認めて，必ずほめる。看護者からのコメントは，ほめたことを残る形にする欄だ。

衝動的行動の問題については，今まで「切れる→暴言・暴力」と瞬時に行動化していたが，それでは学校でも社会でもやっていけない。嫌なことがあった時にどう行動するべきか，フローチャート（図4）を通じて正しい行動を身につけさせる。正しい行動をとることができれば，チェック表に○をつけ，できたことに対して大いにほめることを続けると，数か月すると子どもはよい行動をとるようになる。これが，衝動コントロールの介入法だ。

④バウンダリーの再形成

バウンダリーとは，人が誰でも持っている境界線である。被虐待児は虐待者によって，このバウンダリーが破壊されてしまっている。これが破壊されたということは，窓を割られて泥棒に入られても修理せず，そのまま生活しているのに等しい。そのまま生活していたら，また泥棒に入られるか，あるいは入られるリスクが高くなる。つまり，再被害に遭う可能性が高いのだ。家の窓ガラスが割れたり，故障したら，誰でも修理する。まさに，この作業が必要なのである。では，どのようにバウンダリーを再形成すればよいのか。

[第一段階]：バウンダリーの再形成に必要なことは，子どものつらい過去に目を向け，治療として取り上げられていなければ，治療が受けられるようつなげることだ。そして，今後，被害にも遭わず加害者にも転じないように，自分だけでなく相手のこころと体も大切にすることを，絵本（参考文献参照）を通して伝え，子どもにプライベートパーツについての知識を与える。それだけでなく，被害に遭いそうになったらその場を離れ，助けてくれる大人が見つかるまで助けを求め続けることを教える。これを実施するには，当日，いきなり話をするのではなく，前日から「こころと体の安全教育」について○時に看護師さんと話をすることをオリエンテーションしておくこと，また子どもが話しだした時には，できるだけ司法面接技法を使い，子どもの記憶

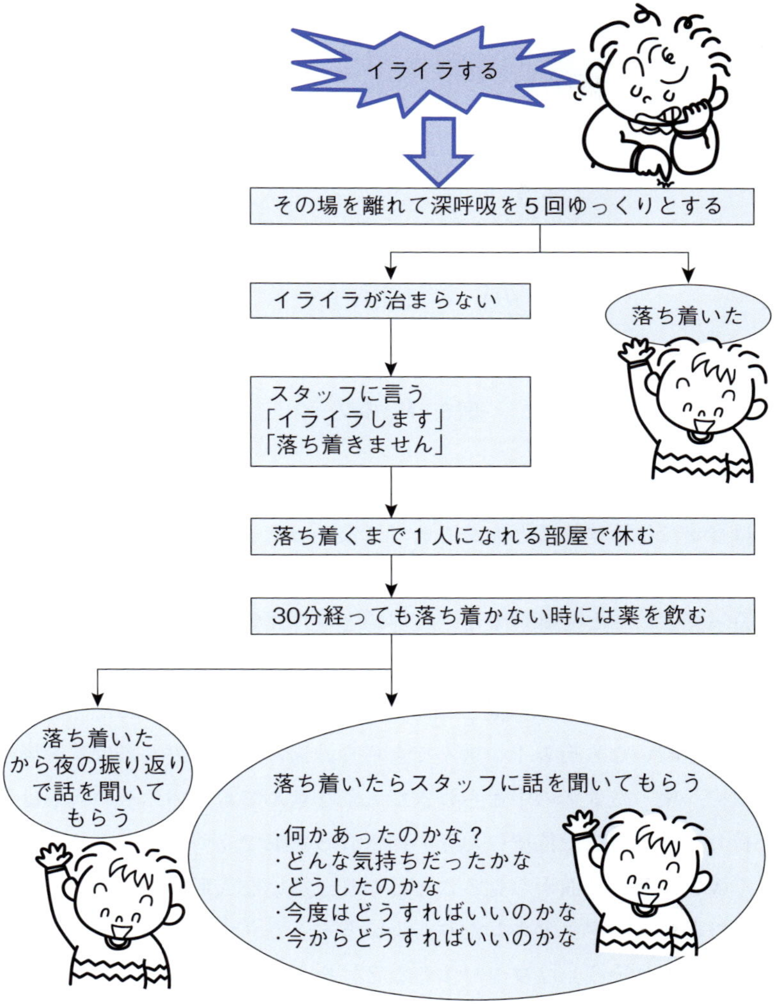

10 子ども虐待とは何か，どのように対応していけばよいのか

```
        ┌─ イライラする ─┐
                ↓
   その場を離れて深呼吸を5回ゆっくりとする

   ┌─ イライラが治まらない       落ち着いた
   │
   │  スタッフに言う
   │  「イライラします」
   │  「落ち着きません」
   │
   │  落ち着くまで1人になれる部屋で休む
   │
   │  30分経っても落ち着かない時には薬を飲む
```

落ち着いたから夜の振り返りで話を聞いてもらう

落ち着いたらスタッフに話を聞いてもらう
・何かあったのかな？
・どんな気持ちだったかな
・どうしたのかな
・今度はどうすればいいのかな
・今からどうすればいいのかな

図4　イライラした時のフローチャート

が塗り替えられないように注意を払う必要がある（司法面接技法については後述する）。

　[第二段階]：NOのワーク（図5）これはボディワークである。子どもは

117

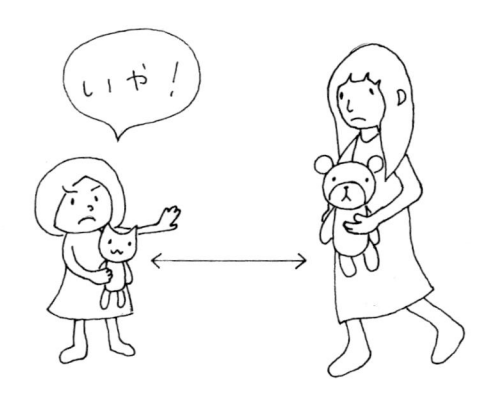

Ⅱ　子どもへの対応をどうすればいいのか

図5　No のワーク

こころと体の安全教育でプライベートパーツについて学んだ。しかし，被虐待児は今まで拒否することを許されてこなかった子どもも多く，嫌なことをされても嫌と言えなかったりする。そのため，今後は嫌なことをされたら，嫌と言ってよいことを練習する。境界線と身体感覚を取り戻す作業だ。このワークの前提条件は，5 m くらい離れることができる部屋で，たくさんの（最低8種類くらい）人形を準備して実施する。そこで，子どもにたくさんの人形の中から嫌いな人形を1つ選んでもらう。選んだらその人形は看護師が持つ。次に，残った人形の中から好きな人形を選んでもらい，その人形は子どもが持ち，5 m 離れた位置にお互い向き合った形で立つ。子どもは看護師が持った嫌な人形を正面から見ることとなり，嫌いな人形はトラウマの対象でもあることから，ドキドキしたり，恐いと言ったりする。この時の気持ちと体の感覚（倒れそう，フワフワするなど）を子どもに聞き，子どもから「いいよ」とサインが出れば，一歩ずつ嫌いな人形を持った看護師が子どものほうに近づく。この時，子どもは嫌いな人形，つまりトラウマの対象を見ているか，目をそらしているか看護者は観察しながら近づき，子どもから，「ストップ」と声がかかったら，足を止め，ストップと言えたことを大いにほめ拍手する。そして，ストップと言った時の気持ちと体の感覚についても聞き取る。

この練習を2回繰り返し、これからは、変だと思ったり嫌だと感じたら、嫌だと言ってよいと伝え、ボディーワークは終了する。この第一段階と第二段階の組み合わせがバウンダリーの再形成につながり、子どもが集団で生活を送る場において被害－加害の連鎖が起きにくくなる。

(4) 専門的な知識と視点

虐待は、しばしば親の説明により、事故か故意によるものか見分けがつかなくなる時がある。しかし、専門的な知識と視点を持っていると、その真実が見えてくる。ここでは、子どもの具体的な観察と対応の仕方について述べる。

①専門的な知識を持つ前に

通常ならここにケガをするだろうか？　という視点を常に持って子どもの様子を観察してほしい。そして、「この傷はいつできましたか？」と親もしくは子どもに確認する。この時も単独で聞くのではなく、最低2人以上で聞くことが大切である。また、その傷の状態を写真に撮り残しておくことも必要であり、この時、写真をただ正面から1枚撮るだけでなく、最低3方向（正面、上、下）できれば正面と8方向（米の字の方向）から撮り、傷がどの角度から見たものかわかるように記録しておく。また、大きさを示すものがわかるように定規を使用するとよい。カメラの性能により、人体を精密にとるための設定をあらかじめ知っておくことも必要になる。細かくなるが、本来、法廷の場ではデジタルカメラは証拠としての価値が低く（修正可能なため）、信用性は低く扱われる。しかし写真がまったくないよりは、デジタルデータでもあったほうがよい。カメラにとっておくことで、いざ、証拠として提出できるばかりでなく、法医学の専門家に依頼すると写真から何によって傷ができたものか判定してもらうことができる。

②あざ

子どものあざは、それが虐待によるものか、日常の生活場面で発生したものかを見抜かねばならない。あざは誰でも一度はできた経験があり、その色の変化に気づいた人もいるだろう。表1に示したようにあざには時間的経過

Ⅱ　子どもへの対応をどうすればいいのか

表1　あざの時間経過

受傷直後	赤
1〜3日	紫
3〜6日	緑〜茶色
6〜15日	緑から黄色
以降	消滅

とともに色が変化するので，子どもや親がいつ何をしていてあざをつくったか話した内容と，あざの状態から真実が導き出せる。また，被害を受けた場合には，通常では考えられない場所，つまり二の腕やふくらはぎ，太ももなど遊びでは通常できない箇所にあざができているのも特徴的である。

③性的虐待

日常生活の場面で容易に判断できる箇所がある。それは口である。口腔内セックスをされている子どもの口腔内は喉の奥や舌の下に点状の内出血があったり，損傷していることがある。看護者は子どもの歯磨きと同時に口腔内をしっかり観察してほしい。一方で，性的虐待児の身体所見はほとんどが正常所見であることも忘れてはならない。なぜなら，粘膜組織は治癒機転が皮膚組織よりも非常に速い。だから，身体所見のみでなく，子どもの行動，遊びの内容（人形を使って性的な遊びをする，性的な絵を描く），発言（「先生彼氏とキスしたことある？」「先生彼女の胸触ったことある？」など），不定愁訴の訴えの多さ（明らかな病気がないのにお腹が痛い，頭，喉が痛いと訴える。そのため，頓用薬が人より多いのも特徴的である）を観察していく必要がある。

④体罰と虐待の違い

虐待が疑わしい時に，親から「つい手が出てしまって……」「しつけとして……」と言われたら，どのように対応するべきだろうか？　まず，問題をしつけという言葉を使い正当化していることに気づいてほしい。仮に本当にしつけがあったとしてもパワーによりコントロールされている環境下で子どもが育っていることに気づいてほしい。また，しつけという言葉を借りた暴力は，最初は叩くだけでも徐々にエスカレートしていき，親自身が衝動コントロールを失っている見過ごせない問題である。さらに，子ども自身への影

響は，暴力への閾値が低くなってしまうため，集団生活で思い通りにならないとすぐに暴力を振るい相手をコントロールしようとする。そして，問題行動に子ども自身が苦しむ結果となる。問題をSOSのサインとして受け取り，親の苦労をねぎらい，親の話をひとまず信じ受け止める。そして，チームで対応策を考えることが重要である。

⑤子どもの集団トラブルと司法面接

司法面接とは，ある出来事の事実を特定するにあたって，子どもからの聞き取りが子どもに与える負担をできるだけ少なくし，また，語られた内容が誘導ではないかという疑念がもたれる可能性をできるだけ排除するような面接である。

子どもたちが集団で生活を送る場においてトラブルはつきものだ。トラブルの内容は物をとられた，いじめ，性的トラブルとさまざまであり，そのつど，問題が発覚すると職員が手分けして，子ども一人ひとりに聞き取りをする。最初の訴えを頼りに，大人は聞き取りをする。しかし，一人ひとり面接をすると，あの子はこう言っていた。こっちの子はこう言っていたけど，おそらく認知が歪んでいるから，その影響ではないか……と大人の解釈を入れなければならず，事実が見えてこないことがほとんどだ。では，なぜこのようなことが発生するのか？　その答えは司法面接がすべて解き明かしてくれる。筆者は子どもを支援する大人には，子ども同士のトラブルに限らず，ぜひ，この司法面接研修を受けてほしい（北海道大学大学院文学研究科　人間システム科学専攻　心理システム科学講座　仲真紀子教授　http://child.let.hokudai.ac.jp/）。

さて，話をもとに戻すと，訓練を受けていない大人は最初の情報を頼りに，面接の際に誘導してしまうのだ。しかし，司法面接技法を使用し面接をすると，どんな前情報があったとしても，その子どもから見た事実だけが聞き取れる。そして，子どもの記憶も誘導的面接により塗り替えられることもない。記憶の塗り替えは大人にもあることで，仕事上のミスを犯した時，上司に「この時は○○だったんじゃないか？　このミスに関係した△さんに聞いたらこ

う言っていたけど」などと言われ，最初は記憶がぼんやりしていても，考えれば考えるほどそうだったような……と感じたことはないだろうか？　子どもにも同じことが起きており，子どもは大人よりも，より暗示にかかりやすい。そして，対人的な面からも子どもから見て大人は権力があるため，暗示にかかりやすい。先の例でいえば，自分から見て上司は権力のある人であるため，話をしているうちに記憶が塗り替えられていくのだ。司法面接は低コストであり，面接技法だけでなく，子どもからの開示の後の撤回への対応や性的発言（「先生彼女の胸触ったことある？」「セックスって何？」など）と聞かれた時の対応についても細かく対応が学べる。また，エビデンスレベルが高く世界各国で採用され，わが国でも警察官も被疑者面接で誘導尋問をしないために，この面接訓練を受けることが検討されている。

⑥セルフケア

最後にセルフケアについて述べたい。虐待対応は本当にエネルギーのいる仕事である。筆者が，知識もなく勤務していた頃，被虐待児の対応に毎日のように腹を立てていた。何も自分でできない割には生意気な口調で大人をバカにしたり，平気で嘘をつきルール違反をしたりする子どもに腹を立てながらも業務としてこなしていたが，そうなると両者の関係が悪くなるため，関係が煮詰まる前に，距離を置くこともあった。このような時に，他の職員に「今はちょっと対応できないから，お願いできますか」と一言いえるチームワークはとても大切だ。こういった判断や行動は，自分に力，つまり対応の能力がないわけではなく，自分の状態がしっかりわかっているからこそできる素晴らしい対応であり，素敵な援助者になれる要素をいっぱい持った職員であることのしるしであると思ってほしい。そして，周囲の職員も依頼された時には，応援を呼び，チームで対応し，依頼を持ってきた職員にもねぎらいの言葉が重要だ。

　子ども虐待の対応は常に，自分の過去に向き合わさざるを得ないため，考えさせられることも山のようにあり，疲労困憊しやすい。疲労困憊しないためにも自分自身のセルフケアを忘れずにいてほしい。支援者がセルフケアを

することによって，子どもたちにもフィードバックされることを忘れないでほしい．

●引用文献

1) 杉山登志郎：発達障害のいま．講談社，東京，2011．
2) 杉山登志郎：子ども虐待という第四の発達障害．学研教育出版，2007．
3) 西澤哲：トラウマの臨床心理学．金剛出版，東京，1999．
4) 友田明美：虐待が脳に及ぼす影響．チャイルドヘルス 14(9)：2011．
5) グループ・ウィズネス編：性暴力を生き抜いた少年と男性の癒しのガイド．性虐待を生きる力に変えて−大切な存在であるあなたへ⑥．明石書店，東京，2005．
6) 伊藤環：性的トラブルのある子どもに対する小児心療科病棟の安全な治療環境の提供について必要なこと．小児の精神と神経 53(1)：41-46，2013．
7) 海野千畝子：心療科病棟における性的安全の文化の創造に関する研究．(その2) 性的虐待対応チーム（SAR）による性的安全プログラム．小児の精神と神経 51(1)：51-58，2011．
8) 海野千畝子：心療科病棟における性的安全の文化の創造に関する研究．(その1) コントロールルーム（ムーン）の設立．小児の精神と神経 51(1)：43-49，2011．
9) 仲真紀子：法と倫理の心理学―心理学の知識を裁判に活かす　目撃証言，記憶の回復，子どもの証言―．培風館，東京，2011．
10) 子どもへの司法面接：面接法とその改善と評価．(http://child.let.hokudai.ac.jp/)
11) 国際的な NICHD プロトコルページ．(http://nichdprotocol.com/the-nichd-protocol/)

【子どもとともに読む絵本】

・安藤由紀：あなたはちっともわるくない．だいじょうぶの絵本1．岩崎書店，東京，2001．
・安藤由紀：いいタッチわるいタッチ．だいじょうぶの絵本2．岩崎書店，東京，2001．
・安藤由紀監修：Say "No！" "やめて！" といおう―悪い人から自分をまもる本―．岩崎書店，東京，2004．
・パトリシア・キーホー（田上時子訳）：ライオンさんにはなそう―いやなことがあったけど，はなすのがこわいの　性的虐待を受けた子どものために―．木犀社，長野，1991．

Ⅱ　子どもへの対応をどうすればいいのか

・ロリー・フリーマン（田上時子訳）：わたしのからだよ！―いやなふれあいだいきらい―．木犀社，長野，1990．
・安藤由紀：女の子のセイフティブック―からだとこころをまもる―．童心社，東京，2009．

（伊藤　環）

落ち着かない子どもたちへの対応は どうすればよいのか

はじめに

　落ち着かない子どもたちへの対応を考える時に，まず必要なことは，子ども自身が落ち着くことができずに困っているという視点である。落ち着きがなく，周囲を困らせる子どもにどう対応するかではなく，困っている子どもをどう支援していくかという姿勢が必要である。そして，よい支援（治療）の前提にあるのは，適切な評価（診断）である。本章では，注意欠如・多動症（attention-deficit/hyperactivity disorder：以下 ADHD）を取り上げ，その診断・評価と治療・支援について概説する。

　ADHD は，不注意，多動性，衝動性といった行動上の特性によって特徴づけられる発達障害である。さまざまな生物学的要因を基盤に，養育に関連した心理的要因や環境要因，さらに行動統制を要求される現在の生活環境などが複雑に絡み合って症状が惹起あるいは悪循環するといわれる。有病率は，学童期の子どもの 3〜7％ で，青年期から成人期にかけて症状は減弱するとされてきたが，近年の疫学調査によれば学童期で約 6％，成人期でも 5％ とされる。性差は 2：1 から 9：1 で男児優勢とされるが，成人での性差は限りなく均等になるともいわれる。また，ADHD はさまざまな精神疾患が併存することが知られており，同時にそれらを含めた精神疾患を鑑別する必要もある。

1 診断・評価

広く使用されている診断基準の一つであるアメリカ精神医学会の診断・統計マニュアル DSM-5 [1] によると，ADHD は「注意を持続できない」や「必要なものをなくす」といった不注意，「じっと座っていられない」や「しゃべりすぎる」といった多動性，「順番を待つことが難しい」や「他人の会話に干渉する」といった衝動性を中心症状とし，これら中心症状が 12 歳未満に，2 つ以上の状況においてみられる場合に診断される。そして，中心症状の程度は変化するため，その時点での表現型を混合型，不注意優勢型，多動性－衝動性優勢型と評価する必要がある。

ADHD の診断は，面接から得られる情報と診察室での行動観察，家族から聞かれる詳しい発達歴，保育や教育機関などの関係者からの評価（連絡帳，通知表，テストの結果など）や集団場面での行動特徴，そして心理検査や医学的検査（血液検査，脳画像検査，脳波など）の結果などを総合的に評価して行われる[2]。注意する点として，ADHD に関する情報はインターネットや書籍で得られるようになってきているため，面接で家族や関係者から得られる情報は子どもの状態をより"ADHD 様"に表現されている可能性がある。このため，家族や関係者によって表現された ADHD を疑わせる行動について，丁寧に具体的な状況や本人の思いを聴取し，ADHD の症状・特性によるものであるかを判断する必要がある。また，ADHD と診断される子どもでも診察室では普段とは異なり落ち着いている場合があるため，診察室での行動観察は限定的な情報であることを念頭におく必要がある。

ADHD の症状評価に，ADHD 評価スケール（ADHD-RS）[3] が汎用される。ADHD-RS は，「学業において，綿密に注意することができない，または不注意な間違いをする」「教室や，その他，座っていることを要求される状況で席を離れる」などといった 18 項目からなり，各項目の程度を 4 段階で評価する。家庭版と学校版があり，家族と教師に評価してもらうことで，診断基準にも組み込まれている 2 つ以上の状況での子どもの行動を評価できる。

また最近では，20項目からなり，子どもが日常生活においてどのような困難を有しているのかが定量的に把握できる子どもの日常生活チェックリスト（questionnaire-children with difficulties：QCD）[4]も使用される。これらは，治療効果の判定としても有益な情報を与えてくれる。注意すべきは，ADHD-RSやQCDの評価点のみでADHDと診断しないことである。

　また，診断・評価においては心理検査も有用であり，ウェクスラー児童用知能検査（wechsler intelligence scale for children：WISC）がよく使用される。知能検査は，知的障害の鑑別や認知的側面を評価しADHDの診断の補助とされ，また治療・支援を考える上でも貴重な情報となる。また，情緒的側面を評価できる描画テスト，PFスタディ（絵画欲求不満テスト），文章完成テスト，ロールシャッハ・テストもADHDを持つ子どもを理解するためには重要である。つまり，ADHDという生来的な生物学的要因に，生活する中で加わった心理的要因や環境要因によって修飾されたその子ども特有の状態像を理解しようとする姿勢である。

　医学的検査による評価も行うが，ADHDの診断根拠となる生物学的指標が明らかとなっていない現状を勘案すると，ADHDの医学的検査とは主に鑑別診断のためのものである。ADHDとの鑑別が必要となる身体疾患として，前頭葉てんかんなどのてんかん，進行の緩徐な脳腫瘍，部分的な脳奇形，副腎白質変性症，甲状腺機能亢進症などが挙げられ，脳波，脳画像検査，血液検査（内分泌）などの医学的検査を用いた鑑別診断が必要である。一方，ADHD診断の根拠とまではならないものの，近赤外線スペクトロスコピィ（NIRS）や事象関連電位といった医学的検査は，侵襲性がなく安全に診断の補助となる生物学的指標を得られる。近赤外線スペクトロスコピィ（NIRS）では，健常児と比較してADHD児では賦活課題遂行時の前頭前野における血流変化が低下していることが報告[5]されており，事象関連電位では，健常児とADHD児との比較[6]，ADHD児とADHD様の症状を持つ児童との比較[7]においてその相違が報告されている。また，メチルフェニデートの薬物治療後に症状の改善とともに事象関連電位の改善が認められたとする報

告[8]もあり，治療の効果判定の客観的指標となる可能性が示唆されている。

2 自閉スペクトラム症との関係

　自閉スペクトラム症に関する詳細は別稿に譲るが，自閉スペクトラム症において，不注意，多動性，衝動性がみられることは多く，自閉スペクトラム症児のうち67.9%がADHDの診断基準を同時に満たしたとする報告[9]もある。ADHDの中心症状は行動で直接表現されるため目立ちやすいが，それに比べて高機能自閉スペクトラム症でみられるような微妙なコミュニケーションや対人関係の問題は家族や教師からは見逃されやすい。このため，ADHDと診断した場合には自閉スペクトラム症の症状についても慎重に検討する必要がある。臨床的にも，ADHDと診断し治療していた患児でADHDの症状が軽快するにつれて自閉スペクトラム症の症状が明確になり，診断変更を余儀なくされたことを幾度も経験している。ADHDと自閉スペクトラム症を丁寧に鑑別し，その後に併存を検討することが求められる。

3 児童虐待および反応性愛着障害との併存・鑑別

　虐待を受けている子どもは落ち着きがなく，気分易変性が強くパニックを呈しやすい。人との距離がとれず，大人の顔色をうかがうことも多い。さらに運動，情緒，言語において発達の遅れがみられることもありADHDと類似の症状がみられる。しかしADHDを持つ子どもは幼児期より育てにくい子として親のストレスの大きな要因になっており，結果として良好な親子関係が構築されず，ADHDと虐待が併存していることもあるために注意が必要である。

　この虐待を含むきわめて不適切な養育により子どもに反応性愛着障害が引き起こされる。反応性愛着障害は，5歳までに親やその代理となる人と愛着関係が持てず，人格形成の基盤において適切な人間関係をつくる能力の障害が生じるに至ったものと定義される。この障害では対人関係において適切に反応できず，誰にでもしがみつく，よく知らない人にも過度になれなれしい

などの行動となり，攻撃性が著しいこともあるために，ADHDの多動性や衝動性との鑑別が求められる。また，情緒的反応が乏しかったり，過度に無関心であることもあり，ADHDの不注意との鑑別も求められる。

4 破壊的行動障害との併存・鑑別

　ADHDには破壊的行動障害（素行障害，反抗挑戦性障害）が併存することがあり，国内の報告[10]では反抗挑戦性障害が54%，素行障害が10%併存していたとされる。素行障害は，他者の基本的人権を侵害し，年齢にふさわしい社会的な規範と規則を破壊する行動が繰り返されるパターンを精神障害として定義したものである。反抗挑戦性障害は，権威のある人物に対する拒絶的，挑戦的，反抗的，敵意的な行動が繰り返されるパターンを精神障害として定義したもので，素行障害のように他者の基本的人権を侵害することがないものとされる。さまざまな研究を総合し，ADHDの中で強い攻撃性を示す約4割の子どもが学童期には反抗挑戦性障害の診断基準を満たし，その約3割の子どもは思春期前後から素行障害を呈するといわれる[11]。そして，素行障害の治療はきわめて困難であり，それに比べると反抗挑戦性障害は治療により改善しやすいため，反抗挑戦性障害を早期に適切に診断し治療することにより素行障害を予防ないし軽症化する可能性が指摘されている。

5 気分障害との併存・鑑別

　気分障害は，うつ病と双極性障害（躁うつ病）に大きく分類される。ADHDにおける気分障害の併存率は，海外ではうつ病8〜32%[12]，双極性障害11〜23%[13]とされ，国内ではうつ病や双極性障害をまとめた気分障害として2%[10]と報告されている。この国内外の差については，海外における双極性障害の過剰診断の可能性などさまざまなことが議論されている。ADHDの多動性，衝動性，不注意という中心症状を，気分障害でみられる多弁，活動性の亢進，注意散漫といった「躁」の症状や，イライラした気分，集中力の低下といった「うつ」の症状と混同しないように細心の注意を払う

必要がある。鑑別点としては，気分障害の場合は「躁」や「うつ」の期間が過ぎればこれらの症状はすっかり消えるエピソード性であるが，ADHDであれば慢性に続いているという点である。ADHDと気分障害の併存が考えられる際は，まず両障害を丁寧に鑑別し，その後に併存障害と診断，そして併存障害としての治療という順序が適切である。治療としては，気分障害の治療とADHD治療を並行することが基本であるが，自殺企図などを考慮すると気分障害の治療にまず重点を置くべきである。

6 治療・支援

　治療・支援を考える上で重要なことは，治療の標的をADHDの中心症状のみとするのではなく，ADHDの中心症状と関連して生じる有害な影響，たとえば度重なる叱責，いじめられ体験，対人関係障害などを最小限に抑え，子どもが本来持っている能力の可能性を開花させ，自己評価あるいは自尊感情を高めることである。

　ADHDの治療ガイドライン[10]では，薬物療法，親ガイダンス，学校との連携，子ども本人との面接の4種類の治療技法を「ADHD治療の基本キット」と位置づけ，これら4種類を組み合わせて治療を行っていくことが示されている。筆者らが行った調査[2]においても，心理社会的治療・支援として精神・心理療法，学校などとの連携による環境調整，親ガイダンスが多く実施されていた。ADHDの治療・支援は，まず心理社会的治療・支援から始めるべきであり，安易に薬物療法を行わないことが重要である。また，その他の心理社会的治療・支援としてはペアレント・トレーニングや社会生活技能訓練（social skills training：SST）が有用である（それぞれの詳細は他の章を参照）。次に，薬物療法の適応についてと，学校との連携においての具体的な支援の例を挙げる。

(1) 薬物療法の適応

　数か月間の心理社会的治療・支援によって効果が得られない場合や，その治療・支援によっても事態が明らかに深刻化し，親や学校などの対応の限界

を超えつつある場合に，薬物療法が子どもに与えるリスクとベネフィットを慎重に検討し，子どもの利益につながると判断した場合に薬物療法を開始する。

薬物療法についての詳細は18章を参照してもらいたいが，ADHDの薬物療法としては，徐放性メチルフェニデートとアトモキセチンが使用され，わが国でのガイドライン[10]では両者を並列に第一選択薬としている。そして，効果不十分の場合には最初に選ばなかった薬剤を単独で用いるとされる。徐放性メチルフェニデートとアトモキセチンの適応について，筆者らが行った調査[2]からは，チック障害，てんかんが併存する場合にはアトモキセチンが優先されることが示唆された。

(2) 具体的な支援の例

図1に「あたりを見回すなど落ち着かない子どもの例」を示す。丸で囲んだような状況であり，あたりを見回して落ち着かない以外に，授業中でも席から立ち上がって落ち着かないという状況である。このような時には，まず子どもに尋ねるか，または子どもの立場に立って考えてみると「今するべきことがわからなくなったから」や「壁の張り紙が気になったから」などと理解できる。これらは四角で囲んだように，ADHDの症状・特徴から考えると，"不注意"によって「今するべきことがわからなくなった」，"ある刺激に対して容易に注意が向く"ために「壁の張り紙が気になった」，"活動量の多さ（多動性）"によって「気になって，席から離れた」などと考えられる。そうすると，具体的な支援が見えてくる。「気が散らないように窓際や廊下側の席は避け，教壇に一番近い席にする」「今するべきことを板書しておく」などである。また，「黒板の周りには，できるだけ掲示しない」「必ず掲示は教室の後方にする」といった支援もよいであろう。活動を抑えようとせずに"動ける保証"を与え，プリント配布係をしてもらい堂々と席から離れられるようにすることもよいかもしれない。

図2に「唐突に話し出す子どもの例」を示す。楕円で囲んだような状況であり，授業中に唐突に話し出す以外に，教師の質問が終わる前に出し抜けに

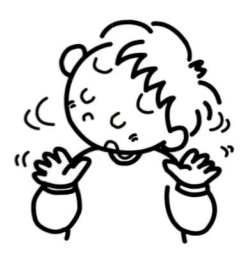

Ⅱ　子どもへの対応をどうすればいいのか

あたりを見回して落ち着きがない。
授業中でも席から立ち上がって落ち着きがない。

・「今するべきことがわからなくなったから……」
・「壁の張り紙が気になったから，つい……」

ADHDの症状・特徴として
不注意
ある刺激に対して容易に注意が向く
活動量の多さ（多動性）

具体的な支援
・気が散らないように窓際や廊下側の席は避け，教壇に一番近い席にする。
・今するべきことを板書しておく。
・黒板の周りには，できるだけ掲示しない。
・必ず掲示は教室の後方にする。
・活動量を抑えようとせずに"動ける保証"を与える。

図1　あたりを見回すなど落ち着かない子どもの例

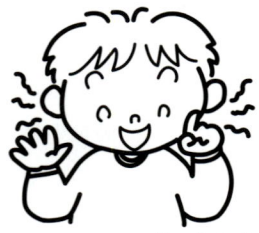

授業中に唐突に話し出す。
教師の質問が終わる前に出し抜けに答える。

・「一度も当ててもらえなかったから，つい……」
・「興味のあることだったから，誰よりも早く言いたかった……」

ADHDの症状・特徴として
衝動性
興味の偏り

具体的な支援
・当てる順番を前もって告げておく。
・興味がありそうだと思ったら，当てることを予告しておく。
・発言する機会を多くもうける。

図2　唐突に話し出す子どもの例

答えるという状況である。子どもの立場からすると，「一度も当ててもらえなかったから」や「興味のあることだったから，誰よりも早く言いたかった」などである。これらを四角で囲んだように，ADHDの症状・特徴から考えると，"衝動性"による行動，"興味の偏り"による発言などと考えられる。そうすると，具体的な支援としては，「当てる順番を前もって告げておく」ことで予測できるようになり衝動性が抑えられる。「興味がありそうだと思ったら，当てることを予告しておく」こともよい支援である。また，発言する機会を多くした授業の組み立てがなされていることなども支援の一つかもしれない。

　子どもの立場に立つ視点が具体的な支援につながる。ADHDという診断がなされていない場合であっても，図1，2において楕円で囲まれた状況と同様の状況があれば，「ADHDの症状・特徴があると仮定して考えてみると」「ADHDの症状・特徴があるのかもしれない」という視点で，図1，2の中の四角で囲まれた部分を想定することで，早期からよい支援のあり方が考えられるのではないかと思う。

おわりに

　落ち着くことができずに困っている子どもを支援（治療）するには，適切な評価（診断）が重要である。本稿が，落ち着かない子どもたちへの対応の一助となれば幸いである。

● 引用文献 ────

1）American Psychiatric Association: Diagnostic and Statistical Manual of Mental Disorders, fifth edition. American Psychiatric Association, Arlington, VA, 2013.
2）太田豊作，他：子どもの注意欠如・多動性障害の標準的診療指針を目指して．児童青年精神医学とその近接領域 54：119-131, 2013.
3）Dupaul GJ, et al : ADHD Rating Scale-IV : Checklist, Norms, and Clinical Interpretation. The Guilford Press, New York, 1998.（市川宏伸，田中康

雄監修,坂本律訳：診断・対応のためのADHD評価スケール　ADHD-RS（DSM準拠）─チェックリスト,標準値とその臨床的解釈─. 明石書店, 東京, 2008.
4）後藤太郎,他：小児の生活機能評価のためのツール「子どもの日常生活チェックリストQCD」の臨床応用の可能性. 小児科臨床64：99-106, 2011.
5）Negoro H, et al：Prefrontal dysfunction in attention-deficit/hyperactivity disorder as measured by near-infrared spectroscopy. Child Psychiatry Hum Dev 41：193-203, 2010.
6）Ito N, et al：Event-related potentials in attention-deficit/hyperactivity disorder. Jpn J Child Adolesc Psychiatr 44：101-111, 2003.
7）Negoro H, et al：Can event-related potentials（ERPs）be useful for differential diagnosis of attention deficit/hyperactivity disorder（ADHD）? Jpn J Child Adolesc Psychiatr 47：15-25, 2006.
8）Sawada M, et al：Effects of osmotic-release methylphenidate in attention-deficit/hyperactivity disorder as measured by event-related potentials. Psychiatry Clin Neurosci 64：491-498, 2010.
9）Yoshida Y, et al：The clinical necessity for assessing attention deficit/hyperactivity disorder（ADHD）symptoms in children with high-functioning pervasive developmental disorder（PDD）. Eur Child Adolesc Psychiatry 13：307-314, 2004.
10）齊藤万比古,渡部京太編：注意欠如・多動性障害（ADHD）の診断・治療ガイドライン第3版. じほう,東京, 2008.
11）原田謙：ADHDと反抗挑戦性障害・行為障害. 精神科治療学17：171-178, 2002.
12）Biederman J, et al：Attention deficit hyperactivity disorder and juvenile mania: an overlooked comorbidity? J Am Acad Child Adolesc Psychiatry 35：997-1008, 1996.
13）齊藤卓弥：気分障害と発達障害,および米国における成人発達障害の取り組み. 心身医学50：303-311, 2010.

（太田豊作・飯田順三）

自閉症スペクトラムについては何がわかってきたのか

1 自閉症スペクトラムの診断について

(1) DSM とは

　世界中で普及しているアメリカ精神医学会の DSM（精神疾患の分類と診断の手引き）が DSM-5 に改訂された。DSM の目的は臨床家や研究者が種々の精神疾患の診断を下し，意見を交換し，研究を行い，治療を行うことができるよう，診断カテゴリーの明確な記述を提供することにある[1]。DSM の精神疾患の分類は，私たちの分野で進歩しつつある知見を今日的に体系化したものについて合意を得たものを反映している。DSM を正しく使用するためには，一定の知識と臨床技能を獲得するための特別な臨床研修が必要である。

(2) 自閉症スペクトラムの精神医学的診断

　まず最初に，自閉症，アスペルガー症候群その他の広汎性発達障害の精神医学的診断について述べる。自閉症の精神医学的診断は，発達の状況において症状が異なり，個人によっても症状の程度が多彩であり難しい。日本では臨床上の経験に頼ることが多く，診断のばらつきが多い。3歳頃相談機関や医療機関を受診したが自閉症と診断されず，小学生，中学生，高校生になって初めて自閉症と診断される例も散見される。DSM において自閉症の診断基準が記述されているが，それによって診断をつけることは難しい。ゆえに

欧米では，DSMに基づいた診断ツールがさまざまつくられた。その中でもマイケル・ラター博士やキャサリン・ロード博士らが開発したDSMを元としたADI-R（Autism Diagnostic Interview-Revised）[2]，ADOS（Autism Diagnostic Observation Schedule）[3]は広く用いられ，さまざまな言語に翻訳されている。ADI-Rは自閉症の養育者，ADOSは本人に対する臨床用もしくは研究用の面接法である。欧米の自閉症に関する重要な研究では必ずADI-R，ADOSが用いられている。使用に関しては使用者のライセンス取得が必要で，臨床使用のための研修と研究使用のための研修が行われている。日本でもようやくADI-Rは臨床用のものが発売された。これは臨床用としては自由に使ってよいが，研究用では用いることができない。自閉症という概念があいまいである状況下で，研究においてADI-R，ADOSで診断された自閉症については世界的なレベルで言語を超えて統一したいというキャサリン・ロード博士らの意向を反映している。しかしADI-Rを臨床で使えるようになって日本における自閉症の診断技術は向上していくと思う。日本では日本で使えるものを作成しようと，日本の主だった研究者が自閉症のスクリーニングのためのPARS（Pervasive Developmental Disorders Autism Society Japan Rating Scale）[4]を作成した。これはあくまでもスクリーニングのためのもので，臨床診断を行うことが必要である。このような精神医学的な診断がしにくい状態は続いているがスクリーニングにPARSを用い，疑いがある人にはADI-Rを行えば臨床的な診断の妥当性は高まると考えられる。ゆえに日本では臨床的診断を地道にやっていくしかない。

(3) DSM-5

今回DSM-5に改訂された。繰り返しになるがDSM-5を使って診断はできない。あくまで診断基準の提示である。今回の改訂を理解するためにはDSM-5の診断基準の解説の部分を詳細に読みこなす必要がある。DSM-5の自閉症については実際発達障害の作業部会のメンバーの方の話が一番わかりやすい。メンバーの1人であるキャサリン・ロード博士が2012年来日し，黒木俊秀先生が佐賀県モデル発足10周年記念シンポジウムを企画され，ロー

ド博士の講演会が開かれたが信頼度が高く大変理解しやすかった。発達障害におけるDSM-5のコンセプトがよく理解できた[5,6]。

(4) DSM-5の主な改訂（1）

　DSM-5の神経発達障害作業部会委員（Committee on Neurodevelopmental Disorders）は米国精神医学会が指名した14人のメンバーである。DSM-5の診断基準改訂の目標は，自閉症スペクトラムの人を確実に拾え，診断でき，感受性の高いものにし，自閉症スペクトラムでない人を拾わないようにし，診断は行動から診断し，遺伝的な背景などは別に考えることである。以前，自閉症は4，5歳の症状が最も強いと考えられ，療育は5歳からであったが，今は2歳で自閉症の診断でき早期介入ができるようになった。4，5歳から療育を始めるより転帰がよいとの報告があり，迅速な診断が必要となった。ゆえにすべての年齢，すべての発達段階，すべての機能障害の重症度に対して，より使用可能な枠組みがつくられた。DSM-5の主な改訂は自閉症スペクトラム障害（ASD）と呼ばれる自閉性障害の一つのスペクトラムを単に行動によって定義し，自閉症，PDD-NOS，アスペルガー症候群，小児崩壊性障害を分類しないことである。さらに原因のある障害（レット症候群，脆弱X症候群，他の既知の遺伝子異常）によるASDを分類しないとした。このようにした背景として，DSM-IVでは診断が細分化し，自閉性障害，アスペルガー障害，PDD-NOSと分類された。しかしながら，細分化する科学的なエビデンスが乏しく，たとえばアスペルガー障害と高機能自閉症を分類する生物学的マーカーはない。そして細分化した診断（高機能自閉症，アスペルガー障害，PDD-NOSなど）は施設によって各々の診断の割合が異なる。そして誰が診断したかで診断が異なり，言語的IQ，多動性，ソーシャルスキル，適応状況などさまざまなファクターでも診断が異なるので，細分化は意味のないものになった。実際，高機能自閉症とアスペルガー障害の違いについて，臨床研究，画像研究，遺伝学的研究など数多く発表されているが，作業部会ではこの診断の分け方自体の整合性が低いので，研究結果も自ずとエビデンスでなくなると考えたと思われる。実際日本においても臨床上ウイ

ングらの提案したアスペルガー症候群とDSM-IVのアスペルガー障害は診断概念が異なり，DSM-IVに基づくアスペルガー障害は診断がつけにくく，診断の混乱を招いていた。作業部会では，すべてのASDが公平に診断され，サービスが受けられることを目標とした診断基準を作成した。ASDであれば2歳で言葉が話せてもサービスが受けられ，自閉症の診断で通常の学校に入れないことがないようにする。つまり，ASDであれば皆がサービスを受けられるようにする。細分化した診断をサービスの基準とせず，スキルレベルと能力についての支援を重要視する。

(5) DSM-5の主な改訂（2）

そしてDSM-5の次の大きな改訂は，DSM-IVやICD-10における現行の3つの領域である，社会性，コミュニケーション，限定／反復は2つの領域へ変わったことである。つまり社会的コミュニケーションと限定した興味と反復的行動である。コミュニケーション障害が言語の遅れによるのか，社会的コミュニケーション障害のためのかの区別に混乱を招かないように，社会的コミュニケーションとした。研究においても社会性とコミュニケーションのスキル群は高く相関しているのである。1つめの領域として社会的コミュニケーションと社会的相互関係の持続的な障害は，診断基準の下位領域として3つあげられ，①社会的―情緒的相互性の障害，②社会的交流に用いる非言語的コミュニケーションの障害，③発達段階に相応した，対人関係を発展させ，維持し，理解すること，社会的な文脈に行動を適応させることの障害である。これらはDSM-IVより厳しく，年齢に応じた事例の集積が重要である。次に2つめの領域では，すべての個人には，限定した反復行動，興味，活動があるか，あったことがなければならない。4つの下位領域のうち，少なくとも2つをみたす。①常同的，あるいは反復する運動動作，物体の使用，話し言葉，②同一性へのこだわり，習慣への過剰な固執，言語的，あるいは非言語的行動の儀式的様式，③強さや焦点が異常できわめて限定され，固定した興味，④過剰，あるいは，過小な感覚入力に対する反応性，または環境の感覚面における通常でない関心である。この2つめの領域の反復行動はよく

わかっていない分野であり，脳の機能が明確になればもう少し整理される。2つめの領域の反復行動がまったくみられないと社会的コミュニケーション障害（Social Communication Disorder：以下 SCD）と定義されるが，これが診断として確立していくかどうかは不明である。ロード博士らの6千人のデーターセットでは20人がSCDと診断された。DSM-5においてSCDの診断は ASD を除外診断とする。

⦅6⦆ DSM-5 の主な改訂（3）

次に特定用語として，ASDの症状があり，原因を特定できるASDの診断を受けている場合は，遺伝的要因としてレット症候群，脆弱X症候群，ダウン症候群，てんかんを伴うASD，環境下で曝露の既往として，バルプロ酸使用，胎児アルコール症候群，極小体重児のASDと表現する。

ASDは全般的なディメンジョンの評価が重要で，精神医学的に多様な領域に関するものは重要である。たとえば，発達段階，あるいは非言語性および言語性IQ，適応的機能，言語能力，多動，衝動性，睡眠の困難などである。そしてASDの重症度を明確にすることが大切で，社会的コミュニケーションと固定した興味と反復する行動の程度を評価して，レベル3（非常に手厚い支援を要する），レベル2（手厚い支援を要する），レベル1（支援を要する）のか，臨床下の症状か，正常な変動かを判断する必要がある。DSM-5はこのように支援に生かせる診断基準という視点でつくられた。

ASDの診断は，早期診断が重要ではあるが，アセスメントは時間をかけて行う。子どもが疲れていたり，空腹であったりすると適切にアセスメントできない。子どもは異常行動のすべてを見せない。第一子だと親が定型発達を知らない。早期発見とあまり急いではいけないが見落としてもいけない。いろいろな情報を使いながらアセスメントをしていく。専門家は定型とASDの両方の経験がある必要がある。アセスメントは繰り返され再評価する必要がある。

その他の重要な改訂としてDSM-5ではASDとADHDの合併が操作的診断で認められた。従来のDSM-IVで広汎性発達障害と診断された人は，

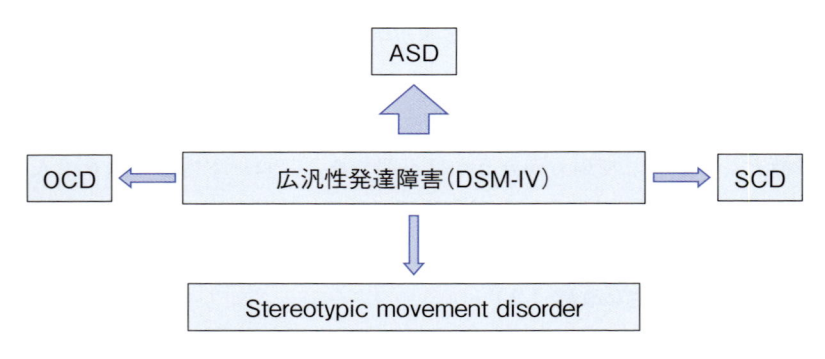

Ⅱ 子どもへの対応をどうすればいいのか

```
                    ┌─────┐
                    │ ASD │
                    └─────┘
                       ↑
┌─────┐   ┌──────────────────────┐   ┌─────┐
│ OCD │ ← │ 広汎性発達障害(DSM-IV) │ → │ SCD │
└─────┘   └──────────────────────┘   └─────┘
                       ↓
            ┌─────────────────────────────┐
            │ Stereotypic movement disorder │
            └─────────────────────────────┘
```

繰り返す目的のない動き。手を振ったり,体を動かしたり,首を振るなど。日常生活に障害が現れる。

図1

DSM-5では，ASD，SCD，OCD，Stereotypic movement disorderと診断される（図1）。

2 自閉症スペクトラムの最新の研究

(1) 診断補助について

　早期発見のためASDの診断補助になる確立したバイオマーカーはない。生理学的指標として，注視点分布を見るのは診断補助となる可能性があり，機械を開発し多くのASDの子どもたちについて検討中で，診断補助として使える可能性がある。画像診断に対しては18歳以上については，PETにおけるセロトニントランスポーターの低下[7]は診断補助になる可能性があるが，保険医療に至るには費用的な壁が高い。MRIについても欧米で多くの研究がなされているが早期診断の補助までには至らず，成人例では診断補助となる可能性があるが，東洋人では有意差がなくなるなど人種の壁がまだ乗り越えられていない。バイオマーカーは早期診断のための診断補助として重要なので，さらなる研究が必要である。

(2) 病態仮説

　私たちはミクログリアに注目した。ミクログリアは脳の中に均一に分布す

る中胚葉由来の免疫担当細胞である。脳内でのミクログリアの役割は1つめとして，感染，出血，虚血で急速に活性化し，活性型ミクログリアになり異物を貪食する。2つめとして逆の作用として保護作用のある抗炎症性サイトカインを産生し脳細胞を保護する。3つめとして興味深いことに，脳における神経回路形成や神経伝達の恒常性維持する役割を持つ。

　自閉症のPET研究によってASDの脳内では，活性型ミクログリアが広汎な部位で増加していた[8]。活性型ミクログリアの増加は，小脳と脳幹（中脳，橋）で最も顕著であった。これに加え，ASDの病態との関係が指摘されている脳前部帯状回，眼窩前頭回，紡錘状回にも顕著な増加が認められた。これらの脳部位における活性型ミクログリアは，ASD群でも対照群でも，互いに有意に正相関していた。以上の結果から，成人ASDの脳内では過剰なミクログリア活性化が起きていることが示唆された。つまり，ミクログリアの活性化は，ASD脳内で小児期から成人期まで継続している現象であると考えられる。ASD群では，対照群と同様に，すべての脳部位のミクログリア活性が互いに正相関していたという所見から，脳内のすべてのミクログリアが一様に活性化していることが示唆された。すなわち，局所の炎症や神経傷害を反映したミクログリアの活性化ではなく，ASD脳内のほぼすべてのミクログリアが過剰な反応性を有することを示している。脳のミクログリアの由来は胎生期にblood brain barrierが形成される以前に，末梢のマクロファージが脳内に沈着したものである。ASDでは，ミクログリア活性化により出生前に正常なシナプス形成が阻害される可能性（toxic），またはシナプス形成が不整になり，その結果としてミクログリアが活性化する（protective）考え方があるが，私たちは，過剰なミクログリア活性化によって出生前における正常なシナプス形成が阻害されると考えた。自閉症は各種の遺伝的要因とさまざまな環境的要因によって胎生期に骨髄系などに影響し末梢のマクロファージが脳内に移行する量が増え，胎生期に増えている活性型ミクログリアによって脳内のシナプス形成障害を起こしASDの病因となると考えた。

●引用文献

1) American Psychiatric Association: Diagnostic and Statistical Manual of Mental Disorders Fifth Edition Text Revision (DSM-5). Washington, DC : APA, 2013.
2) Lord C, Rutter M, Le Couteur A : Autism Diagnostic Interview-Revised: a revised version of a diagnostic interview for caregivers of individuals with possible pervasive developmental disorders. J Autism Dev Disord 24 : 659-685, 1994.
3) Lord C, Risi S, Lambrecht L, et al : The Autism Diagnostic Observation Schedule-Generic: a standard measure of social and communication deficits associated with the spectrum of autism. J Autism Dev Disord 30: 205-223, 2000.
4) PARS委員会：PARS（Pervasive Developmental Disorders Autism Society Japan Rating Scale：広汎性発達障害日本自閉症協会評定尺度）．スペクトラム出版社，東京，2008.
5) Grzadzinski R, Huerta M, Lord C : DSM-5 and autism disorders(ASDs):an opportunity for identifying ASD subtypes. Molecular Autism 4:12, 2013.
6) 佐賀県モデル発足10周年記念シンポジウム実行委員会：佐賀県モデル発足10周年記念シンポジウム．自閉症スペクトラム障害の超早期診断の展望：12-47，2012.
7) Nakamura K, Sekine Y, Ouchi Y, et al : Brain serotonin and dopamine transporter bindings in adults with high-functioning autism. Arch Gen Psychiatry 67 : 59-68, 2010.
8) Suzuki K, Sugihara G, Ouchi Y, et al : Microglial activation in adults with autism spectrum disorders. Arch Gen Psychiatry 70 : 49-58, 2013.

（中村和彦）

13

子どものやせ症について どのように対応していけばよいのか

はじめに

　思春期は,「自分が周りからどう思われているのか」,自分の評価や外見（体型）を気にするようになる多感な時期である。そのような思春期の子どもの食事量が減り，やせ体型が目立ってきた場合，周りの大人は子どもに問題が起こっていることを認識し対応する必要がある。明らかな強いストレスがある場合（たとえば，進学，転校，転居，身内の死など）は，十分に時間をとり，じっくり話を聞き，子どもの気持ちを表出させるといった常識的な対応で，食事量は改善していく。また，胃腸疾患，内分泌疾患，脳腫瘍などに代表される身体疾患のために，体重が減少することがある。しかし，身体疾患もなく，周囲のサポートが十分であるにもかかわらず，子どもの食事摂取が進まない場合は，神経性無食欲症を考慮しなければいけない。ここでは，子どものやせ症の主な原因である神経性無食欲症について，正しい知識と適切な対応法を示す。

1　摂食障害，神経性無食欲症とは

　摂食障害とは食事に関する異常が認められる精神疾患で,生物学的要因（遺伝，性格傾向など），心理的要因（家族関係，学校環境，発達課題など），社会文化的要因（美容，食文化など）が複雑に関連し合って発症する多因子疾

患と考えられている。摂食障害は大きく2つに分けることができる。1つは神経性無食欲症（いわゆる拒食症）といって，食事を食べなくなり低体重をきたす病気である。もう1つは，神経性大食症（いわゆる過食症）といって，過食や自己誘発嘔吐を繰り返す病気である。神経性無食欲症は，食事量が減少し低体重を生じる「制限型」と，自己誘発嘔吐や下剤の乱用などで体重が減少する「むちゃ食い／排出型」の2つに分けられる。

神経性無食欲症は10歳代後半が好発年齢であることから，体重減少をきたした中学生・高校生はこの疾患を念頭に置いて対応する必要がある。近年その発症が低年齢化しており，小学生だからといって看過できない疾患である。

さらに，神経性無食欲症の致死率は約5％と，精神疾患の中では比較的高く，つい昨日まで元気だった子どもが死に至る怖い病気である。子どものやせ症を単なるダイエットと甘く見ないで，早期に発見し早期に治療することが，病状を慢性化させずに回復する大切な要素である。

2 神経性無食欲症に特徴的な精神症状

子どもがやせるとどういった精神症状が現れるかを以下にまとめた。

(1) 肥満恐怖とやせ願望

神経性無食欲症の主症状で診断基準の項目の一つに肥満恐怖がある。肥満恐怖とは，体重が少しでも増えることに恐怖を感じることである。やせ願望は，低体重にもかかわらずさらにやせようとする気持ちである。

(2) ボディイメージの障害

周りからするとやせ過ぎであるにもかかわらず，「おなかが出ている」「太ももが太い」と感じてしまう，自分の体型に関する認知の障害である。低体重が進めば進むほど，ボディイメージの障害も悪化することが多く，重症な場合は，周りがいくら指摘しても訂正できない。

(3) 病識の欠如

神経性無食欲症の治療が途切れてしまう理由の一つに，"病識の欠如"が

挙げられる。治療につながるかどうかの重要なキーワードである。病気の初期はダイエット目的などにより体重が減少するため、自ら進んで病院を受診することはない。体重減少が進行すると、やせたいままでいたいという気持ちと、このままではまずいといった葛藤を持ちながら、病院の受診を嫌がる傾向がある。病識がない子どもは、「自分はやせていない」「病気ではない」と受診を拒否し、治療につながらない。

(4) 自己評価の低さ

神経性無食欲症の心理的な要因の一つに、自己評価の低さが挙げられる。いじめられた経験や、兄弟と比べ劣っている、など自分に自信のない子どもが、体重にとらわれ、やせることで自己評価を上げようとすることがある。少しでも体重が減少すると、満足感や達成感が得られるのだが、逆に少しでも体重が増加すると、失敗したという挫折感と自己嫌悪に陥る。自己評価の低い子どもには、自己評価を高める対応が求められる。

(5) 強迫傾向

多くの子どもは、高カロリー食品を除いたり、少ない食事しか摂らなくなる。典型的な例としては、ノートに食品名とカロリー値を記載し、高カロリーの揚げ物やデザート類を食べなくなる。野菜などの低カロリーの食事になり、腹筋やウォーキングを何時間も行う。低体重になればなるほど、強迫傾向が強くなることが指摘されていることから、強迫傾向は病気の原因というよりは結果と解釈されている。

(6) 抑うつ症状

低体重や低栄養状態が続くと、うつ症状が高頻度に生じることが知られている。自己誘発嘔吐後に、「なんでこんなことをしているのだろう」と自己嫌悪に陥ることが多い。低栄養状態が改善することでうつ症状が改善する場合が多いが、うつ状態が重症な時には抗うつ薬を使用することもある。

3 神経性無食欲症に特徴的な身体症状

神経性無食欲症の低体重の定義は、標準体重の 85% 以下、あるいは BMI

表1 神経性無食欲症の身体症状

器官	症状と徴候
全身状態	低体温，皮膚の乾燥，うぶ毛の増加，紫斑
血液	貧血，白血球減少，血小板減少
電解質	低ナトリウム血症，低カリウム血症
消化器系	唾液腺の腫脹，便秘，上腸間膜動脈症候群
循環器系	徐脈，低血圧，不整脈，動悸，失神
骨・筋肉系	骨粗しょう症，筋萎縮
内分泌系	無月経，成長障害，浮腫，低血糖，甲状腺機能低下症
中枢神経系	集中力の低下，記憶力の低下，睡眠障害，けいれん，脳萎縮
尿検査	ケトン体陽性

が17.5kg/m^{2}以下とされている。14歳以下の子どもには肥満度を用いることが多い。肥満度は（実測体重－標準体重）×100／標準体重で表され，－15%以下がやせ症である。

　やせや低栄養による身体合併症の症状を，表1に示した。重要な点を説明すると，徐脈（60回未満／分）は病気の初期からみられ，低体重と合わせて早期発見の一つの徴候となる[1]。低栄養状態の指標として，足背の浮腫（むくみ）が挙げられる。胸水や腹水など足背以外に浮腫を認めることもあり注意が必要である。病状が慢性化すると，骨粗しょう症が合併し病的に骨折する場合がある。さらに，低血糖発作を起こし多くの場合は意識障害を呈し救急科の受診が必要となる。自己誘発嘔吐や下剤を乱用する子どもは，電解質異常をきたし不整脈により突然死することがある。子どもで特に注意しなければいけないのは，成長障害と無月経である。低体重は成長ホルモンや性ホルモンの分泌に影響し，身長の伸びが止まったり，無月経が続き排卵障害をきたす。低栄養状態が続けば集中力や記憶力も低下し，学業に支障をきたす。

4 子どもの神経性無食欲症の特徴

神経性無食欲症のうち、子どもに特徴的な項目を以下にまとめた。

①やせの手段に拒食をとることが多い

子どもは、体重を減らすために拒食という手段を選ぶことが多い。特に月経未発来の子どものほとんどが拒食である[2]。大人の場合、自己誘発嘔吐や下剤乱用はもちろんのこと、覚せい剤に手を出す者もいる。情報があふれている時代なので、今後は小・中学生においてもこれらの行動に気をつける必要がある。

②肥満恐怖ややせ願望が明らかでない場合が多い

子どもの場合は肥満恐怖をはっきりと述べない場合が多い。明らかでないといっても、点滴を嫌がるなど間接的に気づくことがある。また、吐くことが怖い（嘔吐恐怖）、飲み込むことに抵抗がある（嚥下困難）といったことが原因であることもあり、これらは特に男児に多い[3]。また、子どものやせ症の約10％に広汎性発達障害が併存していたという報告がある[3]。独特のこだわりや感覚過敏を持った広汎性発達障害の子どもは、たとえば「食べ物は決まった会社のもの」「麺類はのどに違和感があり飲み込めない」といった原因から体重減少をきたす。この場合は広汎性発達障害の特徴を考慮した治療を要する。

③腹痛や嘔吐などの身体症状を伴いやすい

子どもは言葉で自分を表現することが苦手なため、自分の悩みや不安を身体症状として表すことが多い。「おなかが痛いから」「すぐに気持ち悪くなる」といった表現をする。その場合身体的な診察が必要になる。

④急激に重篤な状態に陥りやすい

子どもは大人と違って少しの体重減少で急激に重篤な状態に陥ることを認識し、十分注意する必要がある。また、成長障害をきたすため、子どもの場合はなるべく早めに入院させたほうがよいと考えられている。肥満度で示すと－20％以下が入院の適応である。

5 神経性無食欲症の治療

　神経性無食欲症の治療について簡単に説明する。今のところ神経性無食欲症に効果のある治療法は確立されていない。そのため、治療はその子どもに合った薬物療法や精神療法が組み合わせて行われ、施設によって治療法が多少異なることもある。低体重が重度の場合（おおよその目安はBMIが15kg/m^{2}未満）は、優先的に身体治療・体重の回復に努める。低体重が著しい時は、食事に対する強いこだわり、集中力の低下、うつ症状などのために、精神療法の効果が乏しいからである。低体重や脱水が著しければ、入院により点滴治療や鼻に管を入れて栄養を摂取させる手段（これを経管栄養という）を取る。本人が食事を食べたくても食べ物を受け付けないことも多く、経管栄養を用いることで食事摂取が可能となる。BMIが15kg/m^{2}以上ある場合は、精神療法が主体となる。言葉で自分を表現することが難しい子どもには、気持ちの言語化の練習を行ったり（認知行動療法、遊戯療法など）、家族と一緒に話し合いの機会を設けることもある（家族介入）。

　次に、神経性無食欲症の治療段階について説明する。治療段階は大きく3つに分けられる。初めは早期発見・早期予防の段階である。学校や家庭で体重が減少傾向の子どもがいたら、そのことを子どもに気づかせることが重要である。具体的には、①低体重、②徐脈（60回未満／分）の2つの条件を満たす子どもに対して、体重が減少し続ける影響を教育する[1]。次に、外来治療の段階である。体重減少が進み神経性無食欲症と診断された子どもは、小児科医、心療内科医、精神科医が担当医となる。外来治療では、①教育により病識を持たせる。②過活動の禁止。③体重が減らないよう食事摂取を促す。この3点を基本に治療を行う。体育については、身体合併症のある場合や体重が減少傾向であれば禁止する。最後は、入院治療の段階である。入院が望ましい身体状態を表2にまとめた。この段階になると精神的に不安定となり、自傷行為（ひっかく、皮をむくなど）をすることもある。病識が欠如している場合は、「入院させたら一生恨む」「今度こそ食べるから入院させな

表2　入院が望ましい身体状態

1．意識がボーっとしている場合（低血糖発作を含む）
2．40回未満／分の徐脈
3．35度未満の低体温
4．著しい低体重（成長期の子どもの場合は期待される体重80％未満）
5．重度の脱水
6．著しい筋力低下（階段が登れない，布団を持ち上げられない，など）
7．極度の浮腫（足背がむくんでいる）
8．電解質異常をきたしている
9．精神症状がある（うつ症状，自傷行為，粗暴な行為，など）

いで」と大声で泣きわめき，家族に暴力をふるうこともある。家族はこのような子どもの言動で気持ちが揺らぐと思うが，入院治療を受けさせるという"ぶれない決意"が必要となってくる。低体重が著しく身体的な治療が必要な場合は，まず体重増加を含めた身体管理を優先することは先に述べた。その時に経管栄養を用いるが，太りたくない子どもにとっては大変つらい治療である。また，自傷行為を認める場合や，病棟から逃げ出す恐れのある子どもは，精神科病棟での治療を要する。このような理由から，子どもが入院治療を拒否する可能性がある。その時に家族の決意が"ぶれない"ことが大事である。

　神経性無食欲症の治療のどの段階でもいえることであるが，治療の最終目標は，"自分で""体重減少をきたさない適切な量の食事摂取ができる"ことである。この適切な食習慣が身に着くまでには長い時間がかかることが多い。

6 神経性無食欲症の子どもの気持ちの変化

　適切な対応を取るためには，子どもの気持ちがどの段階にいるか知ることが必要である。以下に子どもの気持ちの変化をまとめた。

①病気として認識していない段階
　自分がやせていることの認識がない段階。もちろん自分が治療を受ける対象である認識もない。初めはこの段階であることが多いため，自身のやせに気づかせる教育が重要である。
②自分の状況を変えなければいけないと考えている段階
　自分の食行動について変えなければいけない気持ちがある反面，変えることが怖かったり，食べることが怖い気持ちが残っていたりする段階。その場合には，援助や後押しが必要である。「食事を摂ったら太るのでは」という気持ちに対して安心を与え，行動を変えるような後押しをする。
③実際に行動を起こしている段階
　これ以上やせないように行動を起こしている段階。この段階では励ましや援助がさらに必要となってくる。時には失敗し，食事量が減るかもしれないが，失敗自体は問題ではなく，次に失敗しないように努力していく必要性を伝えていく。同じ失敗を繰り返さないよう援助し，少しずつ行動を変えていく必要を説明する。

7 周りの人々の対応について

　学校や福祉の現場にいる，教員や支援者など周りの人々は子どものやせ症に対しどのような対応を取ったらよいのだろう。子どもに対しては，気持ちの変化の段階に合わせ，教育や援助を行う。早期発見・早期予防の役割である。
　次に，家族への支援である。子どもがやせているという両親の心配や不安は計り知れない。時には「子どもがやせてきたのは自分のせいだ」と自分を責めていることがある。その場合は，家族に自分を責める必要はないことを伝える。注意すべき点として，周りの支援者は無意識に両親を責めていることがある。特に子どもの立場に立って支援をする場合に多い。親も追いつめられている場合が多いので，つらい立場を尊重する配慮や余裕が求められる[4]。時には，家族が一丸となって子どもの治療にあたるまとめ役になる必

要がある。子どもが反抗しても，毅然とした態度で接するように家族に促し，子どもにとって家族はいつでも唯一最大の支えであることを説明する。子どもの暴力や治療拒否などには毅然と対応し，暴力はいけない，子どもの治療拒否に屈しない心構えを両親に説明する。不仲や離別でどちらかの親の協力が得られない場合は，孤立しがちな親へ細やかな支援が必要となってくる。核家族化が進み，親以外の協力が得られにくい現代社会の課題でもある。

8 家族の対応について

家族が陥りやすい点や望ましい対応について以下にまとめた。

①治療や病態について家族間で一致させる

家族間で，「入院させるべきか」「精神科は印象が悪い」など，意見が一致しない場合がある。両親間でも意見が一致しないのに，そこに子どもの意見が加わると，余計に意見がまとまらない。意見をまとめるには子どもの意見を外して考えるほうがよいこともある。さらに，子どもは両親のどちらかを味方につけようといろいろな行動を取る。入院したくない時など，脅しや暴力に及ぶこともある。どの場合も，両親ともに意見を統一し，子どもに振り回されないよう家族間で意見を一致させることが重要である。"ぶれない"ことの重要性については前述した通りである。

②犯人探しはしない

子どものやせ症の原因を探し始めると，「自分たちの養育が悪かったのではないか」「学校が悪いのではないか」といった犯人探しになってしまうことが多い。原因はさまざまな要因が複雑に絡み合っていることがほとんどである。犯人探しより今何ができるかを考えていくことが必要である。

③両親だけで抱え込まないで，病院あるいは相談機関に相談する

病院や精神保健センターなどが主な相談機関である。地域によっては家族会が存在することもある。理想は家族全員（特に父親）が子どものケアに参加することである。父親の協力は，母親や子どもにとって心強いものである。

Ⅱ 子どもへの対応をどうすればいいのか

> **〈Column〉 摂食障害の世界の動向**
>
> 　神経性無食欲症の有病率（ある一時点で対象の病気にかかっている人の割合）の高い国は西洋諸国である。ヨーロッパ諸国における神経性無食欲症の有病率は 0.3％で，生涯有病率（一生のうちに対象の病気にかかる割合）は 0.5～3.7％と報告されている。罹患率（一定期間に対象の病気に新たにかかった人の割合）は，イギリスのデータによると 1970 年代から年間 10 万人あたり約 5 人（10 歳から 39 歳に限ると約 20 人）で平行線に達しており，西洋諸国はのきなみ同様の推移をたどっている。
>
> 　非西洋諸国の日本でも 1980 年代から患者数が増え始め，平成 23 年度に施行された首都圏の学校を対象にした調査では，疑い例を含めた女子の中学 1 年生，2 年生，3 年生，高校生の 10 万人あたりの有病率は，89, 175, 531, 245 人であった（難病情報センターホームページより）。現在，国をあげて摂食障害の治療施設の設立準備が進められているところである。

④治療は長くかかるものと認識する

　神経性無食欲症の回復には長い時間がかかる。回復は，ゆっくり成長を伴って，進んでいく。必ず治るものだと信じて，根気よく回復を待つ姿勢が大切である。そのためにも両親はあせらず，あきらめず，余裕を持って接することが重要である。あせりは子どもにも伝わり，回復に逆効果なことが多い。

⑤子どもの自信と自尊心が回復するよう支援する

　神経性無食欲症の心理的な要因の一つに，自己評価の低さがある。神経性無食欲症の子どもは自尊心が傷ついていることが多い。家族が「そのままのあなたでいいのだ」というメッセージを子どもに伝えていくことが重要である。「あれはダメ，これもダメ」「もっとよくなりなさい」では，自信につながらない。子どものよい点を評価してほめること，子どもの人格を認め尊重することが重要である。

●**引用文献**

1) 渡辺久子, 他：思春期やせ症の診断と治療ガイド. 文光堂, 東京, pp.38-41, 2005.
2) 春木伸一：前思春期発症摂食障害（女性例）の臨床的特徴. 子どもの心とからだ 児心身誌 21：161-165, 2012.
3) 日本小児心身医学会摂食障害WG：神経性無食欲症に関する調査報告―診療状況及び二次調査―. 子どもの心とからだ 児心身誌 17：69-72, 2008.
4) 傳田健三：子どもの摂食障害. 新興医学出版社, 東京, pp.118-121, 2008.

(和久田智靖)

子どものうつには
どのように対応したらよいのか

1 子どものうつとはどのような状態か

　「うつ」とは，単に嫌なことがあって落ち込むレベルから，本物のうつ病まで幅広い概念をさす。「うつ」はうつ病，うつ状態，抑うつ状態といったさまざまな言い方がされる。「うつ状態」と「抑うつ状態」は同じ意味で使われ，気分が落ち込んだ状態を表す。健康な人が一時的に落ち込む状態から，重症のうつ病の人が表す状態まで，軽重にかかわらず，病気か病気でないにかかわらず，すべての気分が落ち込んだ状態を表す言葉である。すなわち，「うつ状態」は「うつ病」よりも広い概念ということができる。

　一方，「うつ病」は「うつ状態」が症状の中心になっている病気，疾患を表す。詳しい定義は後述するが，「うつ病」というためには，いくつかのうつ症状を持ち，その症状が一定期間以上続いており，かつ，そのために本人が非常に苦しい思いをして，生活に支障が生じている場合に「うつ病」という表現が使われる[1]。

2 うつ病はどんな病気か

　アメリカ精神医学会の診断基準であるDSM-5[2]では，うつ病の症状を9つ提示している。そのうち「主症状：A」として，①抑うつ気分と②興味・喜びの喪失の2つを挙げ，「副症状：B」として，③食欲不振，体重減少，

④睡眠障害，⑤焦燥感または行動制止，⑥易疲労感，気力減退，⑦無価値感，罪責感，⑧思考力・集中力減退，決断困難，⑨自殺念慮，自殺企図の7つを挙げている。そして，このうちの5つ以上の症状が存在し，それらの症状のうち少なくとも1つは「主症状：A」であり，症状は同時に2週間持続し，病前の機能の障害を起こしている状態を「大うつ病性障害」と定義した。
また，これが小児や青年に適応される場合，①の抑うつ気分は，イライラした気分であってもよく，③の体重減少は，成長期に期待される体重増加がみられない場合でもよいとされている。

3 子どものうつ病はどんな特徴があるのか

(1) 子どものうつ病は決して稀な病態ではない

Costelloら[3]は最近の構造化面接を用いた研究のメタ解析を行い，大うつ病性障害の有病率は児童期では2.8%，青年期では5.6%と報告している。予想外に高い有病率である。Hasinら[4]の最新の疫学調査では，大うつ病性障害の有病率は12歳から急激に増加しており，15歳における有病率は成人のそれとほぼ同じという結果となっている。

(2) 子どものうつ病の臨床的特徴は何か

子どものうつ病の臨床的特徴は以下の5つにまとめることができる[5]。第1に，大人と比較して子どものうつ病に多い症状は，イライラ感，身体症状（頭痛，腹痛など），行動症状（不登校，引きこもりなど）である。第2に，子どものうつ病は大人よりも環境因の影響が大きい。子どもの環境因としては学校と家庭が多くを占めるため，学校におけるいじめや家庭での虐待などの情報を詳細に聞く必要がある。環境調整のみで症状が軽快する事例も少なくない。第3に，子どものうつ病は，うつ病単独で出現するよりも，注意欠如・多動性障害（ADHD），行為障害，不安障害，広汎性発達障害（PDD）などの併存障害を伴いやすい。むしろ，このような併存障害の症状が派手で表面に出やすいので，その背後にうつ病が隠れており見逃されていることが稀ではない。第4に，子どものうつ病の経過は，1年以内に軽快する事例が

多いが，数年後あるいは成人になって再発する可能性が高い[6]。第5に，子どものうつ病は大人の症例と比較して双極性障害（躁うつ病）へ発展しやすいことが特徴である。

(3) 小児期うつ病と青年期うつ病の違いは何か

子どものうつ病は，小児期発症のうつ病と青年期発症のうつ病に大別することができる。小児期発症のうつ病は青年期発症のうつ病に比べて，発症頻度は少なく，男子優位を示し，他の精神障害（特に，ADHD，反抗挑戦性障害，素行障害）を併存することが多く，家族機能の障害（虐待など）と強く関連し，成人のうつ病へ移行する可能性が少ないと考えられている。一方，青年期発症のうつ病は小児期発症型とは対照的に，発症率は高く，成人の発症率に近似し，女性優位であり，ADHD，反抗挑戦性障害，素行障害などの併存率は少なく，家族機能の障害も少なく，気分障害の家族歴が高く，成人のうつ病へ移行する可能性が高く，その予後も大人のうつ病の予後に一致していくと考えられている。このように，近年の研究では，小児期うつ病は青年期うつ病と異なる臨床単位である可能性がある[7]。

4 子どものうつ病にはどのように対応したらよいか

(1) 子どものうつ病に対する精神療法

大人のうつ病に対する精神療法としては，認知行動療法（CBT）や対人関係療法（IPT）の有効性が実証され，大規模な治療効果の研究が盛んに行われている。子どものうつ病に対する精神療法の実証的研究は，大人の研究に比べて限られているが，近年では大人と同様に，CBTやIPTの有効性を示す実証的研究が報告されるようになった。ただし，わが国の児童・青年期精神科臨床において，CBTやIPTを日常的に行うことは困難と言わざるを得ない。CBTやIPTの要素を取り入れながら，現実に即した折衷的で時間のかからない方法を行わざるを得ないのが現状である。

さて，鍋田[8]はうつ病に対する妥当で現実的な精神療法として「3ステップ・アプローチ」を提唱している。それは「症状が明確にある場合には，そ

れらを解決あるいは軽減する，あるいは少なくともそれらの症状とのあるべき対応やつき合い方をターゲットにする心理教育的アプローチ，ある時期から発症するうつ病に関しては発症に関与するさまざまな状況因や問題点の明確化と解決的なアプローチ（認知行動療法を含む），そして従来からの精神療法における生き方や人生全体をターゲットとするアプローチ」である。それを参考にして，子どものうつ病に対する「5ステップ・アプローチ」を述べてみたい。

(2) 子どものうつ病に対する「5ステップ・アプローチ」

①第1ステップ：診断的アプローチ

うつ病治療では診断はとても重要な要因であるが，特に子どものうつ病治療においては診断の重要性は大きい。子どものうつ病は単独で生じることはむしろ稀で，注意欠如・多動性障害（ADHD），素行障害，広汎性発達障害などの発達障害を併存する場合が多いことは周知の通りである。発達障害の傾向があるのかどうか，あるとしたらその程度はどのくらいなのかについて確認することは不可欠である。詳細な生育歴の聴取や心理検査は必須である。

②第2ステップ：心理教育的アプローチ

鍋田[8]が述べているように，「うつ病にかかった人は，ある意味でうつ病を直すための『うつ病教室』に入った新入生のようなもの」である。治療者は専門家として診断を伝えるとともに，病気の性質，経過，予想される予後などの情報をパンフレットを用いて提供する。それとともに，薬物療法の必要性，副作用の注意，日常生活においてどのように病気とつき合うことが適切なのか，してはならないこと，したほうがよいことなどをしっかりと教育する必要がある。ここには家族への心理教育を含めたアプローチも含まれている。

③第3ステップ：真の感情を表現させるアプローチ

子どもの精神療法的アプローチにおいて，治療関係が成立すると，子どもは治療者に対してしだいにさまざまな気持ちや感情，あるいは考えを表現するようになる。そこには，保護され，安心・安全を感じることができる治療

環境が必要である。子どもにとって安心できる治療環境のもとで自由に自己表現ができ、それがそのまま受け入れられるという体験が重要なことは言うまでもないことである。

　しかしそれでも、子どもにとって自分の本当の気持ちや、考えを言葉で表現することは容易なことではない。そこで、子どもに真の感情を表現させるさまざまな「設え」「枠組み」が必要になってくる。たとえば、言葉で表現することが困難な幼児や年少児では、絵画や箱庭、あるいはさまざまな遊びなどの非言語的な手段を用いることがあってもよい。話したいことをメモにしてきてもらったり、ノートに書いてきてもらったり、日記を書いてきてもらうこともあるだろう。もう少し進んで、認知行動療法のように思考記録表を書いてきてもらう場合もある。いずれにしろ、本人に最もふさわしく、自分がうまく出せる方法で表現してもらうことが重要である。

　また、種々のエピソードがトラウマになっていてなかなか表現できないという場合も少なくない。子どものうつ病においても同様のことは意外に多いことを認識しておく必要がある。子どもが何らかのトラウマを抱えている可能性を察した場合は、決して侵入的にならずに、「今あなたが困っていることや、つらいことがあれば聞かせてほしい。でも、無理に話す必要はない。話しても大丈夫という気持になったら聞かせてほしい」と伝え、その時期が来るのを焦らずに待つことが大事である。そして、ひとたび子どもがトラウマについて話したら、治療者も同じつらさや苦しさを体験し、それと対峙する覚悟が必要になるのである。

　④第4ステップ：問題解決的アプローチ

　第1ステップから第3ステップのアプローチが順調にいくと（さらに薬物療法の効果も加わり）、ある程度うつ症状は改善してくる。その時点で次のテーマとなるのが、うつ病に陥った心理的状況を明確化する、あるいは解決することである。解決できない場合は考え方を変えるなり、何らかの心構えをして向き合えるようにすることが必要になってくる。環境の調整も重要な要因である。認知行動療法が適応なケースは第4ステップで行うことになる。

このステップで重要なことは，信頼できる治療者に出会い，子どもが治療者との共同作業の中で，「このように考えれば何とかなる」，また「この対人関係を解決できるなら困難な状況から抜け出せる」「この環境が変われば未来が開かれていくかもしれない」といった態度・姿勢に慣れることが重要である。

問題解決のプロセスには2つのテーマがある[8]。1つは，問題となっている状況を明確にして，その問題そのものを解決することである。もう1つは，そのテーマに並行して，問題への関わり方の改善である。前者には環境の調整も含まれ，後者には認知の修正や対処行動の獲得も含まれる。

まず，問題となっている状況を明確化することであるが，1つの原因に固執しないで自分の周囲のさまざまな状況因を明確化していくことが重要である。これは同時に，子どもが自身の問題を探索して明確化していく力を育てていくことにもつながっていく。治療者の助けを借りながら，子どもが主体的に探索し，さまざまな側面に気づいていくというプロセスが大切である。

次に，問題への関わり方の改善であるが，うつ病にかかりやすい子どもは，向かい合っている問題だけでなく，同時に状況に対する対応に問題がある場合が少なくない。特に1つのパターンにしがみつきやすい。同じことをぐるぐると考えあぐねる傾向や，割り切りが悪い，やり出すと自分の疲れを無視して熱中する，人に相談しない，1人で抱え込むことが多い，高い水準を求めすぎる，相手に依存しすぎる，などである。このような傾向を治療者は理解して，子どもにも穏やかな形で気づかせていくことが必要である。

⑤第5ステップ：生き方や特性・性格をテーマとしたアプローチ

第1ステップから第4ステップのアプローチによってうつ病が改善し，学校や職場にも復帰することが可能となると，それで十分という人も存在する。しかし，うつ病もかなり解決した時点で，自分の生き方や特性・性格を改めて考え直そうと志向する人も少なくない。なぜこれほどまでに役割にこだわっていたのか，なぜこのような高い目標にしがみついていたのか，なぜこれほど完璧でなければ不安に陥っていたのか，なぜ自分はいつも人とのコ

ミュニケーションがうまくいかないのかという，それまでの生き方や特性・性格をテーマとなることが多いのである。

　このアプローチでは，特定の技法にとらわれず，素直に子どもの本当の気持ちを深めていく態度が重要である。治療者とともに自分の生き方や特性・性格のさまざまな側面に気づいていくことを支えていく。中にはコミュニケーションがうまくいかないということから，発達障害的側面に気づき，心理検査を含めた総合的な検査を行い，穏やかな形で告知していくこともある。

5 子どものうつ病に対する薬物療法はどのように行うか

(1) 子どものうつ病に有効な抗うつ薬は何か

　これまで海外で行われた選択的セロトニン再取り込み阻害薬（SSRI）とプラセボの二重盲験比較試験（RCT）の中で，プラセボに比較して有意に反応率が高かったと報告されたSSRIは，フルオキセチン[9]，シタロプラム[10]，セルトラリン[11]の3剤である。また，アメリカ連邦医薬品局（FDA）から児童・青年期のうつ病治療薬として認可されているものはフルオキセチンとエスシタロプラム[12]の2剤である。以上から，現在わが国で使用できる抗うつ薬の中で児童・青年期に有効と考えられる薬剤はセルトラリンとエスシタロプラムである。いずれにしろ，児童・青年期のうつ病に抗うつ薬を使用する際には，副作用に注意して慎重な使用を心がけることは言うまでもないことである。

(2) 薬物療法はどのように行うか

　うつ病と診断した子どもの治療において，特に中等度以上の重症度の子どもに対しては，薬物療法を使用せざるを得ない場合がある。抗うつ薬の効果は1〜2週間であらわれる。ところが副作用は投与直後に出現することが多い。治療期間は，現在のうつ状態が治って本来の状態まで回復するのに平均約3か月かかる。寛解状態になっても，抗うつ薬の量は減らさないでその後最低でも6か月は服薬を続けるべきと考えられている。その後，2〜3か月かけて徐々に抗うつ薬を減量していき，それでも状態が安定していれば服薬

を中止し，治療を終結することができる。この治療をきちんと行うかどうかが予後を決める重要なポイントであると考えられる[5]。

(3) SSRIの副作用はどのような症状か

SSRIの副作用として最も多い症状は，嘔気，悪心，食欲減退などの消化器系の副作用である。服用後1週間に出現しやすく一過性のことが多い。したがって，あらかじめ消化器用薬や制吐薬の併用を行うことが少なくない。

SSRIの副作用として重要なものはactivation syndrome（賦活症候群）である。これは抗うつ薬，特にSSRIの投与初期や用量変更時にみられる中枢刺激症状であり，不安，焦燥感，パニック発作，不眠，易刺激性，敵意，衝動性，アカシジア，軽躁状態，躁状態などの症状が挙げられている。児童・青年期患者にSSRIを使用する際には細心の注意が必要である[13]。

また，SSRIを急激に減量中止すると，めまい，嘔気，疲労倦怠感，頭痛，ふらつきなどの退薬症候群（離脱症候群）が出現する場合があるので，慎重な減量が必要である。

6 子どもの双極性障害とはどのようなものか

先に述べたように，子どものうつ病は大人と比較して双極性障害に移行しやすい。子どもの双極性障害はどのような症状を示すのだろうか。ここ数年にわたり，米国の一部の研究者を中心に，児童期の双極性障害に関する論文が数多く報告されるようになった[14,15]。さらに，その臨床像はこれまで認識されていた成人における躁うつ病像，すなわち躁病相とうつ病相の明らかな対比，その明瞭な交代と月単位の周期，各病相に特徴的な臨床症状，などの古典的な病像とは大きく異なり，子ども特有の臨床像を呈することが明らかになってきたのである。子どもの双極性障害の特徴は以下の3つである[16]。

第1の特徴は，うつ症状と躁症状のきわめて急速な交代である。Gellerらによれば，平均8.1歳で発症した，平均11.0歳の児童双極性障害児60名のうち，50名（83.3％）が急速交代型，超急速交代型，あるいは日内交代型で

あり，そのほとんど（45名）を占める日内交代型では，年間の病相回数は平均1,440回で，1日平均4回の病相がみられたという。DSM-IV-TR[17]では特定不能の双極性障害と診断されることになる。

　第2の特徴は，特に躁病エピソードにおいて，うつ病相と躁病相が明瞭に区別しにくく，双方の症状が混在する多彩な病態を示すことである。いわゆる混合状態であるが，DSM-IV-TRの混合性エピソードの診断基準は完全には満たさない場合が多い。具体的な躁病エピソードの症状としては，易刺激性（irritability），気分変動，情緒不安定，攻撃性，衝動性などである。このうち，特に易刺激性（irritability）が最も特徴的であるとされる。

　第3の特徴は，他の精神障害，特にADHD，反抗挑戦性障害，行為障害などの破壊的行動障害を併存しやすいことである。その他の併存障害としては，不安障害，物質乱用障害が多い。報告はさまざまであるが，小児・青年期の双極性障害の少なくとも4分の3に明らかな併存障害が存在するといわれている。

　小児の双極性障害は，いまだに議論の多い病態である。しかし，そのような状態を呈する子どもは間違いなく存在し，彼らの多くを私たちはこれまで見逃してきている。また，彼らはやはり双極性障害というカテゴリーに含まれ得るもので，かつ治療抵抗性で，臨床的にも基礎的にも研究の必要性があることは間違いのない事実なのである。今後のさらなる研究が望まれる。

●引用文献

1) 傳田健三：若者の「うつ」―「新型うつ病」とは何か―．筑摩書房，東京，2009.
2) American Psychiatric Association : Diagnostic and Statistical Manual of Mental Disorders, 5th edition（DSM-5）. American Psychiatric Association, Washington, DC, 2013.
3) Costello EJ, Erkanli A, Angold A : Is there an epidemic of child and adolescent depression? Journal of Child Psychology and Psychiatry 47 : 1263-1271, 2006.
4) Hasin DS, Goodwin RD, Stinson FS, et al : Epidemiology of major

depressive disorder: Results from the National Epidemiologic Survey on alcoholism and related conditions. Archives of General Psychiatry 62：1097-1106, 2005.
5 ）傳田健三：児童・青年期の気分障害の臨床的特徴と最新の動向．児童青年精神医学とその近接領域 49：89-100, 2008.
6 ）Fombonne E, Wostear G, Cooper V, et al：The Maudsley long-term follow-up of child and adolescent depression. 1. Psychiatric outcomes in adulthood. British Journal of Psychiatry 179：210-217, 2001.
7 ）Harrington R: Affective disorders. In: Rutter M & Taylor E（Eds）: Child and Adolescent Psychiatry, Fourth Edition, Chapter 29. pp. 463-485, Blackwell Science, Oxford, 2002.
8 ）鍋田恭孝：うつ病がよくわかる本．日本評論社，東京，2012.
9 ）Emslie GJ, Rush AJ, Weinberg WA, et al：A double-blind, randomized, placebo-controlled trial of fluoxetine in children and adolescents with depression. Arch Gen Psychiatry 54：1031-1037, 1997.
10）Wagner KD, Robb AS：Randomized, placebo-controlled trial of citalopram for the treatment of major depression in children and adolescents. American Journal of Psychiatry, 161：1079-1083, 2004.
11）Wagner KD, Ambrosini P, Rynn M, et al：Efficacy of sertraline in the treatment of children and adolescents with major depressive disorder: two randomized controlled trials. JAMA 290：1091-1093, 2003.
12）Wagner KD, Jonas J, Findling RL, et al：A double-blind, randomized, placebo-controlled trial of escitalopram in the treatment of pediatric depression. Journal of the American Medical Association 45：280-288, 2006.
13）傳田健三：SSRI の児童・青年期患者への投与と安全性．小山司編：SSRI のすべて．先端医学社，東京，2007.
14）Biederman J, Mick E, Faraone S, et al：Current concepts in the validity, diagnosis and treatment of pediatric bipolar disorder. International Journal of Neuropsychopharmacology 6：293-300, 2003.
15）Geller B, Tillman R：Prepubertal and early adolescent bipolar I disorder : Review of diagnostic validation by Robins and Guze criteria. Journal of Clinical Psychiatry 66：21-28, 2005.
16）傳田健三：子どもの双極性障害―DSM-5 への展望―．金剛出版，東京，2011.
17）American Psychiatric Association: Diagnostic and Statistical Manual of Mental Disorders, 4th edition Text Revision（DSM-IV-TR）. American Psychiatric Association, Washington, DC, 2000.

（傳田健三）

15 青少年の薬物問題について

はじめに

　薬物乱用は，青少年たちの将来にさまざまな有害な影響を及ぼす。薬物乱用は，まず学業成績の不振や学校中退を引き起こし，早すぎる就労を促し，結果的に10代にして失業者となることを体験させることとなる。中には，薬物酩酊状態での無謀な運転や暴力行動のため，繰り返しの逮捕・服役歴を持つようになる者もいる。そうした生活の中で反社会的な集団との接触が増える一方で，家族との絆が弛み，地域社会との交流も失われる。薬物乱用は自己破壊的行動とも関連している。10代の薬物乱用者の多くが，飲酒や喫煙はもとより，危険な運転，性的逸脱行為，さらには摂食障害や自傷行為といった問題を抱えている。女性の場合には，薬物乱用が逸脱的で危険な性行動を促し，望まない妊娠や早すぎる離婚を招くだけでなく，児童虐待の加害者となる可能性も高まる。

　筆者の勤務する聖明病院は富士山の一合目にある181床の薬物・アルコール依存症の専門病院である。薬物依存症で入院する患者は年々増加傾向にあり，現在50〜60人が入院している。特に女性の増加が目立っている。以前圧倒的に多かった暴力団関係者は減少し，最近はごく普通の会社員，主婦，大学生などが多くなった。最近事件がマスコミに取り上げられ話題になっている脱法ドラッグ乱用・依存の患者もこの1〜2年で急激に増えており，現

在では全薬物依存症入院患者の2割から3割を占めるようになった。入院患者の年齢は17歳から70歳代までまちまちだが，さすがに学童期の患者は現在入院していない。しかし，薬物乱用の開始年齢は，重症者ほど低い傾向にあり，中学在学時にアルコールまたは有機溶剤の乱用で開始されるパターンが典型的である。

1 青少年の薬物汚染の実態

わが国における青少年の薬物乱用の実態は，国立精神・神経医療研究センター精神保健研究所のグループにより2年に1回行われる「中学生の薬物乱用について意識と実態に関する調査」により知ることができる[1]。2010年に飲酒，喫煙，有機溶剤，大麻，覚せい剤乱用に関する調査の結果が121校，47,475人を対象に施行された。図1に示すように，中学生の有機溶剤の生涯経験率は全体で0.7％（1年生0.7％，2年生0.7％，3年生0.8％）であった。この結果は1996年の調査開始以後最低の数値であり，最近の趨勢として有

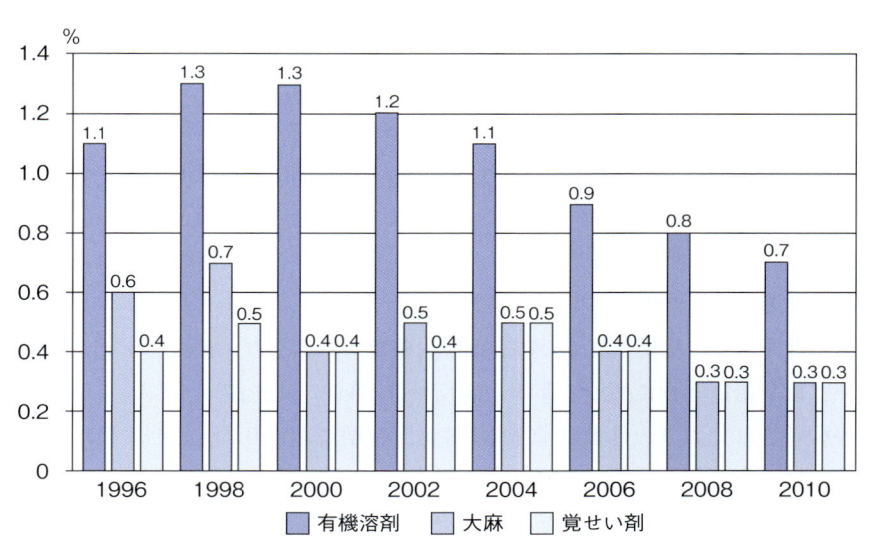

図1　中学生の薬物乱用・生涯経験率

機溶剤乱用の勢いは確実に弱くなっていると考えられる。大麻の生涯経験率は全体で0.3%（1年生0.2%, 2年生0.4%, 3年生0.5%）であった。覚せい剤は全体で0.3%（1年生0.2%, 2年生0.4%, 3年生0.4%）であった。大麻の生涯経験率は1998年の0.7%をピークに以後減少傾向にあったが、2010年の調査では男子で増加していた。覚せい剤の生涯経験率は1998年と2004年に記録した最高値0.5%以後減少傾向にあったが、2010年の調査では女子で増加していた。これらの結果から、大麻および覚せい剤による青少年の汚染の動向からは目が離せない現状が再認識された。一方、有機溶剤乱用経験者群の29.0%に大麻乱用の経験があり、27.7%に覚せい剤乱用の経験があることから、有機溶剤乱用と大麻・覚せい剤の乱用との間には強い結びつきが確認された。同時に、喫煙と飲酒は、有機溶剤乱用と強い相関を持っており、これらは、有機溶剤乱用への「ゲイトウェイ」となっている。これらのことから、わが国の中学生では、喫煙→有機溶剤乱用→大麻・覚せい剤乱用という流れがあることがわかる。

　平成25年3月警察庁発表の「平成24年中の薬物・銃器情勢（確定値）」[2]によると覚せい剤事犯の検挙者数は617人（前年度と比較して−93人，−13.1%），大麻事犯は1,603人（−45人，−2.7%），麻薬および向精神薬事犯は526人（−38人，−3.2%）と前年比減少，近年横ばいから減少傾向にある。検挙人員の内訳は覚せい剤事犯で20歳以下の検挙者は148人（−35人，−19.1%）と減少傾向が著明だが、大麻事犯では。66人（−15人，−0.2%），20歳代以下が48.7%と依然若年層が高率を占めている。大麻事犯に関しては初犯率80.2%と覚せい剤事犯の38.5%に較べて高く、ソフトドラッグとして若年者を中心に乱用されている実態が明確である。一方、脱法ドラッグについては、指定薬物に関わる薬事法違反で34事件（+29件），57人（+54人）が検挙されており、件数は前年比6.8倍、検挙者数は9.5倍とそれぞれ劇的に増加した（図2）。近年の脱法ドラッグの社会への蔓延と、それを追いかける法整備の結果といえるだろう。

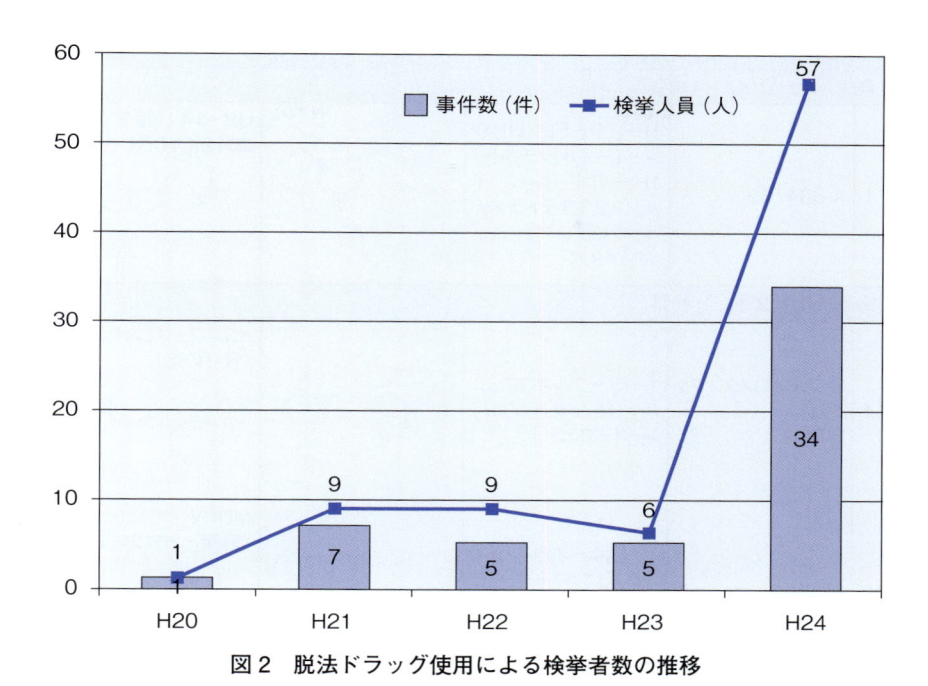

図2 脱法ドラッグ使用による検挙者数の推移

2 脱法ドラッグによる青少年の汚染

　脱法ドラッグとは覚せい剤や大麻などの規制薬物と類似した化学構造を持つ人工の化合物である。麻薬または向精神薬に指定されていないが、それらと類似の有害性が疑われる物質で、人に乱用させることを目的として街角のショップやインターネット上で販売されているものである。覚せい剤取締法と麻薬および向精神薬取締法による取り締まりの対象からは逃れているが、人体に取り込むことを目的に販売すれば薬事法に違反する無承認無許可医薬品となる。剤型として「アロマリキッド」と呼ばれる液体のもの、乾燥植物片に薬剤を染み込ませた「ハーブ」、粉末状の「フレグランス・パウダー」がある。脱法ドラッグは薬事法を逃れるため、それぞれ芳香剤、お香、入浴剤、などの名目で販売されている。

Ⅱ　子どもへの対応をどうすればいいのか

	通称名	化学名	構造式	類似の規制薬物
合成カンナビノイド　1物質				
1	A-834735	{1－[(テトラヒドロピラン－4－イル)メチル]－1H－インドール－3－イル}(2,2,3,3テトラメチルシクロプロパン－1－イル)メタノン	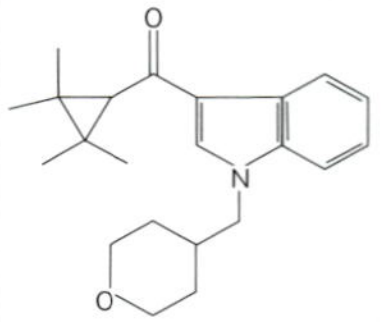	UR－144（指定薬物・2012年10月） 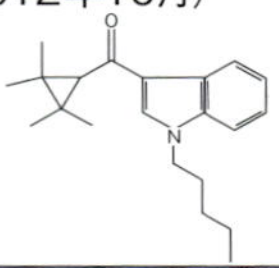
中枢神経興奮系　2物質				
1	3-フルオロメタンフェタミン, 3-FMA	1－(3－フルオロフェニル)－N－メチルプロパン－2－アミン	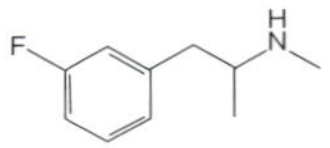	メタンフェタミン（覚せい剤） 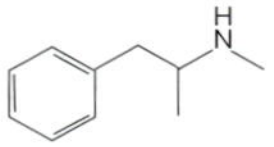
2	MDPPP	1－(3,4－メチレンジオキシフェニル)－2－(ピロリジン－1－イル)プロパン－1－オン	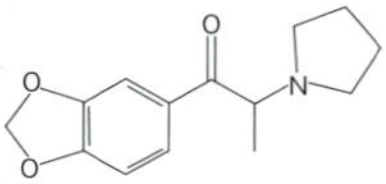	MDPV（麻薬・2012年7月） 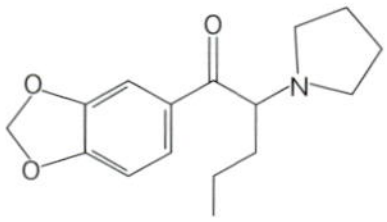
オピオイド類似作用　2物質				
1	MT-45	1－シクロヘキシル－4－(1,2－ジフェニルエチル)ピペラジン	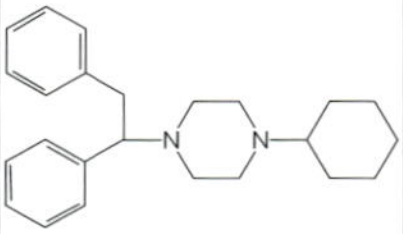	
2	AH-7921	3,4－ジクロロ－N－{[1－(ジメチルアミノ)シクロヘキシル]メチル}ベンズアミド	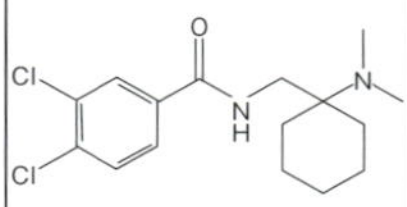	

図3　指定薬物
(2013年6月28日指定の厚生労働省資料を元に小森榮氏が作成された図を許可を得て転載)[3]

　図3は最近厚生労働省から指定された指定薬物である。このように，現在流通している脱法ドラッグの化学成分が，厚生労働省により順次指定薬物と

168

して指定公布されており，製造，輸入，販売が薬事法による取り締まりを受けることになっている。また，最近まで脱法「バスソルト」として流通していた化合物のアルファPVPが平成25年3月から「麻薬」として指定され，麻薬および向精神薬取締法の規制を受けるようになった。しかし，一部では法による規制をすり抜けるために現行薬物の化学構造を一部修飾した新手のドラッグが合成され流通してしまう「いたちごっこ」が起こっている。

青少年の脱法ドラッグ乱用の実態については，平成25年3月28日国立精神・神経医療研究センター精神保健研究所の和田ら[4]により調査の結果が発表されている。全国の中学生124校より54,486人のアンケート結果から，脱法ドラッグの生涯経験率は約0.2%となった。中学生の脱法ドラッグ使用に関してはこの調査が本邦初となる。脱法ドラッグ使用経験者の約60%には大麻や覚せい剤の使用経験もあり，脱法ドラッグが違法薬物の「ゲイトウェイ」となっている実態が浮かび上がった。一方では，覚せい剤や大麻と異なり「合法」と称して市販されていることから，たばこやアルコールのような存在と受け取られがちな脱法ドラッグだが，今回の調査を見る限り，中学生の接触実態は覚せい剤や大麻と同傾向であった。今のところ，中学生たちはこれが覚せい剤などの薬物と同類のものだと，しっかり認識しているように感じられる。

3 注意欠如・多動性障害（attention-deficit/hyperactivity disorder：ADHD）と薬物依存の関連

Cloningerら[5]によれば，幼少期における「新奇希求性 novelty-seeking

［注］　2005年9月2日の厚生労働省の薬事検討会において，いわゆる「脱法ドラッグ」の呼び方を「違法ドラッグ」に改めることが決まった。実際には，ほとんどが薬事法の無許可・無承認医薬品に該当し，製造や販売が薬事法違反となるのに，「脱法」では法の網をくぐり抜けている印象を与えるとして，啓発活動での呼称の変更を決めたものである。しかし，この呼称では，「麻薬および向精神薬取締法」による規制薬物との区別ができないため，現在も一般的には用いられていない。ここでは現在最も一般的に使われている「脱法ドラッグ」の呼び方を用いる。

Ⅱ　子どもへの対応をどうすればいいのか

の高さ」ならびに「損害回避性 harm-avoidance の低さ」といった行動特性が，成人期における薬物乱用を予測するという。ADHD もまた，将来における薬物乱用を予測するという指摘がある。よく知られているように，ADHD は，不注意，多動性，衝動性を特徴とする持続性の行動障害である。その特徴は幼児期より認められ，児童期にはさまざまな適応上の問題を生じ，孤立，否定的な自己評価，不安や抑うつなどに悩むことも多い。多くは成長とともにその多動性や衝動性が減弱するが，一部は思春期に行為障害を併発し反社会的な問題行動を呈する。薬物乱用もこうした問題行動の一つとしてとらえることができるが，一方で，否定的な自己イメージを改善するための「自己治療的」側面があることが指摘されている。

　海外からは ADHD と薬物依存の関連性を指摘する多数の報告がある[6]。コカイン，ヘロイン，マリファナ依存症者において ADHD の既往を持つものが健常対照群に較べて有意に多いこと，幼少期における ADHD の既往は将来における物質使用障害の発症を促進すること，青年期まで ADHD 症状が持続する場合は特にそのリスクが高いこと，などが報告されている。またメチルフェニデートによる薬物療法は ADHD 児の自己評価を高めるだけでなく，将来における物質使用障害のリスクを低下させるという報告から，ADHD エピソードを持つ薬物依存症者における物質乱用・依存の背景には，慢性的ドパミン欠乏状態を改善するための「自己治療」としての側面がある可能性が提示されている。

　物質依存に併存する ADHD 症状は物質依存の治療経過に無視できない影響を与えることがあり，その評価はきわめて重要であると考えられる。ADHD を併存する物質依存症患者は気分障害やパーソナリティ障害といった他の精神疾患を併存する割合が高く，暴力行為や自殺企図などの衝動行為が多いこと，さらに，より若年で依存が成立し薬物の使用量および頻度が重篤で，アルコール乱用が合併することなどが海外で報告されている。わが国では久里浜医療センターから，ADHD を併存するアルコール依存症者は，発症年齢が若く，薬物乱用を合併し，離脱期の焦燥感が強く，院内飲酒やそ

の他のトラブルによって入院治療が中断してしまうことが多いという報告がある[7]。最近，松本ら[8]はADHDの自記式評価尺度Wender Utah Rating Scaleを用いてADHDと薬物乱用・依存との関連を研究し報告している。その結果，幼少期のADHD的傾向は成人後の薬物乱用・依存と関連していたが，その関連は覚せい剤乱用・依存者よりむしろ有機溶剤乱用・依存者に特に顕著であった。海外の多くの報告が示唆する「ADHD症状への治療効果に対する薬物選択による自己治療」という仮説には未だ議論の余地があるようだが，少なくとも，幼少期のADHD的傾向は成人後の薬物乱用・依存と関連していることは事実であると考えられる。

おわりに

依存症治療病院で筆者らが出会う依存症者らは，思春期に薬物を使い始め，いつしかヘビーユーザーとなり，さまざまな社会不適応症状を起こしてから受診する。可能なら依存が成立し多くの大切なものを失う前に，薬物の乱用を食い止めることが望ましいことは明白である。全国の高校で薬物乱用防止講演が行われており，筆者もいくつかの高校で講演をしたことがある。薬物の体や脳に与えるダメージ，それによって起こる幻覚妄想などの症状や，関連するケース，事故や事件について講義する。彼らは熱心にそれを聞き，「薬物の怖さがわかった。自分は絶対に手を出さない」「友だちが薬物に手を出してしまったら絶対にやめさせる」などと理想的な感想を返してくれる。しかし，そんな彼らはほとんどがもともと講義など聞かなくても，薬物とは無縁の生活を送っている。

松本ら[9]は，アンケート調査に協力した10代・20代の若者のほぼ1割(10.3%)が，薬物乱用に対して，「1回くらいであれば体に害はなさそうなので，いいのではないか」もしくは「他人に迷惑をかけなければ個人の自由である」という肯定的・容認的な認識を持っており，彼らこそが将来薬物乱用に陥る可能性のあるハイリスクグループであるという。「薬物やめますか？　それとも，人間やめますか？」といった極端なプロモーションは，「怖

いと脅されていたけど，やってみたらたいしたことなかった」という拍子抜けの初体験を生み，彼らにとって薬物乱用の有効な防止策とはならない．この1割のハイリスクグループに届く方法で薬物防止教育が行われることが理想である．若者の薬物乱用防止に対して，学校による薬物防止教育が一定の成果を上げていることは否定し得ないことである．それ以外に，むしろ学校そのものからドロップアウトしやすいハイリスク群への援助の手段として，地域保健所，精神保健センターなどの地域の支援機関につながる道筋を日頃から彼らに提供できるようにしておくことが重要と考えられる．

● 引用文献

1）和田清，他：薬物乱用に関する全国中学生意識実態調査（2010年）．医薬品・医療機器等レギュラトリーサイエンス総合研究事業 分担研究報告書，pp.1-66，2010
2）警察庁刑事局組織犯罪対策部 薬物銃器対策課：平成24年中の薬物・銃器情勢 確定値．警察庁，pp.22，2013．
3）小森榮：弁護士小森榮の薬物問題ノート．"脱法ドラッグ，次期規制予定の5物質が発表されました"．http://s.webry.info/sp/33765910.at.webry.info/201305/article_10.html（確認日2014年6月2日）．
4）和田清，他：薬物乱用についての調査結果概要―特に違法ドラッグについて―．pp.1-6，2013．
5）Cloninger CR, et al : Childhood personality predicts alcohol abuse in young adults. Alcohol Clin Exp Res. 12: 494-505, 1988.
6）Khantzian EJ : Self-regulation and self-medication factors in alcoholism and addictions. Recent Developments in Alcoholisms. plenum press, New York, pp.251-277, 1990.
7）鈴木健二，武田綾：注意欠陥多動性障害（ADHD）を伴うヤングアルコーリック 自己記入式ADHDチェックリスト（DSM-III-R）を使用した研究．精神医学43：1011-1016，2001．
8）松本俊彦：薬物依存とアディクション精神医学．金剛出版，東京，2012．
9）松本俊彦：薬物依存と発達障害―薬物依存臨床における注意欠陥・多動性障害傾向を持つ成人の特徴―．精神神経学雑誌115：642-643，2013．

（古川愛造）

III 予防, 治療に向けて

16 子どものこころは生まれてからどのように遅れを示すか

はじめに

「こころ」とは何か，という定義なくして「こころ」やその「遅れ」について語るのは難しい。『日本大百科全書』[1]によれば，こころとは「感覚・知覚および知・情・意の働き，ないしはその座」を指し，「①こころは身体に受けた刺激を受容するもの，身体を動かすもの，②こころは表だった行動の背後にあり，行動とは独立に働くもの，③人間同士を異ならせるもの」とある。筆者が専門とする心理学的な視点では，知覚，記憶，感情，意志，知的活動などの心理的過程がこころと結び付けて考えられており，いずれにせよ，こころという言葉は一義的にとらえられるものではない。さらに，現代の心理学は行動主義の影響を受け，「こころ」の働きを客観的に測定可能として科学的な研究の対象とする立場が主流になってきた。筆者自身は，日常臨床の場において「こころ」とは，目に見えにくい対象者の"内面"であるとともに，目に見えてその人の「表情」「仕草」「動作」といった面にも表れ得ると多面的・包括的に捉えている。つまり「こころ」は辞書的にいえば，「人間の理性，知識，感情，意志など，あらゆる精神活動のもとになるもの」であり，それが「遅れる」ということは，精神活動の遅れや精神年齢の遅れともいえ，いわば，対象者の知能をも含めた複合的な発達の遅れとも言い換えることができようか。

筆者は，2007 年より出生コホート研究（Hamamatsu Birth Cohort study：HBC-study）を運営し，エントリー総数 1,200 組の母子を追跡する中で，さまざまな発達の遅れを示す子どもたちに出会ってきた．中でも，発達障害の一つである自閉症スペクトラム障害（autism spectrum disorder：ASD）を疑わせる子どもたちの発達は，総じて健常児（略して TD）と比較し，いくつもの点で発達に遅れをきたしやすいことが判明している．長期縦断研究である HBC の知見からは，子どもの「こころ」の表れにつながる全般的発達の軌跡が，生後 1 か月から把握可能であり，ASD と TD の比較から，発達障害を持つ子どもたちの特性が浮かび上がってくる．本章では，ASD を例に，ヒトの感覚・知覚のありようや，知能・情緒・意識が反映される他者とのやりとりの質（コミュニケーション能力），そして，行動にもつながる微細・粗大運動機能にも焦点を当てて，生後 32 か月にわたる発達の軌跡を多面的に取り上げる．子どもの発達，ひいては子どもの「こころ」の発達が，乳幼児期発症の神経発達障害である ASD においてどのような遅れを示していくのか，研究の途中経過を概説したい．

> **Column　Autism Spectrum Disorders（ASD）**
>
> 　ASD は，2013 年 5 月に改訂版が発行された，アメリカ精神医学会による診断基準マニュアル DSM-5[2]において，①社会的相互作用の言語／非言語的コミュニケーションの著明な障害，②反復的で常同的な行動や限局された興味関心を診断の必須要件とする発達障害の一群である．この中には，従来は別の診断名とされていたアスペルガー障害（Asperger's disorder）も含まれることとなった．2009 年には ASD の有病率が 1〜2％と報告され[3]，1979 年の 0.2％という報告[4]からすれば，この 30 年間で 10 倍近く上昇していることになる．その理由には諸説があるものの[5]，この一群に対する早期介入が，その後の社会適応の度合いを左右することは今や世界的に共有されている事実である[6]．ASD をいかに早期に，かつ正確に捉えることができるのか，世界はその生物学的マーカーの発見に凌ぎを削っている．

Ⅲ　予防、治療に向けて

1　正常な発達と発達の遅れとは

　発達と一言でいっても，その領域は「粗大運動」「微細運動」「言語」「認知」に加え，まさしく「こころ」を介する他者とのやりとりに必要とされる，社会的／情緒的な成長，と複数領域にわたる。各々の領域において，定型発達児であれば，通常この月齢においてできているだろう，といった発達上の到達課題を「発達のマイルストーン」という（表1）。

表1　発達のマイルストーン

月齢（中央値）	内　容
出生時	ほとんどの時間寝ている／吸啜する，気道分泌物の喀出，不快なことや妨害に泣いて反応する
生後4週	両手を目や口に持ってくる／腹臥位の時，頭を左右に動かす／顔の約15cm上を弧状に動く物体を正中部まで追視する／音に対してびくっとする，泣く，静かになるなど，何らかの反応を示す／馴染みのある音や声のほうに顔を向けることがある
生後6週	視線上の物体を注視する，話しかけられると笑うようになる，腹ばいで横になる／引っ張られて座位になる時，頭が遅れる
3か月	座位の際頭部が安定に保たれる／腹臥位の時，45度頭を上げる／両手を開いたり閉じたりする／足を平面に置くと踏ん張る／吊り下がった玩具を叩こうとしたり手をのばして触ろうとしたりする／顔の上を弧状に動く物体を左右の端から端まで追視する／顔をじっと見つめる／養育者の声に対し笑みを浮かべる／発声する
5〜6か月	垂直に起こした時，頭が安定して保たれる／支えがあれば座れる／寝返りを打つ，通常は腹臥位から背臥位へ／立位で自らを支える／物体に手をのばす／遠くにいる人を認識する／（4か月）見比べることが可能／人の声にじっと耳を傾ける／親しい人と知らない人を区別できる（人見知り）／自発的に笑う／喜んでキーキー言う／おもちゃに喃語で話しかける／よりよいと思えるほうを選んでしっかり手に入れる
7か月	支えなしで座る／まっすぐに立たせた時，両足に体重をかける／手から手に物体を移す／哺乳瓶を自分で持つ／落ちる物体を見る／自分の名前に反応する／「だめ」と言われていることに反応する／喃語に母音と子音を組み合わせる／遊んでもらうのを見越して興奮で身体を動かす／いないいないばあをする

9か月	上手に座る／両手両膝をついてハイハイをする／自分で立位になる／届く範囲にない玩具を取ろうと努力する／玩具を取り上げられると怒る／腹臥位から座位になる／人か物につかまって立つ／親に関して適切に"ママ"や"パパ"と言う／パタケーキ遊びをする／バイバイと手を振る／他者が指差した対象を一緒に見る→「見て」という相手のセリフと視線を追って，他者の意図する対象へ視線を移すことができる（共同注視）
12か月	家具につかまって（"クルージング"）または手につかまって歩く／支えなしで1，2歩進むことがある／一度に数秒間立っている／カップから飲む／いくつかの単語を話す，自分の服を着るのに協力する
18か月	上手に歩く／つかまって階段を上れる／本の数ページを一度にめくる／約10個の単語を話す／玩具のひもを引っ張る／部分的に自分で食事を摂る
2歳	上手に走る／1人で階段昇降ができる／本を1ページずつめくる／簡単な着衣をする／2, 3個の単語で文をつくる／便意を言葉で伝える
3歳	三輪車に乗る／ボタンや締め紐を除いて上手に着衣する／10まで数えたり複数形を用いたりする／少なくとも3つの色を認識する／自分で上手に食事を摂る／小児の約半分が自分で用便を済ませる
4歳	交互の足で階段昇降ができる／オーバーハンドでボールを投げる／片足で跳ぶ／十字形を書き写す／手や顔を洗う
5歳	スキップする／弾んでいるボールをつかむ／三角形を書き写す／4つの色を知っている／手助けなしで着衣と脱衣をする

（メルクマニュアル18版より抜粋したものに筆者加筆）

　このような到達指標が順調な発達の目安となり，当然ながら子どもの発達の遅れについて検討する際にも有用であるが，項目によっては個体差もあり，目安となる月数幅が広い場合もある。正常発達と目される小児においても，各領域内における発達の度合いは一定ではない。よって，発達に関する研究では，ある程度大規模なサンプルを用いて，各領域に特異的な発達マイルストーン達成の平均年齢とその正常範囲が特定され，いわゆる「平均域」から有意に外れていると統計的な結果が導き出された場合に，「発達に遅れが認められる」と定義される。筆者の運営する出生コホート研究から見出せた子どものさまざまな発達の遅れについて，発達障害と絡めながら，以下に途中

Ⅲ　予防、治療に向けて

経過の一部を紹介しよう。

2　出生コホート研究からうかがえる ASD 児の発達の軌跡

(1) Hamamatsu Birth Cohort（HBC）Study とは

　HBC-Study は，浜松医科大学附属病院産科婦人科を受診した妊婦（近隣の産科婦人科から紹介されてくる妊婦も含む）を対象とした多目的出生コホート研究である。対象者はわが国の平均的な母子と考えられ，代表性の保たれたサンプルである[6]。2011 年 3 月の時点でエントリー総数が目標数 1,200 組を超え，同年 10 月中にすべての出産を終えた母子を，安定期を迎える妊娠中の初回面接に加え，産後 1・4・6・10・14・18・24・32・38・48 か月の計 10 回にわたり子どもの発達を直接的・包括的に追跡していくという，非常に手間や労力のかかる長期縦断研究である。参加継続率は一定して 90％を超えるため，世界的にも質のよい縦断研究の一つといえよう。HBC-Study では，子どもの発育状況と育児に関する種々のデータ収集を行っている（表 2）。加えて，当院の産科婦人科・新生児科・小児科との緊密な連携体制のもと，出産時・産後入院中・小児科健診時を含む各種カルテ情報が網羅されている。HBC-Study の主たる特徴は，最大計 11 回にもわたる直接面接・評価である。子どもの発達評価は，事前トレーニングを経た医師と臨床心理士が，欧米の小児発達研究において頻用されている評価基準である Mullen Scales of Early Learning（MSEL）を用い，子どもが生後 1・4・6・10・14・18・24・32・38 か月時点で実施している。また，面接時間内における子どもの

表2　HBC-Study におけるデータ収集内容（抜粋）

生物学的指標	臍帯血・胎盤（帝王切開時）・ゲノム DNA（2 歳以降）
神経発達学的指標	反射・粗大運動・微細運動・視覚受容・受容言語・表出言語・語彙理解・社会性
産科学的指標	生殖補助医療・母親の妊娠前 BMI・妊娠中の体重増加・出生時体重と週数
社会心理学的指標	親の喫煙＆飲酒・親の精神科的既往歴・母親の産後うつ病・年収・職種　etc.

社会的やりとりの質的評価も合わせて行っている。

(2) 測定内容と解析

MSEL[7]は5つのドメイン（粗大運動，微細運動，視覚受容，受容言語，表出言語）から構成されており，各ドメインにおいて，到達が期待される発達指標の達成度合いが数値化される仕組みになっている。この他，ASDのred flagとされる呼名反応や共同注視[8]に，深部反射，原始反射を含めた神経発達指標も加えた。発達指標は計28個となり，対象者は，子どもが生後32か月を迎えた549名であった。子どものASD診断は，発達上の懸念が生じた後に，複数の専門家（小児精神医学において経験を有する3名以上の医師と臨床心理士）が面接もしくはビデオを供覧することで与えられる臨床診断であり，研究用診断補助ツール（たとえばAutism Diagnostic Interview-Revised（ADI-R）とAutism Diagnostic Observational Schedule-Generic（ADOS-G）の援用は行っていない。解析は，発達月齢を説明変数とし，出生順位，性別，在胎週数を共変量とするgrowth curve mixed modelingを用い，ASD群および非ASD群ごとの各発達指標への到達確率をモデル化した。

(3) 結　果

子どもの発達を，生後1・4・6・10・14・18・24・32か月と追跡調査する中で見出されたASDは，解析対象の549名中4％にあたる24名（男女比＝16：8）であった。10か月および14か月齢における28の発達指標の推移または発達指標の到達確率を，ASD群と非ASD群別にモデル化した結果が図1のグラフである。ASD児と非ASD児の2群間比較において，発達の軌跡に差異が認められたのは，図1に示すa～gの7つであった。

(4) 考　察

ASDという発達障害に特化した発達の全般的遅れについて概説してきた。偶然にも，ASD群が非ASD群より秀でて早く発達するような項目は見出されていない。ASDの診断基準でもあり，障害そのものの特徴として挙げられる，対人相互反応と社会性に関わる面からも複数項目で遅れが見出され

Ⅲ 予防、治療に向けて

a 座位の完成

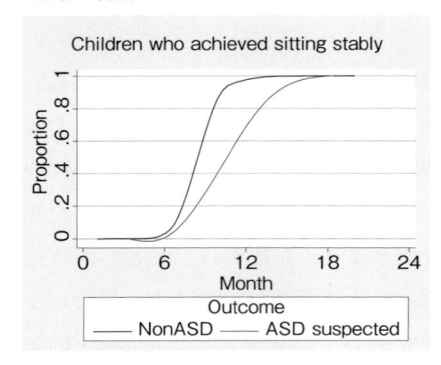

Children who achieved sitting stably

b 視性立ち直り反射

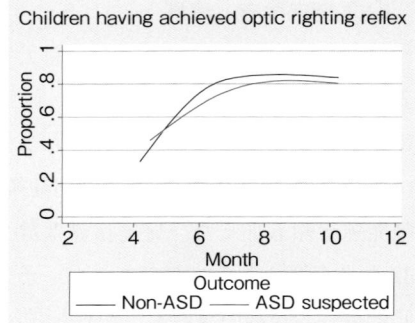

Children having achieved optic righting reflex

c「ちょうだい」への反応

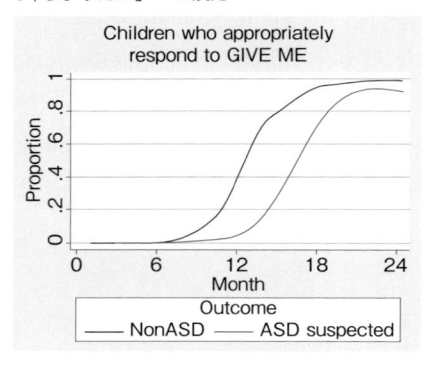

Children who appropriately respond to GIVE ME

d 共同注視

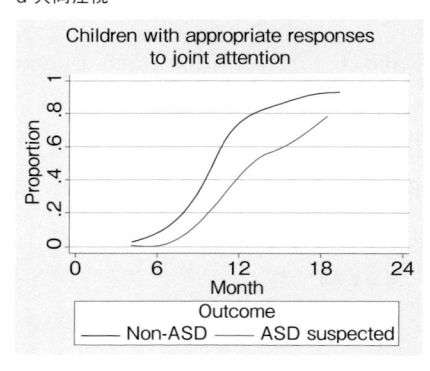

Children with appropriate responses to joint attention

e 模倣

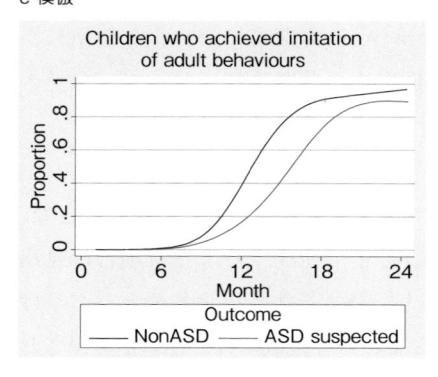

Children who achieved imitation of adult behaviours

f 初語

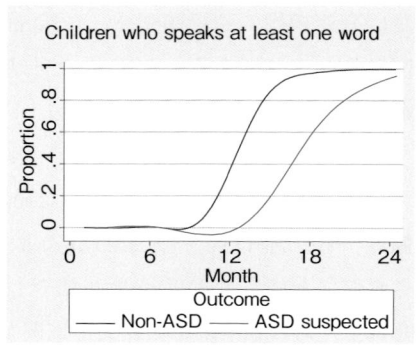

Children who speaks at least one word

g 両手を用いた操作

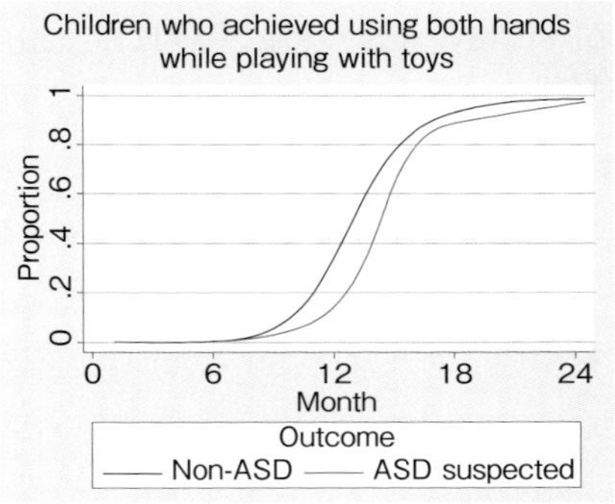

Children who achieved using both hands
while playing with toys
Proportion
0
.2
.4
.6
.8
1
0
6
12
18
24
Month
Outcome
Non-ASD
ASD suspected

図1　ASD群（n=24）と非ASD群（n=525）ごとの，各発達指標の到達度：月齢に応じた予測確率

（すべての図において縦軸が到達度，横軸が月例を示す）

a. 座位の完成：子どもが自由に体の横にあるものを手に取れるようになる座位の完成は，通常，生後8か月頃が目安とされる[9]が，本研究のASD群の到達度合いは，10か月時点においても非ASD群の約半分であった。
b. 視性立ち直り反射：生後5～6か月頃から確認可能となる視性立ち直り反射は，2群間において生後6～8か月間の差が縮まることなく開いたままであった。
c.「ちょうだい」への反射：「ちょうだい」への反応は2群間において差異が著しく，ASD群は，14か月時点で非ASD群の約半分の到達度しか示していなかった。
d. 共同注視：同様に，共同注視もASD群はきわめて反応に乏しく，通常，反応が認められるようになるのは生後10か月頃であるが，この時点から継続して，非ASD群との差が縮まることはなかった。
e. 模倣：模倣行動も，生後12か月前から18か月過ぎまで2群間に開きがある.
f. 初語：初語は通常生後10か月頃から認められるが，本研究のASD児に至っては，生後12か月時点でも非ASD群の4分の1しか初語を発していなかった。
g. 両手を用いた操作：両手を用いたモノの扱いは9か月頃から可能となるが[9]，本研究における2群間のわずかな開きは12か月前後を中心に，24か月頃まで続いていた。

（月刊精神科 第22巻第4号 p438より転載）

た。その1つ「ちょうだい」への反応欠如がASDの予測指標として見出されたが，これは，1歳未満で「呼びかけなどの関わりに対する反応が乏しい」という母親たちの多数意見とも合致する[10]。1歳時点という超早期に，対人相互作用・社会性の多くの項目でASD群と非ASD群の発達は異なるのである[11]。

Ⅲ　予防、治療に向けて

　対人相互作用・社会性，つまり，人とのやりとり・コミュニケーションには，「相手を認識する→自他の分化→自己中の世界→相手の視点で物事を認知できる」といった発達のプロセスが必要である。認知の発達や人とのやりとりを通して，情緒も安定していく。そこには，「こころ」の働きが不可欠である。たとえば，3歳児が自分の遊びたいおもちゃを他児にとられそうになり，その子を押しのけ泣かせながらも平気で遊んでいられるのは自己中心的な段階であるが，健常児であれば成長するにつれ，他児の視点で状況を理解するようになっていく。泣かせた後に「なんか悪いことしちゃった」とバツの悪さを感じたり，他児の頭をなでて謝ったり，おもちゃを貸してあげたりすることができるようになる。これは「思いやりのこころ」であるが，このような「こころ」の発達は，たとえ健常児であっても年齢とともに自然に，または勝手に成し遂げられるものではなく，おそらく，日常体験するさまざまな人とのやりとりから育まれていくものと思われる。

　しかしながら本研究で取り上げたASDには，生まれつき，人とのやりとりが不得手という特徴がある。「こころ」が関わる人とのやりとりが生まれつき不得手な子どもだと，発達の諸領域も健常児と比較し，いかに包括的な遅れを示すか，一例としておわかりいただけたであろう。それでは，このように生まれつき発達に障害を抱える子どもへの対応はどうすればよいのか……「こころ」の発達を促進させることは可能なのか？　答えはyesである。

③ こころの発達にかかる予防と治療

　筆者らは，ASDといった発達障害を早期に見出すことだけを目的として出生コホート研究（HBC-Study）を運営しているわけではない。ASDといった発達障害の多くは未だ発症原因が特定できず，発症の生物学的マーカーも存在しないことから，重要なのは障害の存在を早期に予測し，その流れで適切な時期に早期治療へつなげることにある。しかしながらASDにおいては"治療薬"が存在するわけではないため，対処は服薬といった「治療」ではなく，「療育」といわれるトレーニングを施すことにある。療育とは，その

> ## Topics　早期発見・早期介入の威力
>
> 　2011年6月,「Medical Tribune」(世界の医学・医療情報紙)の記事によれば,米国 Kennedy Krieger 研究所の Dr. Rebecca Landa ら[12]が, ASD の幼児(生後21～33か月)を対象に, ASD に特徴的な社会性・コミュニケーションの障害に的を絞った早期介入プログラムを施行。ランダム化比較試験(Randomized Controlled Trial：RCT, データの偏り＝バイアスを軽減するため, 対象児を無作為に介入群と他群に割り付けて評価)で介入効果を検討したところ, 社会的同調性(共同注意・感情共有・社会的模倣行動)の獲得を重視した介入群とそうでない群では, プログラム終了から半年後の改善度に差異がみられたという。ASD の診断要件となる社会的コミュニケーションに的を絞った介入群では, そうでない群よりも改善度が大きく, そのスピードも早く, なおかつ, 一度獲得されたスキルは喪失することなく保たれていた。この研究から, 2歳前後という早期に, 社会性・コミュニケーションの障害に焦点を合わせた介入を施すことの意義が, 世界で初めて科学的に実証されたのである。

　子どもが苦手なこと, できないことが少しでもできるようになったり, 全般的な社会適応度を底上げしたりするために, 小さな積み重ねを繰り返しながら個々に合わせた課題に取り組む, 社会的勉強もしくはリハビリの場ともいえようか。その内容や質は地域によっての差異もあろうが, 早期介入の療育が, その後の子どもの社会適応の度合いを左右することは, 今や世界の共通概念である。

　筆者らも, HBC-Study で出会った ASD 児を早期に療育へとつなげ, その効果をまざまざと実感してきた。本来, 研究とは, このように現場の利につながるものである。本章で紹介したような研究からの知見が, 社会へと還元され活用されるために, われわれは研究を遂行しているのである。しかしながら早期発見や早期療育の必要性が説かれるようになった一方で, 障害の存在や療育の必要性を受け止めにくい親がいることも事実である。親にとって, 子どもの発達の遅れを指摘され, 療育への参加を促されるということは, わが子が普通とは異なる・健常児ではない, といった烙印を押されるような

Ⅲ　予防、治療に向けて

ショックな出来事になり得る。このことは専門家が親への対応として最も苦慮するところである。

　こころの発達の遅れを出生前から予防することは，現時点では不可能である。しかし，根本的な治療に代わる「療育」が存在することを忘れてはならない。療育がいかに子どもの発達を促進し得るものか，改めて別の機会に報告したいと思う。

おわりに

　目には見えにくい「こころ」であるが，こころの働きは脳の働きでもあり，発達上の運動・認知・言語・社会性，といったさまざまな機能と複雑に絡み合っている。種々の機能発達と並行し，人とのやりとりの中で，「こころ」も磨かれ豊かに育まれていくものと想定する。重要なのは，親も学校も医療福祉現場に行政も，子どもの発達の遅れや，その背後に存在するかもしれない発達障害の存在を正しく理解し見立て，早期に療育へとつなげるべく連携し続けることであろう。こころの発達の遅れは決して固定的なものではなく，適切な早期介入によって，いくらでも可塑的に伸び変化していくものと筆者も信じている。

●引用文献

1) 『日本大百科全書』小学館，1994.
2) American Psychiatric Association : Diagnostic and Statistical Manual of Mental Disorders. (5th ed). American Psychiatric Association, Washington, DC, 2013.
3) Baron-Cohen S, et al : Prevalence of autism-spectrum conditions : UK school-based population study. Br J Psychiatry 194 : 500-509, 2009. doi : 10.1192/bjp.bp.108.059345. Erratum in : Br J Psychiatry 195 : 182, 2009.
4) Wing L, Gould J : Severe impairments of social interaction and associated abnormalities in children: epidemiology and classification. J Autism Dev Disord 9 : 11-29, 1979.
5) 土屋賢治，松本かおり，武井教使：自閉症の疫学研究の動向と出生コホート研究. 日本神経精神薬理学雑誌 31：29-34，2011.

6) Tsuchiya KJ, et al : Searching for very early precursors of autism spectrum disorders: The Hamamatsu Birth Cohort for Mothers and Children (HBC). J Dev Origins Health Dis 1 : 158-173, 2010.
7) Mullen EM : Mullen Scales of Early Learning. Pearson Assessments, UK, 1995.
8) http://www.cdc.gov/ncbddd/autism/signs.html: Centers for Disease Control and Prevention, 2012.
9) 前川喜平, 小枝達也編：乳幼児健診の神経学的チェック法. 南山堂, 愛知, 2007.
10) 宮地泰士：高機能広汎性発達障害の早期兆候に関する予備的研究. 脳と発達 43：239-240, 2011.
11) Veness C, Prior M, Bavin E, et al : Early indicators of autism spectrum disorders at 12 and 24 months of age : a prospective, longitudinal comparative study. Autism 16 : 163-177, 2012.
12) Landa JR, et al : Intervention targeting development of socially synchronous engagement in toddlers with autism spectrum disorder: a randomized controlled trial. J of Child Psychology and Psychiatry 52 : 13-21, 2011.

（松本かおり）

子どものこころのひずみは
どのようにあらわれてくるのか

はじめに

『ひずみ』とは，あることの結果としてあらわれた悪い影響，弊害，しわよせである。子どもは成長していく中で，さまざまな外力の影響を受ける。楽しいことばかりでなく，つらくて苦しいものも多い。特に初めてのことには不安や緊張が伴う。このようなライフイベントに伴う心理的ストレスは子どもの心理的成長には不可欠なものである。しかし，子どもが乗り越えられないほどのストレスや，自身のストレス耐性が低い場合や，あるいはストレスを緩和してくれるはずの養育者の支えが弱い場合などは，ストレスに耐えきれず，心身の問題として表れてくることになる。ここでは，心のひずみによって起こる多くの精神障害を年代別に分けて紹介する。

1 乳幼児期によくみられる精神障害

(1) 哺育および摂食の障害

哺育は基本的な栄養の観点から身体的にも精神的にも生存して成長するのに大切な機能である。乳幼児は栄養の補給について養育者が頼りであり，生後初めの数か月で急激に体重が増加し，成長にエネルギーが必要となるとともに，授乳や離乳食を通して社会的環境に慣れ親しんでいく。空腹感の律動性や生物学的未熟さから生じるこども自身の問題がある一方で，養育者と子

どもの関係に関連して発生しする場合がある。

拒食は乳幼児に最も多くみられる症状で，哺育困難の約30％を占める。また偏食も3歳児の12％にみられる。自閉症スペクトラム障害の子どもたちはこだわりや感覚の過敏により，いつもと違う調理法や食品の匂いや触感に強い抵抗を示す。食べたものを意識的に吐き出しまた飲み込むという反芻障害や，食べ物でないものや栄養価のない物質を食べ続ける異食症も一般的に発達遅滞や発達障害に合併し，ストレス反応として長期化する場合がある）。

幼児で体重増加不良（3パーセンタイル以下の体重と定義される）が認められる時，成長障害という。その原因が器質的でない場合，育児の問題や虐待の可能性がある。

肥満は遺伝傾向があり，両親の肥満はリスク因子の指標となる。また，親の摂食障害は子どもの食事に影響するといわれ，母親の摂食障害は子どもの成長障害や重篤な哺育障害と相関があると報告されている。

(2) 睡眠障害

睡眠は活力を回復させるのに大切な機能である。睡眠の規則化と強化は生後1年の間に獲得する。睡眠の規則化は乳児がスムーズに覚醒から入眠に移行する能力に関係し，睡眠の強化は乳児が十分に目覚める前に年齢相当な時間の睡眠を持続する能力に関係している。

不眠症は1～3歳の子どもの約20％，4～5歳の子どもの10％にみられる。8歳で睡眠障害のある子どもの40％は3歳までに睡眠の問題を抱えていたとの報告もある。睡眠障害のある子どもは，不機嫌さや行動上の問題，胃痛，頭痛，摂食障害，かんしゃくなどとも関係があるとされる。

その他，睡眠障害を呈する精神障害として，うつ病，PTSDの他，注意欠如・多動性障害や自閉症スペクトラム障害にも合併すると報告されている。

(3) 愛着障害

Bowlbyによれば，愛着とは危機的な状況に際してあるいは潜在的な危機に備えて，特定の他者（多くは母）を求めるという生き延びるための本能で

ある。愛着は，子どもと養育者との間に築かれる情緒的な絆と言い換えてもよいが，子どもが成長した後も対人関係の持続安定や健康な人格発達の基盤として重要である。

　愛着障害は DSM-Ⅳ-TR の診断基準によれば5歳以前に始まり，発達障害などの単独の障害で説明できないものとされ，抑制型と脱抑制型に分類される。抑制型は警戒心が強く，対人関係に抑制的な態度が特徴的であり，著しく不適切な養育と密接に関係している可能性がある。脱抑制型は愛着対象に対し，無差別，無分別な社交性を示し，初期の養育が事実上欠如した場合に生じるとされる。いずれも愛着を求める行動でありながらも表現型としては不適切となる。

　診断上は現在の愛着関係に対する行動の異常に着目するが，多くの場合，初期の養育者との問題がそれ以降の養育者や仲間関係に影響していくため，病的な養育の既往として拡大的に理解されている。

❷ 児童期によくみられる精神障害

⑴ 適応障害

　適応障害はストレス因子に対する反応と定義され，ストレスコーピングが未熟な児童期や思春期では古くから存在する概念である。診断的には因子や症状の強弱について基準がないため正常との境目が曖昧であることが問題となりやすい。DSM-Ⅳ-TR の診断基準によれば，ストレスの始まりから3か月以内に発症し，情緒面，行動面の症状が出現する。症状としては著しい苦痛あるいは社会機能の障害が存在する。死別反応は除外され，ストレス反応が終結すると症状が6か月以上持続することはないとされる。

　児童期は学校生活が始まり，集団の中で友人関係の発展や学業に取り組むことになる。社会的機能が求められるようになり，適応に焦点が当たってくるため適応障害の診断がつくこととなる。具体的なストレス因子としては，進級，仲間からの拒絶，転居，両親の離婚などがあるが，このようなストレス因子が慢性化することも稀ではない。ストレス因子への反応としては，身

体症状の訴え，元気のなさ，感情の不安定さ，一過性の不登校などを呈する。時には落ち着きのなさや暴力的な行動を呈する子どももいる。

適応障害の診断は，6か月以上経過する場合は診断の見直しが必要である。数年にわたって長期化する場合は，気分障害や行為障害など別の精神障害へ移行する場合があるため，継続的な観察を要する。

斉藤万比古は不登校について，表面的な精神障害の他に発達障害の並存や不登校の様式，不登校の段階，環境への影響など多軸的に診断する必要があるとし，不登校の多軸診断を提唱している。

(2) 不安障害

児童期の多くの不安は，安全を保障するための自己防衛行動の必要性を示唆するものでもあり，人間の発達においては適応的な役割を担う。このため，正常と異常の境目が難しい。たとえば，親の不在時に子どもが苦痛を訴えることは逸脱とはいえない。しかし，養育者が現れた後も回復できない場合や，将来に対して過度に不安を訴え行動や情動に影響を与える場合は病的と判断される。

不安障害は約5～10％の子どもにみられ，恐怖症，分離不安障害，社会不安障害，全般性不安障害などがある。恐怖症とは特定の対象や状況に対して過剰で不合理な恐怖を抱くものであり，泣く，かんしゃくなどの不安反応が繰り返される。分離不安障害は家庭あるいは養育者からの分離に対する不安が過剰で年齢的に不適切なものをいう。たとえば，分離状態やその予測に対し，過度の苦痛を訴えたり，愛着対象に何か悪いことが起こるのではないかと過剰な心配を持ち続けたりする。社会不安障害は他者から注目を浴びる，または恥ずかしい思いをすることへの過剰な不安をいう。子どもの場合，よく慣れた大人とは問題なく交流できても同世代間で対人交流の問題が生じることがある。近親者に対しても不安を呈する場合は全般性社交不安障害と呼ばれ，より重篤である。全般性不安障害は日常生活の多数の出来事に対し過剰な不安を呈するものをいう。子どもによってさまざまな形で不安を呈するが，不登校や日常生活に大きく影響するレベルのものを障害として取り扱う。

Ⅲ　予防，治療に向けて

　不安障害は他の障害が併存している場合がある。たとえば全般性不安障害の子どもの90％は別の不安障害を合併していると報告されている。また，不安障害は大うつ病性障害や注意欠如・多動性障害，行為障害などとも合併する場合がある。併存障害があると機能障害を起こしやすいため，的確な診断が必要である。
　また，家族研究からは両親の精神障害が影響することが言われているが，遺伝性なのか環境の影響なのかは議論が残されている。

(3) 心身症と身体表現性障害

　体がだるい，気持ちが悪い，疲れやすいなどの不定愁訴をはじめとする自律神経症状は，心身の疲労の蓄積，自律神経が失調しやすい体質，心身症，精神疾患などで広くみられる症状である。自律神経失調症として子どもでよくみられるのは起立性調節障害である。起立時の血管の反応が悪く，脳血流が減少し不定愁訴を呈する。
　心身症は素因として身体的脆弱がありストレスの刺激により身体症状が生じる。時に精神的脆弱性も並列し精神症状を呈することがあるが，あくまで並列あるいは身体症状の結果として二次的に精神症状が生じてくるとされる。
　身体表現性障害は素因として精神的脆弱がありストレスの刺激により精神症状が生じる。その表現型として身体症状が前面に出てくる。身体的異常がない，あるいはあった場合でも，その状況に見合わない強さと頻度で身体面の不調を訴え続けるのが特徴である。身体表現性障害にはさまざまな身体症状を訴える身体化障害，運動障害や知覚障害などの神経障害を思わせる転換性障害，痛みと苦痛を訴える疼痛性障害，重大な病気にかかっているのではないかと不安を訴える心気症などがある。

3　思春期によくみられる精神障害

(1) 摂食障害

　摂食障害は，児童期の捕食障害などと比べると思春期以降の発症が典型で

ある。疫学的には国や地域によって大きな偏りがあり，先進諸国の女性に多いといわれる。摂食障害には，一般に「拒食症」といわれる神経性無食欲症と「過食症」といわれる神経性大食症がある。神経性無食欲症は前思春期の発症は稀であり，初発のピークは 15 〜 19 歳である。神経性大食症の初発のピークは 19 歳である。いずれの障害も自己評価が体重，体型によって過剰に左右され，身体像の歪みといわれる症状が特徴的である。

体重の基準は Body Mass Index（BMI）＝（体重 kg）/（身長 m）^{2} で求められる数値で，22 が期待される体重として求められることが多い。中高生の BMI の平均は 20 とされており，神経性無食欲症の診断基準となる標準体重の 85％の体重は BMI 17 に相応する。BMI 17 は月経や骨塩を維持するための最低レベルであり，これ以下を不健康と考える。神経性無食欲症は体重減少に加え，無月経，産毛の密生，徐脈，低血圧，低体温，浮腫などの身体症状が認められる。これらは飢餓に続発して生ずると考えられている。神経性大食症は食事制限後のリバウンドや気晴らし食いとして始まり，体重の増加を防ぐために自己誘発性嘔吐や下剤を乱用する。排出行動を行うため体重変動は少ない。高校生ぐらいから増加するが治療を受ける人は少ない。

摂食障害の病因はいまだ明らかにはされていないが，遺伝，環境，社会が相互に関連して発症すると考えるのが自然である。親と子の両方が摂食障害というケースも珍しくなくなってきている。神経性食思不振症は死亡することもあるため注意が必要である。また，神経性食思不振症と神経性大食症の相互の移行が交互にみられ，長期に至るものもある。

摂食障害は併存する精神疾患が予後に大きく影響する。抑うつや不安などの精神症状や，不登校，引きこもり，自傷行為，自殺企図などの問題行動，さらには強迫性，回避性，演技性，境界性パーソナリティ障害などを併存する。

治療としては，入院治療と認知行動療法，対人関係療法などの精神療法が主体となる。

(2) 気分障害

　気分障害は大まかにいって，うつ病性障害と双極性障害に分けられる。1970年以降，青年期のうつ病の研究がなされるようになり，児童・思春期においても成人と同様に大うつ病性障害の診断ができ，障害を通じて同様のうつ症状を示すことが明らかになった。また，双極性障害は大うつ病性障害のエピソードで始まり，後年になって軽躁エピソードや躁病エピソードを呈し双極性障害であることが判明する。躁状態は多動，過活動など衝動的な問題を繰り返すことから，注意欠如・多動性障害や行為障害との鑑別が必要である。双極性障害はうつ病より稀な障害ではあるが，低年齢発症例では双極性障害のほうがより多く報告されている。

　うつ病エピソードにはさまざまな型がある。慢性的で軽い抑うつが2年以上遷延するものを気分変調症，興味や喜びの消失，情動反応の欠如，早朝覚醒，朝方の抑うつ，精神運動制止や焦燥，食欲や性欲の減退などの中核症状を多く有するメランコリー型，過眠過食，鉛のような体のだるさ，気分の反応性などの非定型うつ病がある。児童・思春期では非定型うつ病のタイプが多いとされる。

　うつ病の罹患率は年齢層による違いがあり5～10歳と11～15歳で比較するとオッズ比は8.5となっている。うつ病以外のうつ症状も合わせると小児期で10%，思春期後期で10～20%との報告もある。

　児童・思春期のうつ病にはしばしば併存障害がみられる。Rutterは精神障害のある子どもとない子どもを識別する最もよい指標の一つはうつ病の症状だと述べたほどである。併存障害として多いものは行為障害（40%）と不安障害（30%）である。行為障害の子どもは家族機能の障害や遺伝的傾向の影響が強い。一方，不安障害はうつ病の発症に先立ってみられることが多い。また，知的障害は精神障害の合併率が一般に比べて高いが，言語表現能力に制限があり診断や治療が遅れることがある。

　うつ病は生物学的および心理社会的要因のそれぞれが多因子性に関与する病態である。初期の段階では抑うつの発症につながったストレッサーを明ら

かにし，その除去や軽減を図る。軽症から中等症の抑うつ症状に対しては，認知行動療法や対人関係療法，家族への介入が有効である。重症の場合，薬物療法が併用される。

　子どものうつ病の追跡調査では，自然経過あるいは治療の結果，大多数は遅くとも2年以内には回復する可能性が高いと報告している。Kovacsらは青年期の大うつ症性障害は1年以内に74%，2年以内に92%が回復したと述べている。回復までの平均期間は約28週間であった。しかし，長期的に見ると再燃や遷延化のリスクも高い。児童・思春期に発症したうつ病患者では62.4%に成人期でうつ病の再燃がみられている。

　子どものうつ病の予防としては，家族介入が有効である。児童・青年期のうつ病の最も明らかなリスク因子は，年少における抑うつ症状とうつ病の家族歴である。夫婦間の問題や母親のうつ病を改善することが，子どものうつ病のリスクを軽減することであると考えられている。

(3) 統合失調症

　統合失調症は児童期や青年期にみられる最も重篤な精神障害の一つである。現在は統合失調症の基本的な原因や病理的なメカニズムはまだ明らかにはされていないが，脳発達の障害であるという見解が広く支持されている。青年期に神経のシナプスが過度に脱落することが異常な神経の接続性や精神病につながると考えられている。精神病症状は統合失調症を含むさまざまな障害の最終段階の症状であり，重篤な精神障害の非特異的な指標とされている。また，統合失調症になりやすい遺伝的あるいは発達的脆弱性は，希薄な社会性や認識力の悪さなどで特徴づけられる，より広い意味での非精神病的な統合失調症のスペクトラムとして定義できる。それゆえ，統合失調症の原因研究は最終段階の精神病症状ではなく，精神病発症の，より身近な点での発達や認知過程に目が向けられている。

　統合失調症の症状には幻覚や妄想などの側頭葉機能と関連する「陽性症状」，感情鈍麻や意思のなさ，論理性のなさなどの前頭前野背側部の機能低下と関連する「陰性症状」，思考障害や奇妙な行為などの前頭前野腹側部や

帯状回の機能低下と関連する「解体症状」がある。成人型の統合失調症が体系化された偏執的な妄想を持つのが多いのに比べ，児童・思春期に発症する統合失調症は解体・不統合性（思考の滅裂や自我感覚の障害），陰性症状が多いことによって特徴づけられる。Maudsley 病院での調査によれば陰性症状は病前の発達障害および家族負因と関係していると報告している。

　児童・思春期に発症する統合失調症は，病前の社会的機能の貧困さや早期の発育遅延と関連している。思春期発症の 20% の人が言語や運動系の発達障害を認め，また 12 歳以前の発症ではその 50% に言語，運動，社会性の障害を認めたと報告されている。知的水準も児童・思春期発症例では平均 80 前半で成人例に比べて低い。統合失調症の一群ではすでに発達の障害がリスクである可能性が示唆されている。また，統合失調症の非典型的な早期発症のリスクとして，親からイライラをぶつけられたり批判的なことを言われ続けるような精神的苦痛に特異的にさらされていることが挙げられる。このような親の態度は high EE と呼ばれ，精神病の再発や予後不良を予見させる因子となることが認められている。

　診断は発達の未成熟と精神病理の区別を丁寧に行っていく。感情障害や非定型精神病などその他の精神病性障害や自閉症スペクトラム障害などの発達障害，薬物関連性精神病やてんかん，ウィルソン病や異染性白質ジストロフィーなどの神経変性疾患とも鑑別が必要である。

　治療は薬物療法を中心とし，個人や家族カウンセリング，疾病教育，社会的教育的ニーズを満たすサービスなど総合的な治療が必要である。

　早期発見への試みが世界的に広がっているが，ハイリスク群の 20% 程度が精神病に発展するにすぎない。リスク状態にある人の大部分は統合失調症を発症しないが，迅速な治療的介入（認知行動療法や少量の薬物療法）はリスク状態の人全体に利益をもたらすといえる。現時点では，リスクの高い家族歴や発症を暗示する前駆症状を呈している児童や思春期の子どもを観察し，発症時には速やかに治療を開始することが実際的な対応である。

おわりに

　リスク因子とネガティブな結論との関連性が文献から立証されている。しかし，多くの子どもたちはストレス状況に適応しリスクの中に含まれているストレッサーの過大さにもかかわらず，適切で十分な社会的・感情的・認知的機能を発達させている。これは子ども自身の中にリスク状況でも上手に適応し発達していく能力（レジリエンス）があることを示唆している。

　子どものレジリエンスを発揮する過程には3つの要素が関係しており，①生来に由来するもの（気質・知能・自己価値観），②家族の要因（家族の結びつき，安定感，結束力），③外部からのサポート，これらの一つ以上が存在することにより，リスク下でもよりよい結果につながることが可能である。子どもの心のひずみの影響を取り除くためには，ストレス状況を速やかに解決するとともに本人および家族や地域への働きかけを行い，よりよい適応と発達を促すための援助が有効であるといえる。

●引用文献

1) Rutter M, Taylor E 編：児童青年精神医学．明石書店，東京，2007．
2) Bowlby J：Attachment and Loss, Vol1 Attachment Taristok Institute of Human Relation. 1969（黒田実郎訳：愛着行動―母子関係の理論1―．新版．岩崎学術出版社，東京，1976）．
3) 中根晃，他編：子どもと思春期の精神医学．金剛出版，東京，2008．
4) American Psychiatric Association：Diagnostic and Statistical Manual of Disorders, 4th ed Text Revision（DSM-IV-TR）．Washington, DC：APA, 2000（高橋三郎・大野裕・染矢俊幸訳：DSM-IV-TR　精神疾患の分類と診断の手引．医学書院，東京，2003）．
5) 齊藤万比古編：不登校対応ガイドブック．中山書店，2007．
6) 野村総一郎，他編：標準精神医学第5版．医学書院，東京，2012．
7) RUPP Anxiety Study Group（the Research Unit on Pediatric Psychopharmacology）：Fluvoxamine for the Treatment of Anxiety Disorders in Children and Adolescents. New England Journal of Medicine 344：1279-1285, 2001.
8) 奥山眞紀子，他編：子どもの心の診療医になるために．南山堂，愛知，

2009.
9) Rutter M, et al : Education, Health and Behaviour. Longman, London, 1970.
10) Kovacs M, et al : Depressive disorder in childhood. II. A longitudial study of the risk for a subsequent major depression. Archives General Psychiatry 41 : 643-649, 1984.
11) Hollis C : A study of the course and adult outcomes of child and adolescent onset psychoses. Phd Thesis University of London, 1999.

〔斉藤まなぶ〕

18

薬物療法

1 薬物療法とは

　子どもに対して安全性の確立された薬物は存在しない。特に短期的には安全性や有効性が確立された薬物であっても，長期的に成長や発達に関して検討された薬物は存在しない。子どもの薬物反応は大人と異なるため，子どもに薬物を使用する場合，慎重かつ体系だったアプローチが要求される。特に，心理社会的ストレスや薬物動態学に対して注意深い配慮が必要である。

(1) 心理社会学的側面

　医師・患者関係における大人と子どもの違いを認識することは重要である。子どもは治療者のもとに自発的に来院することはめったない。したがって，治療に消極的であることを認識しておく必要がある。さらに有効な薬物であっても，成長や発達に悪影響を与える可能性があることを考えると，以下のことに留意が必要である。

- 患児と親の要求に食い違いがあるかどうか。
- 患児の社会背景や家族背景について，またそれがどのように治療結果に影響を及ぼすのか。
- 親や監督責任者が薬物投与をどのように管理してくれるのか。
- 薬物治療以外の治療（行動療法，心理教育，家族療法など）の選択について。

- 患児が自分の状態について治療が必要と感じているのか。
- 薬物治療が患児の自己認識や対人関係にどのような影響を与えるのか。
- 患児の学校での様子。

(2) 薬物動態学

これまで，わが国を含め米国においても「子ども」の薬物療法で有効性と安全性が確立した薬物は存在しない。したがって，以下の点に留意が必要である。

- データが確立するまでは，大人の投与量を参考に，最低有効量を目安にするのがよい。
- すべての選択肢について十分なメリット・デメリットを話し合う。
- 治療効果や副作用についてどのようなパラメーターを用いるべきか。
- 薬物療法の2番目，3番目の選択肢について（スイッチか上乗せか）。

子どもでは血中濃度―反応曲線が大人と異なるかもしれないが，できるだけ血中濃度を測定しながら治療を行う（TDM）ことが望ましい。大人ではかなりの薬物で有効域や中毒域が明らかとなっているが，大人と子どもでは薬物動態が異なる。一般的には体重と投与量あたりの血中濃度は子どものほうが低いため，体重あたりの投与量は子どものほうが高い。

たいていの向精神薬は脂溶性であるため，体内に吸収された薬物は脂肪組織に溶け込む。子どもは年代によって体脂肪が異なるため，同じ薬物でも年代により分布用量が異なり，体内に貯留する時間も異なる。大人での薬物代謝酵素や第Ⅱ相における薬物排泄機構に関する情報は充実している。多くの薬物代謝酵素は胎生期には発現していないが，生後間もなく1年以内に成人レベルに達し，以後過剰に発現した後，ゆっくりと発現量が低下し思春期になるころ通常成人のレベルに達する。一方，腎機能に関しては，生後1年までに糸球体濾過率や尿細管分泌機能は成人レベルに達するものの，子どもは水分摂取が多いため，子どもではリチウムは半減期が短く，腎クリアランスが早い。

子どもの薬物動態で最も研究が進められているのは，ADHDに使用する

表1　ADHDに用いる精神刺激薬の薬物動態

	メチルフェニデート	アトモキセチン
消失半減期	2～3時間	5時間
最高血中濃度到達時間	1～3時間	1～2時間
行動変化が出現する時間	1時間	4～6週間
有効時間	3～4時間	効果出現後は持続
投与量		
mg/kg/day	0.6～1.7	0.5～1.4
mg/day	10～60	40～120

薬物に関してである．薬物動態のサマリーを表1にまとめた．可能ならTDMを利用したほうがよいが，本邦では保険適応がなく，測定できる施設も限られている．

(3) 小児・思春期における処方の原則

小児に使用が認められている向精神薬はきわめて少ない．このことは子どもとその両親・扶養者に丁寧に説明する必要があり，インフォームド・コンセントに努めるべきである．

・診断ではなく，症状を標的にする．
・小児における処方の実務面を認識する．
・少量より開始し，緩徐に増量する．中には最終至適用量が高くなることがある．
・重症例では多剤併用療法が必要となることが多い．
・治療効果は十分に時間をかけて判定する．
・可能な限り，薬物変更は1回に1剤までとする．
・治療効果判定は多面的に行う．
・患者および家族への服薬指導は必須である．

2 子どもの精神病に対する薬物療法

精神病とは，現実見当識の障害，幻覚，妄想，認知機能の障害，解体した行動などで特徴づけられる。子どもの精神病で最も頻度の高い症状は幻覚，特に幻聴である。大人の精神病に比較し，妄想はそれほど頻度は高くない。子どもの精神病に対する薬物療法に，急性期療法と再発予防を目的に維持療法に分類される。原因疾患がいずれであれ，薬物療法を行う際には心理社会的アプローチが重要である。

(1) 第一世代抗精神病薬

第一世代抗精神病薬の有効性に関連する薬理作用はドパミン D_2 受容体遮断であり，クロルプロマジンなどの低力価とハロペリドールなどの高力価抗精神病薬に分類される。低力価抗精神病薬は抗ドパミン作用が弱いが，抗コリン作用，抗ヒスタミン作用，抗アドレナリン作用などを持ち合わせる。これらの薬理作用は体重増加，低血圧，QTc延長症候群，不整脈などの副作用を引き起こす。一方，高力価抗精神病薬はドパミン作用を過剰に遮断し，ドパミン占有率が70％を超えることから，振戦，寡動，アカシジア，ジストニア，ジスキネジア，悪性症候群などの錐体外路系副作用（EPS）が発現しやすい。

若年発症精神病に対する第一世代抗精神病薬の有効性を検討した小規模なRCT（無作為対照群研究）では，陽性症状の短期的な治療効果は認められるが，陰性症状には無効であった。

(2) 第二世代抗精神病薬

第二世代抗精神病薬は非定型抗精神病薬とも呼ばれ，陽性症状のみならず，陰性症状，認知機能障害，感情障害にも効果がある可能性を持ち，EPSの発現頻度が低い。これは強力な$5-HT_2$受容体の遮断作用によると考えられている。

これまでの若年発症統合失調症患者に対するRCT（無作為割り付け対照試験）ではクロザピンのほうが，ハロペリドールより陽性症状においても陰

性症状においても有効性が高く，EPSの発現が有意に低かった。クロザピンとオランザピンのRCTでは，有効率がクロザピンでは66%であったのに対してオランザピンでは33%であった。このようにクロザピンは高い有効性を誇るものの食欲増進，体重増加，流涎，過鎮静，けいれんなどのリスクがあるため，簡単に子どもに対して使用できるものではない。

　リスペリドン，オランザピン，ハロペリドールを比較した研究では有効性はリスペリドンで74%，オランザピンで88%，ハロペリドールで54%といずれも有意に精神症状の改善を認めたが，EPSや体重増加は大人を用いたデータより子どものほうが高頻度であった。アリピプラゾールとプラセボの比較研究では，アリピプラゾールは精神症状は有意に改善し，EPS，アカシジア，傾眠傾向が認められたが，体重増加はなかった。リスペリドンの高用量（4〜6mg／日），低用量（1mg／日），プラセボで比較した場合，リスペリドン群は両群とも有意に改善を認めたが，低用量群に比較し高用量群でEPS，めまい，筋強剛の頻度が有意に高かった。オランザピンとプラセボを比較した場合，オランザピンで精神症状が有意に改善したが，体重増加，プロラクチン上昇，中性脂肪の増加を認めた。

(3) 治療期間

　再発を防止するため大人の統合失調症では継続的な抗精神病薬治療が必要である。体系だった研究は存在しないものの，子どもの統合失調症でもこのような考え方が必要である。しかしながら，薬物治療の中止の可能性についても常に検討をする必要がある。たとえば子どものうつ病では精神病症状を併発するのだが，このようなケースでは抗精神病薬による治療は一時的でよいであろう。治療効果の確立や再発予防の観点から完全寛解後少なくとも半年間は薬物治療の継続が必要である。完全寛解に至らない症例や家族歴のある症例や他の精神病である場合は，さらに長い期間，たとえば1年間などの継続治療が必要である。

(4) 感情障害による精神病状態に対する治療

　子どもの感情障害には精神病症状，特に幻聴がよく合併する。子どもの発

達段階を考慮に入れれば，治療者は慎重に薬物治療の導入や維持を評価しなければならない。特に，この年代の子どもは自分の精神病の体験をうまく言語化できないことに留意しなければならない。しかしながら，子どものうつ病患者が精神病症状を持つことは双極性障害への移行や自殺のリスクを高めることが知られている。長期的な使用の安全性に関する研究は少ないが，副作用プロファイルを考慮に入れれば第二世代抗精神病薬の使用が第一選択となろう。

　大規模な研究は存在しないが，多くの症例研究や非盲検研究では子どもの双極性障害の治療には情動安定剤が有用である。精神病症状を持つ若年双極性障害には情動安定剤のみでも効果が認められる。抗精神病薬の付加的投与も有効である。不穏興奮の著しい場合は第二世代抗精神病薬の単独使用もあり得るかもしれない。

　大うつ病性障害の患者に対する有効性と忍容性の面で，選択的セロトニン再取り込み阻害薬（SSRI）の有用性は確立している。精神病症状を持つ子どものうつ病にSSRI単独で効果を認める報告や臨床経験は多いが，そのことを証明した大規模研究はない。大人では精神病像を持つうつ病に抗うつ薬の単独投与の有効性は20〜40％である。速やかで確実な効果を求める場合，抗うつ薬に抗精神病薬を併用する場合が多い。また，抗うつ薬と抗精神病薬の併用でも効果がみられない場合は電気けいれん療法（ECT）が有効であるため，子どもであってもECTの使用の可能性については考慮に入れるべきである。

（5）子どもの精神病症状に対する薬物療法のまとめ

　子どもの精神病症状は統合失調症より感情障害に合併しやすいため，慎重な鑑別診断が必要である。抗うつ薬や情動安定剤に追加する上では有効性と安全面から第二世代抗精神病薬が第一選択となるが，投与前にはベースとなるジスキネジアを含むEPSの評価，血球数，空腹時血糖，脂質，心電図などのデータを取っておく必要がある。そしてリスク・ベネフィットを常に考慮に入れながら使用すべきである。

3 子どものうつ病

　DSM-IV では子どものうつ病の診断基準として，抑うつ気分の代わりにいらつき，体重低下，ジスチミアは1年の持続となっている。2013年に DSM-5 が出版されたが，いまだに日本語版は出版されていない。症状表出は年齢によって大きく異なる。7歳未満の子どもは言語による自己の考えや感情を伝えられないので，表情，活動性，単調な口調で判断するしかない。年齢が上がるとともに，身体的訴えや恐怖症，意欲の低下などが目立ってくる。

　抗うつ薬を子どもに使用する場合，自殺衝動が高まる，あるいは自殺関連行動が増える可能性があるため，注意が必要である。

(1) 選択的セロトニン再取り込み阻害薬（SSRI）

　これまでの子どものうつ病に対する無作為化プラセボ対照比較試験の有効性や副作用に関する結果から SSRI が第一選択薬といえる。パロキセチン 20mg，40mg，イミプラミン 200～300mg，プラセボ群に分け275名の子どものうつ病に8週間の治療を行った研究ではパロキセチンは有意にプラセボより改善がみられた。一方，イミプラミンではプラセボに対して差はなかっただけでなく，脱落率がきわめて高かった。しかしながら，パロキセチンはプラセボと比較し有効性に差はなかったという論文が2報存在するため，結論を出すにはもう少しデータの蓄積が必要であろう。

　fluoxetine 20mg とプラセボを比較した研究では，1週目から有意な改善率を認めたが，最終的な反応率ではプラセボと差はなかった。しかしながら，再発予防をアウトカムにした研究では，fluoxetine のほうが有意に再発率を抑えた。

　セルトラリンはプラセボと比較した研究では，有意にうつ病スコアを低下させた。反応率はセルトラリンは69％，プラセボは59％で有意にセルトラリンのほうが高かった。しかし，別の研究ではプラセボと有意差はなかったと報告している。

別の研究では，citalopram はプラセボと比較し，有意にうつ病スコアを低下させた。反応率は citalopram は 36％，プラセボは 24％で有意にセルトラリンのほうが高かった。エスシタロプラムではプラセボと比較し，有意に改善を認めている。

(2) セロトニン・ノルアドレナリン再取り込み阻害薬（SNRI）

小規模な研究であるが，venlafaxine ではプラセボと比較し，有意な有効性を認めなかった。次に venlafaxine XR で本格的な研究が行われたが，プラセボと差がつかなかった。サブ解析では 12 〜 17 歳までででは有意差がつくものの，7 〜 11 歳のサンプルでは差はなかった。

(3) 治療抵抗性うつ病

誤診，併発症，双極性障害，誤った投与量や投与期間，不適切な精神療法，ノンアドヒアランスや薬物依存など治療抵抗性にはさまざまな要因が隠れていることがある。SSRI で治療抵抗性を示した 334 例の子どものうつ病に対して，他の SSRI に変更，他の SSRI ＋ 認知行動療法（CBT），venlafaxine に変更，venlafaxine ＋ CBT の 4 群で比較した。結果は CBT を入れた群が高い治療反応性を認めた。

他の治療がうまくいかない場合，ECT が選択肢として挙げられ，有効性と安全性について検討されている。さらに TMS（経頭蓋磁気刺激法）の有効性や安全性について近いうちにデータが得られるであろう。

4 子どもの双極性障害

子どもの双極性障害ではそのサイクルが早かったり，明らかなエピソードを持っているものや持っていないものがあるが，強いいらだち，短気，抑うつ・不安，多動，不注意，衝動性など多彩な臨床症状を示す。さらに幻聴などの精神病症状が合併することが多い。

(1) 双極性障害に対する情動安定剤の単剤投与

代表的な情動安定剤としてバルプロ酸，リチウム，カルバマゼピンが挙げられるが，42 名の子どもの躁状態の双極性障害へ 3 剤を投与したが，有効

率はバルプロ酸で53％，リチウムで38％，カルバマゼピンで38％であり，3群間に差はなかった。Oxcarbamazepineはプラセボと比較し差はなかった。トピラマートはプラセボ比較研究で有意差がついているが，小規模な研究であるため結論づけることはできない。総じて，バルプロ酸の研究が多く，有効性と安全性のバランスを考えると第一選択と考えてよい。

(2) 双極性障害に対する第二世代抗精神病薬の単独投与

オランザピンは大人の双極性障害に対しては効果発現が早く，有効性も確立し，日本をはじめ世界各国で双極性障害の適応を持っている。しかし，子どもの双極性障害に適応のある国はない。比較的大規模なプラセボ比較研究ではオランザピンの有効率は48％でプラセボの22％と比較し有意に高かった。しかしながら，体重増加は42％の症例に認められた。短期的にはオランザピンの有効性は示されたかもしれないが，長期投与の有効性と安全性に関しては，データ不足である。

リスペリドンは米国で初めて子ども（10～17歳）の双極性障害に対する短期的な治療に適応をとった薬剤である。小規模のオープンスタディーでは70％の有効率を誇る。プラセボ比較試験での有効率は低用量で59％，高用量で63％，プラセボ28％であった。リスペリドンは低用量から開始することが推奨されているが，高用量のほうがより効果が高いというエビデンスはない。FDAでは2.5mgまでを推奨している。

クエチアピンは米国で大人の双極性障害は適応を取っているが，子どもでは適応はない。急性躁病に対するプラセボ比較試験ではクエチアピンの有効率はプラセボの37％に比較し61％と有意に高かった。

アリピプラゾールは米国で子ども（10～17歳）の急性躁病に対する治療に適応を取っている。急性躁病に対するプラセボ比較試験ではアリピプラゾールの有効率は54％とプラセボの26％に比較し有意に高かった。ADHDが併発した子どもの躁病患者に対してもアリピプラゾール有意に躁症状を改善した。

(3) 双極性障害に対する情動安定剤プラス抗精神病薬

　リチウムに抗精神病薬を併用したほうがリチウム単剤より有効性が高く，抗精神病薬の中止後症状の悪化を認めた報告がある。バルプロ酸＋クエチアピンとバルプロ酸＋プラセボの比較試験では，併用では改善率87％に対してプラセボ群では53％であった。リチウム＋リスペリドンとバルプロ酸＋リスペリドンで比較した場合は，前者の反応率は82％，後者のそれは80％であった。これらのデータから子どもの双極性障害に対する情動安定剤プラス抗精神病薬は単剤投与より有効であるといえる。さらに安全性の面でも併用が問題となることは少ない。

5　子どもの不安障害

　子どもの不安障害の中にはさまざまな分類がある。分離不安障害，選択的緘黙，全般性不安障害（GAD），社交性不安障害（SAD），社交恐怖，特定の恐怖症，パニック障害，外傷後ストレス性障害（PTSD），強迫性障害（OCD）などである。一般的に不安障害は他の不安障害や他の精神疾患と併存することを特徴とする。したがって，精神科を受診する子どもの多くは何らかの不安障害の診断基準を満たすことが多い。また，好発年齢があり，SADは6〜9歳，GADは10〜12歳，社交恐怖は12歳以上に多い。
何らかの不安障害を持つ子どもに対して，薬物療法を行う前に，認知行動療法（CBT）などの精神療法が第一選択となる。

(1) 選択的セロトニン再取り込み阻害薬（SSRI）

　SSRIは子どもの不安障害に対する薬物療法の第一選択薬である。SSRIの副作用は一過性であり，軽微なものが多い。これまでに
　・GADやSDAや社交恐怖に対するフルボキサミンの効果
　・GAD，社会恐怖，選択的緘黙に対するfluoxetineの効果
　・GADに対するセルトラリンの効果
が確認されている。
　プラセボ対照比較試験の結果，フルボキサミンの有効率は76％に対し，

プラセボは29％であった。しかしこれらの研究は250〜300mgと本邦での使用可能量をはるかに超えた投与量での試験であるため，そのまま日本の臨床に当てはめることはできないかもしれない。また，同様にプラセボ対照比較試験の結果，fluoxetine の GAD，社会恐怖に対する効果は有意にプラセボより大きかったが，重症例では傾向のみであった。オープンスタディーではさまざまな SSRI がパニック障害に有効であることを示唆している。

子どもの不安障害に対して SSRI はある程度の有効性と安全性は確立されているが，長期投与によるリスク・ベネフィット関係は未だに不明である。治療者は薬物の離脱を試すことを常に考えておかなければならない。

（2）他の抗うつ薬

子どもの不安障害に対して SSRI が第一選択であるのだが，デュアルアクションである SNRI や TCA は次の選択肢になるだろう。Venlafaxine は子どもの GAD に対しては，いくつかのプラセボ対照比較試験で有効性が示されている。

ベンゾジアゼピンはしばしば付加的に使用される。効果発現が早いため SSRI の効果が発揮されるまでの間，ベンゾジアゼピンを短期間使用するという考え方もある。しかし，身体的依存を形成するためベンゾジアゼピンは薬物依存症の既往や家族歴のある子どもの患者には使うべきではない。

（3）OCD の薬物治療

子どもの OCD に対する薬物治療は数多く研究されている。特にfluoxetine，フルボキサミン，パロキセチン，セルトラリンなどの SSRI で有効性が証明されている。数多くの RCT からのメタアナリシスでは，エフェクトサイズは 0.46 と中等度のインパクトのある有益性を示している。薬剤ごとに比較しても，ほとんど効果に差はない。したがって，SSRI は子どもの OCD に対する有効性に強いエビデンスがあるといえるが，SSRI の若者への投与は，衝動性や自殺関連行動の増加が認められることは忘れてはならない。

クロミプラミンもセロトニン系の三環系抗うつ薬であるため，OCD に対

する研究が行われている。メタアナリシスではクロミプラミンは，他のTCAやSSRIより有意にOCDに効果があったことを示唆している。エフェクトサイズは0.69とSSRIより高い。

ケースレポートレベルでは子どものOCDに抗精神病薬が有効であったとする報告は数多くあるが，コントロールされた研究はまだない。特に臨床的にはSSRIに第二世代抗精神病薬の追加投与でよい結果を得ていることが多い。

子どものOCDに対して，軽症から中等度ならば，まずCBTを第一選択とするべきである。薬物療法を行う場合，少量から導入し，緩徐に漸増し，治療効果判定は少なくとも3か月以降に行うべきである。

6 ADHD

ADHDは学生に影響を及ぼす頻度の高い疾患である。4〜12%の子どもがADHDであると考えられる。詳しい疫学や病態生理は前項を参照されたい。

(1) 精神刺激薬

精神刺激薬は300以上の有効性と安全性に関する研究成果があり，第一選択薬である。メチルフェニデートとアンフェタミンが有名であるが，臨床ではメチルフェニデートが本邦で使用可能である。

これまではメチルフェニデートの速放錠で治療されることが多かったが，半減期が2〜3時間であり，効果が4〜5時間しか持続しなかった。そのため頻回投与を余儀なくされた。メチルフェニデートの投与により，注意力，衝動コントロール，協調運動，反応時間が改善することが知られている。さらに，こだわり，攻撃性，衝動行為，騒がしさ，治療意欲のなさ，破壊性なども減退する。副作用としては，腹痛と頭痛であるが，軽度である。

近年，本邦でもメチルフェニデートのOROS錠が上市され，遅放製剤として臨床で使用されている。1.5時間目に最初の血中濃度のピークが到達し，6〜7時間目に2回目のピークがくる。そのため，投与後12時間まで効果

が持続するため，1日1回の投与ですむ。ADHDの子どもに対してプラセボ対照比較試験の結末は，メチルフェニデートのOROS錠は有意に症状を改善させ，速放錠とは差がなかったことを報告している。Wolraichらは同様の試験を行い，結果も同様であった。

(2) 非精神刺激薬

歴史的にはデシプラミンやbupropionなどのノルアドレナリン作動薬がADHD症状を改善させている。アトモキセチンはノルアドレナリンのプレシナプスの神経伝達を強力に阻害することで，薬効を発揮する。アトモキセチンはプラセボと比較し，ADHDの中核症状を有意に改善させたと報告されている。主な副作用は頭痛，腹痛，めまい，食欲低下，体重減少であった。さらに，アトモキセチンの強みは，依存乱用のリスクのないことと，大人のADHDに対しても有用性が示されていることである。

7 広汎性発達障害の薬物療法

広汎性発達障害の症状，疫学，病態生理は前項に譲る。治療的接近としては基本的には補足的であり，異なる症状に対して対応するべきである。薬物治療の考え方としては，自閉症の中核症状に対して，薬物治療という選択肢はないのだが，随伴する表情に対する治療としての薬物療法を紹介する。

(1) 抗精神病薬

これまでハロペリドールは常同行為，多動，易怒，いらだち，感情易変，客観的な関係性，学習障害で有効性を示す研究は多い。用量依存性に鎮静，いらだちが副作用に挙げられる。EPSは1mg以上で起こりやすい。フルフェナジンもハロペリドールと同様に低用量で有効性が認められる。連続投与と隔日投与で比較した場合はどちらもハロペリドールに有効性が認められている。したがって，ハロペリドールの有効性は確立しているが，投与中断により，ジスキネジアのリスクはある。

アリピプラゾールとリスペリドンはプラセボ対照比較研究が行われている。いらだちや自傷行為，攻撃性に対してはいずれも有意な有効性を認めて

いる。他の第二世代抗精神病薬でもおそらく同様の効果が期待される。オープンスタディーであるものの，オランザピンやクエチアピンでもいらだち，攻撃性，多動，うつ，不適切な対人関係などの破壊的行動に対して，一定の効果が得られている。しかし，体重増加と鎮静が共通の副作用である。

(2) 情動安定剤

リチウム，レベチラセタム，バルプロ酸で一定の有効性を示す報告があるが，本格的なプラセボ対照比較試験はまだない。

(3) 抗うつ薬

自閉症の問題行動にはノルアドレナリン系よりセロトニン系の薬剤のほうが有用性が高い。三環系抗うつ薬であるが，セロトニン系に作用するクロミプラミンの有用性に関する研究がある。ノルアドレナリンに作用するデシプラミンとセロトニン系に作用するクロミプラミンの比較研究ではクロミプラミンに有用性が高かった。しかしながら，クロミプラミンの副作用として，動機，けいれん，心電図上の QTc 間隔の延長が認められる。デシプラミンではいらだち，短気，攻撃性が認められる。セロトニン系の抗うつ薬は強迫性障害（OCD）に有効であるため，発達障害の治療に一定の効果があるのはそれほど驚くべきことではないのかもしれない。事実，クロミプラミンは発達障害の常同行為といった OCD 的症状には有効性が認められるデータが存在する。クロミプラミンは長期使用による副作用にさえ留意すれば，自閉的な患者には有効な薬剤である。

SSRI は三環系抗うつ薬より副作用が少ないため，自閉症の患者には有力な選択肢である。

● 引用文献
1）Taylor 監修：モーズレイ処方ガイドライン第 11 版. ワイリー・パブリッシング・ジャパン，東京, pp.322-356, 2013.
2）Walsh BT：Child Psychopharmacology（Walsh BT ed）Amer Psychiatric Pub, New York, pp.1-180, 1998.
3）Janicak PG, Marder SR, Pavuluri ed：Principles and Practice of

Psychopharmacotherapy. Lippincott Williams & Wilkins, PA, pp.569-632, 2013.
4) Wagner KD : Treatment of Childhood and Adolescent Disorders : Textbook of Psychopharmacology, 3rd (Schatzberg AF, Nemeroff CB ed), American Psychiatric Publishing. Inc., Washington, DC, pp.949-1008, 2002.
5) Nunn KP, Dey C : The Clinician's Guide to Psychotropic Prescribing in Children and Adolescent. Glade publishing, Sydney, 2003.

〔古郡規雄〕

子どものこころをどのようにケアすればよいのか ― 子どもの認知行動療法 ―

1 子どもの心理療法について

　子どもが何らかの問題を呈するようになった時，私たちは子どものこころをどのように理解し，どのように対応していけばよいだろうか。悩みを持つ子どもが必要としているのは，自分自身の存在に敬意を持って，ありのままを受け入れてくれ，子どもが示す感情に繊細な感受性を持って気がつき，共感を持って理解をしてくれる大人であるといえる。しかし，問題を呈した子どもに対し，父母をはじめとする養育者は，身近であるがゆえにこのような態度をとることがなかなか困難であることは，想像に難くない。心理療法とは，治療者が相手との言語的・非言語的なコミュニケーションを通して，相手の心や身体に影響を与え，相手の状態がよりよい方向へと進むように援助する方法であり，トレーニングを受けた治療者が上述のような態度を維持することで，対象者によい影響を及ぼすことを目指すものである。

　大人の患者の場合，自分自身で困難を自覚し，援助を求め，援助機関へ来談することになるが，子どもは，ほとんどの場合，自分自身では治療の場には訪れない。さまざまな種類の問題を心配した大人によって，治療の場に連れて来られるのが通常である。治療の場に連れて来られた子どもたちは，問題について直接語る言葉を数多くは持たず，連れてきた大人によって事情が説明される。子どもは治療の場に自身が連れてこられたことに対し，最初は

強い不安を抱くことが多いだろう。このような状況の中で，治療者は子どもが自己表現をすることが可能となるように工夫を行い，子ども自身の困っていることを聞きだし，こころの状態を把握していく。子どもは自らの思考や感情を把握する能力や表現する能力に限界があるため，言葉のみならず，遊びや絵画，箱庭などの非言語的な手段を組み合わせて治療を進めていく。治療に対する動機づけが低い場合であっても，その子どもが興味を持って取り組める内容になるよう工夫し，治療者と過ごす時間を有意義な時間へとつくり上げ，動機づけを徐々に上げていくことも必要となる。

　治療者は，治療の場に訪れる子どもとのコミュニケーションから，子どもが無意識的に持っている自分自身についてのイメージや周囲の人に対するイメージを感じ取る。患者となる子どもは，「自分は価値のない人間だ」「自分は無力だ」「怒りを抱いてはいけない」「よい子でなければいけない」「信用できる人はいない」など，自分自身を苦しめ，不自由にしていくような自己や他者のイメージを有していることが多いといえる。それらのイメージは家族をはじめとする周囲の大人や友人との関係からの言語および言外の態度によってもたらされている面もあるし，自らそのようなイメージを増幅している面もある。心理療法とは，こうしたイメージを有することによる苦しみから，子どもが自らを解放していく過程に寄り添うこととも言え，自己や他者への健康なイメージを育てていけるよう，援助することであるともいえる。こうした治癒の過程は心理療法の場面のみで起こるわけではなく，周囲の大人や友人などとの健康な相互作用によって促進される。心理療法は，子どもが周囲の人々と肯定的な関係を結べるよう，そのための触媒となることが求められる。そのために，子どもを取り巻く周囲の環境に働きかけることも重要な側面になる。

　親の保護のもとで親に依存しながら生きる存在から，社会の中で役割を持った自立した大人になるまで，子どもは発達の途上にあり，発達段階ごとに子どもに求められる課題は異なる。今，何のためにその子どもに治療を実施するのか，そして治療を終えた時，子どもはどうなっていることが望まし

いのか，どの程度のことが現実的に達成可能なのかということについて，大方の見通しを持っておくことも重要である。

　上記の目的を達するために，心理療法にはさまざまな方法論があるが，ここでは，認知行動療法を紹介し，子どもへの適用の工夫を論ずる。加えて，認知行動療法を養育者への介入にいかに生かすかについて論ずる。

❷ 認知行動療法について

　認知行動療法（cognitive behavior therapy：以下CBT）は，物事の見方や考え方，行動のしかたを工夫することによって，困っていることや問題となっていることを解消したり，解決していく治療法である。

　たとえば，「テストで悪い点をとり，失敗した」と言って落ち込んでいる子どもがいるとする。通常，私たちはこのような言葉を聞いた時に，「テストで悪い点数をとった」という"事実"があるから，この子どもは落ち込んでいるのだ，と考えがちである。しかし，たとえば，この子どもが100点満点のテストで80点取っているのにもかかわらず，このように考えていたとしたら，どうであろうか。この子どもは「100点でなければだめだ」と考えているかもしれず，だからこそ「失敗した」と考えているかもしれない。「80点取れていれば，まあまあだ」と考えていれば，そもそも「失敗した」と悩むことはなく，「80点取れたなんて，すごいことだ」と考えれば，「自分は勉強ができる」と考えるかもしれない。「80点を取った」のが事実であり，「テストで悪い点を取り，失敗した」という表現はその事実に対する思考である。それにもかかわらず，私たちは往々にして「テストで悪い点を取り，失敗した」ということを"事実"だと考えてしまう。このように私たちが"事実"だと考えてしまうことの多くは，実は思考から構成されているといえ，私たちは，思考と事実をしばしば混同してしまう。過去に起こった事実は動かすことができないが，その事実についての思考は動かし，変えることができる。このようにCBTでは，事実と思考の混同に気がつき，考え方を柔軟にして，行動の選択肢の幅を広げていく。

19 子どものこころをどのようにケアすればよいのか—子どもの認知行動療法—

　CBTでは，(a) 何らかの出来事や状況，(b) ものの見方や考え方，(c) 気持ち・感情のあり方，(d) 身体の反応，(e) 行動のしかたに分けて，問題をとらえる。つまり，何らかの出来事に接した時に，その人が何を考え，どのように感じ，どのような身体の反応が生じて，何をしたのかという観点から問題をとらえ，それらのつながり方を整理する。

　たとえば，友だち関係に消極的な子どもの例を考えてみよう（図1）[1]。その子どもは，2人のクラスメートが話をしている状況（a）を見て，「僕が話しかけても，仲間には入れない」と考え（b），不安な気持ちを感じ（c），心臓が「ドキドキ」してきて（d），2人がいる場から離れてしまう（e）。その場から離れて1人になった（a）結果，「ドキドキ」が減少（d）し，一時的には，安心感を感じる（c）。しかし，別の日に再度，同じ2人のクラスメートが話している状況（a）に接した時に，「この前も話ができなかったし，今回も話せない。やはり自分は仲間に入れない」という考えが再び頭をよぎる（b）。そして，不安な気持ちや怖い気持ちが出てきて（c），息苦しくなり（d），遠くから2人を眺めることしかできない（e）。そうこうするうちに，2人が自分のほうをちらりと見て，笑って話をしている姿を見て（a），「自分のこ

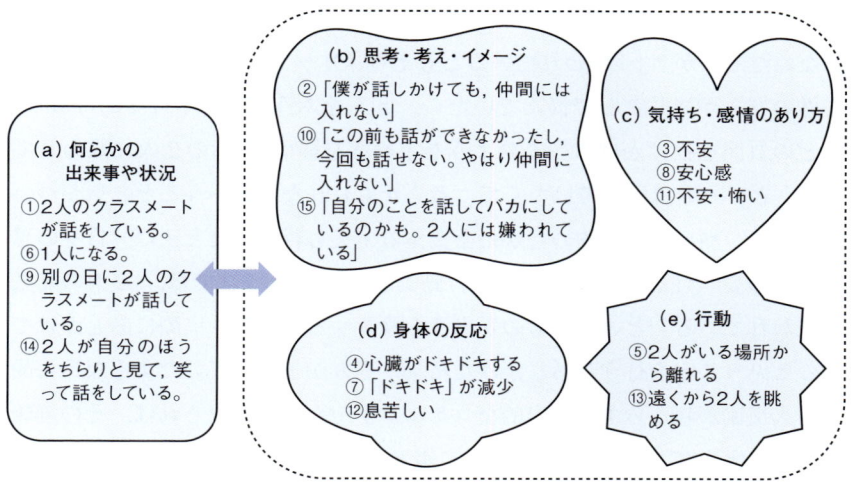

図1　悪循環過程の図示（伊藤，2008[1]を参考に作成）

215

とを話してバカにしているのかもしれない。あの2人には嫌われている」とさらに悲観的に考え（b），ますます，クラスメートに苦手意識を持つようになる。このような対人関係が続くと，やがて，「自分は人から嫌われている」という考えを強めるようになり，人に自分から話しかけるという行動がとれないまま，同じパターンを繰り返すようになる。私たちが何らかの困難に陥る時には，このように悪循環が構成されており，そこから逃れる術を持たないために，問題は維持されていくと考える。

　CBTでは，患者が抱える困難を上述のように（a）〜（e）の要素に分けて，問題の様相を個別に理解していき，悪循環を治療者と患者とで共有して，悪循環から脱するための方法を一緒に検討していく。悪循環から脱するためにCBTでは，大きく分けて，考え方を変える工夫をする方法と，行動のしかたを変える工夫をする方法を用いる。考え方を変える工夫をする代表的な方法は，「認知再構成法」[2]と言い，患者にとって，あまり役に立っていない考え方（非機能的思考）をより役に立つ考え方（機能的思考）に変えていくための方法である。たとえば上述の例であれば，「あの2人に僕は嫌われている」という考えについて，さまざまな角度から検討をするという方法をとる。「嫌われていると考える根拠は何だろう？」「嫌われていないという根拠はないだろうか？」「嫌われていると考えるメリットとデメリットは？」「もし君の友人が同じことで悩んでいたら，どんなふうに声をかけてあげる？」などの質問を投げかける。このような手続きを経て，「あの2人に嫌われている」というのは事実ではなくて，考えかもしれないということに気がついてもらう。加えて，行動のしかたを変える工夫も行う。たとえば，自身の思い込みの妥当性を直接的に調べる行動実験[2]という技法では，「2人の友人に嫌われている」という思考の妥当性を検証するために，実際に話しかけてみるということを行う。話しかけた結果，当人が予想していたような拒否的な対人交流が起こらず，肯定的なコミュニケーションが生じれば，その経験は当人にとって自信となり，「2人に嫌われている」という思考はさらに力を失うこととなる。

このように考え方と行動を変える工夫を積み重ねていき，悪循環を良循環に変えていくのが認知行動療法である。

下記に CBT の枠組みで理解し，介入を行った症例を提示する。

症例　A子　14歳　中学2年生女子　診断：適応障害

　登校渋滞のため受診。ある日の面接で，登校した際に，イライラが強く生じ，腕をかきむしるなどの自傷行為を行っていることが語られた。授業中うるさいクラスメートの男子に対し，強い怒りを抱いている様子がうかがえ，「むかつく」と述べた。しかし，なぜ自傷行為に至るのか理解できなかったため，〈腕をかきむしるときにどんな考えが頭に浮かんでいるのだろう？〉と腕をかきむしる際の思考を問うと，「『その人を傷つけてはだめ』と考え，腕をかきむしりたくなってしまう」と述べた。また，自傷後も繰り返し，男子生徒の嫌な場面が頭の中に出てきて，イライラすると述べた。男子生徒が騒がしいという状況に接し（a），「むかつく」という感情（c）と「人を傷つけてはいけない」という思考（b）が葛藤を起こし，自傷行為をする（e）と，葛藤が一時的に治まるが，自傷行為では，怒りは収まらず（c），嫌な場面として繰り返し頭の中にイメージされてしまう（b）ことが理解できた。相手に怒りを感じる＝相手を傷つけることになる，という非機能的な思考が認められたため，男子生徒に対し，怒りを抱く正当性に共感を示し，〈相手に対し，腹立ちを感じることとその人を傷つけることは一緒のことだろうか？〉と問いかけると，考え込む様子を見せ，「……違うかもしれません」と述べた。そこで〈腹が立つのは自然なことだよね。本当は相手に何て言いたかった？〉と問うと，「うるさい！　静かにしろ」と言い返したかったと述べた。そこで男子生徒に怒りをこめて，言い返すイメージしてもらうと，「スッキリしました」と述べた。この面接を契機に自傷行為は減少し，男子生徒への不満をたくさん口にするようになった。

3　CBT を子どもに適用する際の工夫

　さて，子どもに CBT を実施する時，治療者はどのような工夫をするとよいのだろうか。上述したように，子どもは表現力や理解力に限界があり，治

Ⅲ　予防，治療に向けて

療への動機づけも明確ではない．CBT の基本概念を理解してもらい，治療への動機づけを高めるために種々の工夫が必要である．以下に，CBT において，ポイントとなる思考の把握と修正，感情の理解と調整，身体感覚の把握，行動の把握と修正について子どもに実践していくための工夫を示す．

まず，思考の把握と修正のための工夫であるが，子どもに非機能的思考という概念を理解してもらうために，子どもの CBT では，この非機能的思考を子どもが馴染みやすい呼び名で呼ぶことが多い．たとえば，「考えの罠」[3]「ゆがみん」[4]「おじゃまむし」[5] といった呼び名が用いられている．このような名称を用いて，子どもが陥りやすい思考パターンをいくつか挙げて，「あなたはこんな"考えの罠"にはまってしまうことある？」と子どもに尋ねることで，子どもは自分が陥りやすい非機能的な思考パターンに気づくことができる．また，認知再構成法を行う際にもさまざまな工夫を行う．たとえば，子どもが好きなアニメやゲームのキャラクターを使い，「この人だったらどう思うかな（言うかな）？」と，さまざまなキャラクターの立場になって考えてみることを促すと，自分1人では考えつかなかった新しい思考が生まれるきっかけとなり，思考の幅を広げる練習になる．

次に感情の理解と調整のための工夫であるが，面接の中で，「あなたはその時どう感じたの？」「どういう気持ち？」と子どもに尋ねても，首を傾げて，何と答えればよいかわからないといった表情を見せることがあり，治療者が意図する返事が得られないことがある．子どもの場合，自分の感情をよく理解できていなかったり，今の自分の気持ちをどのように表現すればよいのかがわからなかったりすることも多い．そのような時は「楽しい，嬉しい，悲しい，不安，怒り，怖い，困った，恥ずかしい」などのいくつかの代表的な感情を一覧にして示し，「この時の気持ちは，この中でどれが当てはまる？」と聞くほうがわかりやすい．このように感情にはさまざまな種類があることを知り，ある状況での自分の感情状態を把握するとともに，それぞれの感情には強弱があることについても学んでいく．感情の強弱を学ぶ際によく用いられるのが"気持ちの温度計"である（図2）[6]．温度計のイメージ図を使っ

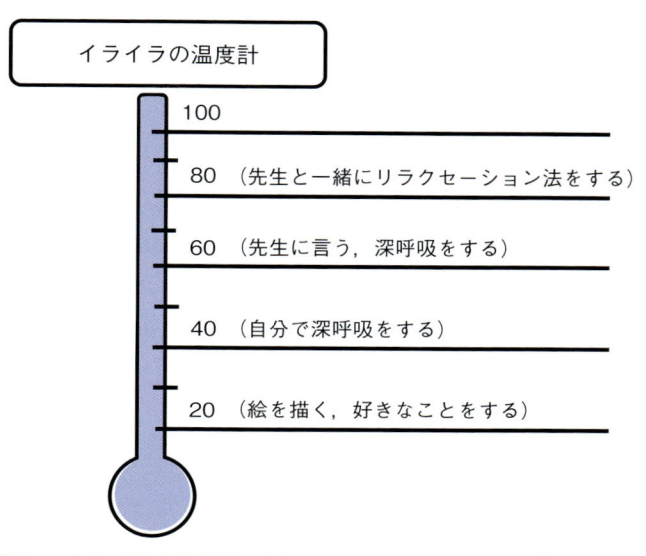

19 子どものこころをどのようにケアすればよいのか—子どもの認知行動療法—

```
イライラの温度計

100
80 (先生と一緒にリラクセーション法をする)
60 (先生に言う,深呼吸をする)
40 (自分で深呼吸をする)
20 (絵を描く,好きなことをする)
```

図2　イライラの温度計の例（トニー・アトウッド，2008[6]）を参考に作成）

て，目盛を示しながら「気持ちにはこんなふうに0℃から100℃までの目盛があります」「30℃の時，50℃の時，100℃の時とで気持ちはどんなふうに違うかな？」と尋ねながら，感情の強弱を学んでいく。たとえば「怒り」であれば，手で触って温かいと感じる30℃くらいはちょっとイライラした時，グラグラと沸騰する100℃は，強く激しい怒りを意味する。このように感情の温度計を示して，自分の内的感覚に意識を向けていくことを繰り返すことで，これまで怒りが爆発するか平穏でいるかの二分法でしか感情を把握できず，突然，衝動的になってしまう子どもも，「今日のイライラは40℃くらい」といったように微妙な感覚を説明できるようになっていく。そのように微妙な感覚の把握が可能となると，「イライラが100℃になって，沸騰する前に，深呼吸をして温度を下げよう」などのような提案を治療者が行うことができるようになり，対処法を身につけることへとつなげることができる。特に，"怒り"や"不安"といった感情は，困った出来事に遭遇した時には必ず登場する重要な感情である。CBTの中で，感情を扱う時には，このような不

Ⅲ　予防、治療に向けて

快な感情を排除するのではなく，穏やかに体験できるように促し，怒りを衝動的にぶつけるのではなく，自己主張に変えていくなど，適応的な行動を取れるようになることを目指していく。

　身体感覚もまた，多くの子どもたちにとって理解が難しいものである。「その時の身体の感覚は？」と聞かれても，普段意識することの少ない内容であるだけに，答えられる子どもはそう多くはない。身体の感覚をつかむための工夫として，人型のイラストを用いて「頭はどんな感じ？」「手はどんな感じ？」と各々の身体の部位について質問していく方法がある。たとえば，「心臓はどんな感じ？」と尋ねると，子どもは「ドキドキした」「チクチクした」「スーッとした」など自分なりの表現で答えてくれる。子どもの感覚を大切にしながら，子どもの感覚にぴったりとくる表現を探していく。また，リラクセーション法などを教えることも身体感覚への気づきを高めることにつながる。身体がリラックスしていると，気持ちが落ち着くというふうに，身体感覚と感情のつながりも理解できるようになる。

　行動の把握と修正については，日記などを用いながら，子どもに記録をつけてもらい，ある行動をするとこんな気持ちになるというように，気持ちと行動の関係に気がついてもらうようにする。たとえば，友だちと会った時に挨拶をするのが怖くて，友だちを見かけても逃げてしまった場合，「また挨拶できなかった」と考え，嫌な気持ちが生じる。このように行動と気持ちのつながりを理解してもらい，もし別の行動をとったとしたら，気持ちに変化が生じる可能性があることを子どもに伝える。仮に，子どもが「本当は友だちと仲よくなりたい」と思っていたとしたら，その目標に近づくために，「仲よくなるとは具体的にどういうことをさすのか」を尋ね，具体的な行動を挙げていく。そして，上述の気持ちの温度計を用いて，たとえば，「友だちにあいさつをするとしたら，緊張の度合いはどのくらい？」「友だちに話しかけるとしたら？」「友だちを遊びに誘うとしたら？」などと尋ねていき，行動にも難易度の段階があることに気がついてもらい，難易度の低い課題から取り組んでもらう。

以上のように，子どもにわかりやすい表現にかみ砕いてCBTの要素を伝えていき，子ども自身が自分自身に対する治療的な実践を行えるようになることを援助していく。

 下記に，自身の思考や感情を把握することが困難な子どもにCBTを施行した症例を提示する。

> 症例　B男　9歳　小学校3年生男子　診断：自閉症スペクトラム障害

　B男は友だちの輪にうまく入れず，学校で1人になってしまうことが多いということが問題となっていた。休み時間に仲のよい子と1対1で遊ぶことは問題なかったが，その子がグループの中で遊んでいると話しかけられず，輪に入ることが難しいようだった。親と本人の合同面接で以上のような状況を把握することができたが，治療者が本人に，〈お母さんはこう言っているけど，君はどんなことで困っているの？〉と聞いても，「別に困っていない。わからない」と答えた。本人が困りごとを把握することが困難である様子がうかがわれたため，まずはCBTについて心理教育を数回行い，その後のセッションで，「太郎くんはみんながトランプをしているのを見て，自分もトランプをしたいと思いました。でも，ゲームはすでに始まっています。その時太郎君はどうするでしょう？」という仮想の状況を用いた。するとB男は，「あきらめる。違うことをする」と答えた。〈太郎君はどう考えてそうするのだろう？〉と問うと「わからんけど，途中から入っても無理だし」「話しかけても仲間にいれてくれない」「いつ話しかけたらいいかわからんし。もう始まっているし，誰に言えばいいの？」などと答えた。治療者は〈普段B男君もそうなの？〉と聞くと「……うん」と頷いた。そこで，太郎くんがどうすればいいか，2人で考えようと提案し，治療者が〈トランプが終わるのを待って，次のゲームが始まる前に話しかけたらどう？〉と尋ねると「俺，七並べやろうって言う」と述べた。治療者はとてもよいアイデアであると賞賛し，さらにアイデアを出し合った。その後，実際の場面で困っていることが語られ，先ほどのアイデアをもとに一緒に対策を練ることができた。

Ⅲ　予防、治療に向けて

4 養育者への介入

　治療において養育者との協力は不可欠といえる。子どもは，自身を保護してくれる養育者に物理的にも精神的にも依存しているため，子どもの治療は養育者を抜きにして考えることはできない。CBTで得た問題の成り立ちについての理解を養育者に伝えることで，養育者に安心感がもたらされ，子どもとの関わりによい影響を及ぼすことができる。また，子どもの問題の一端を養育者が知らず知らずのうちに担ってしまい，問題が維持されている場合もある。子どもと養育者の間で生じている悪循環過程をCBTのモデルを用いてアセスメントし，それを養育者に示すことで，養育者に気づきが得られ，問題の改善を望めることもある。また，CBTで子どもと扱った問題について，養育者と共有し，CBTで身につけたスキルを実際の生活でもうまく発揮していけるよう橋渡しをすることが大切である。治療を終えた後も子どもを一番近くで見守っていく存在である養育者が子どもの治療過程を知っておき，治療で身につけたスキルを日常生活の中でも持続させることで，治療効果を確かなものにすることができる。

　下記に，母親に介入し親子のコミュニケーションの改善を図った症例を提示する。

症例　C子　10歳　小学校4年生女子　診断：摂食障害

　C子は3人きょうだいの2番目に生まれ，元気で明るい活発な女の子だった。友人と一緒に始めたダイエットをきっかけに急激に体重が減り，入院することになった。幸い治療は順調に進み，C子の体重もほどなく回復した。共働きしていた母親は，平日に休みを取ってC子に面会しに来ていた。しかし，母親が入院生活についてC子に尋ねても「大丈夫だよ」と答えるだけで話が弾まないため，母親はそんなC子の様子を心配していた。C子は治療者との面接の中で，退院後に学校に戻ることへの不安や学校での友人関係の悩みを抱えていることを打ち明けた。認知再構成法を中心にCBTを用いてC子の悩みに対応し，退院後も，「困っていることや悩みを信頼できる人に相談する」

という対処法をC子とともに考えた。するとC子は「お母さんには今まで相談してこなかった」と述べた。母親との面接では，他の子どもに手がかかり，また仕事も忙しかったことから，母親がC子の話を聞く時間が十分にとれなかったこと，また，C子に心配事なども相談されないため，仮に相談されたとしても，どう対応したらよいか不安があること，C子が摂食障害になったことから，自分の対応に自信を失っていることなどが語られていた。C子は，「お母さんに言ったらいろいろ聞かれるから……」「お母さんに相談するのは恥ずかしい」と述べ，自分の悩みを親に受け止めてもらえるか不安があることがうかがわれた。そこで，親子のコミュニケーションの改善を目的に，C子と母親を含めた3人の合同面接を実施し，C子が取り組んできたCBTの経過について母親の前で説明した。CBTで行った非機能的な認知の修正などを合同面接で話題にすることで，自然と本人の悩みが母親に伝わり，母親にも認知再構成法の際に別の考え方を考えてもらうなどCBTに参加してもらった。母親は自分の経験をもとにC子にアドバイスをしたり，共感を示したりし，CBTでつけていた日記も共同で書くようになった。このような合同面接を重ね，親に相談することへのC子の抵抗感は減っていった。その後退院したC子は，学校で起きたいろいろな出来事を家に帰って母親に報告したり，困ったことを相談したりするようになった。

おわりに

CBTの方法論は，シンプルでわかりやすく，多くの人が日常の中で何気なく行っている技術を体系化したものである。しかし，人は心に余裕がなくなると，日常的に用いている方法もうまく用いることができなくなる。さらに悪循環が習慣化し，固定してしまうと，当たり前の方法を用いることも非常に困難なことと感じられやすい。一方で，治療的な資源は常に子どもたちの中にあり，心理療法は，その人自身が元来持っている回復力を引き出し，よい循環を生み出していくための方法である。CBTは，習慣的になってしまった考え方や行動のパターンを少しずつでも変えていくことを可能とする方法論を持っているといえ，回復への足掛かりをつくるために，有用であるといえる。

●引用文献

1) 伊藤絵美：事例で学ぶ認知行動療法．誠信書房，東京，2008．
2) ベック，J（伊藤絵美，他訳）：認知療法実践ガイド　基礎から応用まで─ジュディス・ベックの認知療法テキスト─．星和書店，東京，2004．
3) 松丸未来，他：子どもと若者のための認知行動療法実践セミナー　上手に考え，気分はスッキリ．金剛出版，東京，2010．
4) 竹田伸也：マイナス思考と上手につきあう　認知療法トレーニング・ブック心の柔軟体操でつらい気持ちと折り合う力をつける．遠見書房，東京，2012．
5) 石川信一：特別企画　子どものうつ　子どものうつに対する認知行動療法．こころの科学 162：64-70，2012．
6) トニー・アトウッド：ワークブック　アトウッド博士の〈感情を見つけにいこう〉1　怒りのコントロール　アスペルガー症候群のある子どものための認知行動療法プログラム．明石書店，東京，2008．

〔井上　淳・大隅香苗〕

子どものこころへの対応
── ペアレント・トレーニング ──

1 ペアレント・トレーニングとは

　近年，発達障害や虐待など，親がどのように子どもに関わっていくかということは社会的な問題・課題になっている。

　インターネットや育児書など，情報があふれているにもかかわらず，保護者の中には「本とかインターネットなどでいろいろ調べるけれど，どれが子どもに合っているかがわからない」と混乱していたり，情報格差といわれるように，必要な人にまったく情報が行き届かないという事態が起こったりしている。

　子育て支援や発達支援の領域では，親の子どもへの関わり方を高めていく方法として，ペアレント・トレーニング（以下PT）が注目されている。

　本章では，発達障害児の保護者へのPTを中心に事例と合わせてPTの概要について紹介する。

2 ペアレント・トレーニングの歴史

　PTは1960年代からアメリカで始まったといわれ，行動療法や行動変容の技法を基礎としており，初期には知的障害や自閉症の子どもの療育方法の一つとして実施されていた。

　海外でのPTは自閉症圏の子どもの療育から発展したものと，ADHDや

行為障害の傾向を持つ子どもへの対応から発展した 2 つの系統があるといわれている[1]。

　日本においては発達障害児の保護者支援として，大学の相談機関や医療機関，福祉機関，学校などさまざまな分野で実践がなされている。海外で実施されている PT のプログラムを輸入したものや，それを参考に独自に発展させていったものがあり，また問題行動への対応を中心にしたものや，身辺自立の教授を中心にしたものなど，プログラムにより目標設定はさまざまである。近年においては発達の気になる子どもを持つ保護者への支援方法として，母子保健や子育て支援事業の中でも少しずつ広がりを見せている。

3　発達障害児の保護者を対象としたペアレント・トレーニングのプログラム概要

(1) 実施形態

　専門家と保護者の 1 対 1 の個別形態や，専門家と複数の保護者のグループで行うものなどさまざまであるが，わが国においては，グループで実施するものが主流である。実施期間は 2，3 回で終わるものや，半年近く長期間にわたるものなどがあるが，日本では数回のシリーズ講座をグループ学習形式で行うことが多い。各回の間隔は隔週で実施することが多いようである[2]。

　病院や地域の療育機関や保健事業など，大学の相談室，親の会，NPO 法人などで行われている。療育機関などでは子どもの療育と並行して実施したり，あるいは保護者の勉強会ということで，PT のみという場合もある。

　また PT そのものについては，講義のみ，参加者とスタッフの話し合いのみなどバリエーションがあるものの，子育てのコツとして講義を聴いて，その知識を深めるために支援者や他の参加者と話し合いや演習を行うというスタイルが多い。

(2) 対象とする子どもの属性・障害種など

　プログラムによっては特定の障害特性を重視しており（たとえば ADHD 向き，ASD 向きなど），診断名を限定している場合もある。実際には ASD と ADHD が混在している子どもが多いため，個々のニーズに対応していく

ことが必要となる。

　PTの対象年齢は低年齢の子どもを持つ保護者（乳幼児～小学生高学年）がわが国では主流のようである[2]。PTは保護者が子どもへの適切な関わりを学ぶことで問題行動を低減させたり，適切な行動を獲得させたりすることを目的としているため，子どもの年齢が低い傾向にあると考えられる。しかし臨床では，思春期になって診断を受けた場合や，早期に診断を受けていた場合でも思春期になってまた別の困難性が現れてきた場合には，思春期特性と発達障害特性の両面に配慮した関わり方の見直しが必要といえる。

(3) プログラム内容

　PTは行動療法や行動変容法の技法を基礎とした関わり方を保護者が学んでいくプログラムである。関わり方の方向性として，大きく分けて，①適切な行動の教え方を学ぶこと，②問題行動への対応を学ぶこと，の2つが挙げられる。

　また発達障害の特性の中でも，ASD向けのプログラムとADHD向けのプログラムでは重きに置く部分が若干異なり，前者は適切な行動を学ぶこと，後者はセルフコントロールの獲得（自分自身をコントロールする，がまんする）に重点が置かれる傾向にある。

　これはASDの子どもたちは「この場面ではこのように行動するといい」と自発的に考えるのが困難なためであり，一方ADHDの子どもたちは「わかっているけどついやってしまう。自分をコントロールできない」というところに困難があることから生じていると考えられる。ASD，ADHD混合の子どもは多いが，そのような子どもは衝動性や不注意に配慮しながら適切な行動を学ぶことが重要となる。

　PTを実施することにより，子どもの発達の状態を理解する，子どもへの関わり方を知る，子どもにあった支援ができる，子育て仲間ができる，子どもの支援について周囲の人に伝えられるようになる，といったことが期待できる[3]。また従来の研究報告からも，保護者の抑うつなどの精神健康の改善が認められた報告は多く，保護者の精神健康のアプローチとしても有用とい

える。

4 ペアレント・トレーニング実施者として注意するべきこと

　初回と最終回には，抑うつ尺度や養育ストレス尺度などを実施し，参加者の精神健康やプログラムの効果検討をし，参加者の支援ニーズやプログラムの洗練が重要である。

　PTは保護者の学習の場と交流の場の意味合いがあり，グループで実施することの意義は大きい。筆者はこれまでPTに参加した保護者から，「これまで相談できる相手がいなかった」「発達障害がない子どもの親には，理解してもらいにくい部分がある」という感想を聞くことが度々あった。また「きっと子どもが通っている学校にも発達障害の子っていると思うだけど，地域でも私だけひとりぼっちみたいな状況で……」と，親自身が1人で悩みを抱え込んでいる状況はどの地域でもあり得る。同じ悩みを持つ親と悩みを打ち明けて話せる機会や，励まし合う仲間ができることは，親自身のメンタルヘルスにおいて非常に重要な点であると考えられる。また知識の共有という面からしても，それぞれの試行錯誤について話し合ったり，年長の子どもの親から年少の子どもの親へ見通しが語られることで納得したり，他の参加者の実践を聞くことは保護者にとってよい刺激になる。

　参加する保護者個人の支援ニーズと子どもの支援ニーズはさまざまであるが，これらを見きわめ，同じ立場の支援ニーズを持っている仲間であることを共有できるよう，スタッフが話題提起や話し合いを深めていけるよう道案内をしていくことが重要である。

5 自閉症スペクトラム障害を対象としたペアレント・トレーニング

　親子のよい人間関係を築き，互いの信頼を高めるためには，まずは子どものできていることを認めるのが大切になる。私たちのグループでは「ほめ上手になろう」をとても大事にしており，他にも「観察上手」「整え上手」「伝え上手」「教え上手」を関わり方の5つのコツとしてまとめている。

「ほめて育てる」ということが言われるようになってきたものの，実際にほめ方がわからない，ほめるポイントがないといわれることも多い。ほめるには，子どものことをじっくり「観察」することが必要になる。そうするともう少し工夫をする，つまり環境調整をすると，できることが増えるかもしれないという発想が生まれてくる。また「伝え方」を工夫するだけでも，できることが増えてくる。そうして子どもに自信や手ごたえが出てくると，新しいことにもチャレンジしやすくなる。ここでよりよい「教え方」ができれば，もっとほめることができるという循環が生まれるからである。

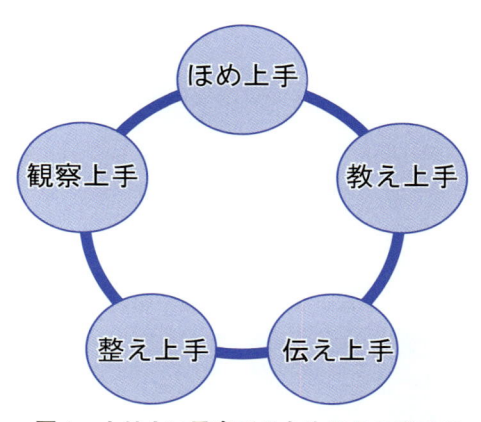

図1　よりよい子育てのための5つのコツ

事例1：整え上手のコツ
　　　視覚支援を用いて，子どもがわかりやすい教え方を見つける。

　ASDの子どもは，視覚情報の取り入れが強く，言葉での指示だけではなく，視覚支援を取り入れていくことは有用である。
　小学校4年生の高機能自閉症の男の子で特別支援クラス在籍。WISC-Ⅳではいずれの指数も標準域であるが，得点の偏りが強い。言語理解は高いが，こだわりの強さや聴覚での指示理解の苦手さから，対人関係や学習面でのト

Ⅲ　予防、治療に向けて

ラブルが続いていた。
　不器用さもあり，学校で掃除が雑でなかなか丁寧にできないという指摘を受けたことから，PTの課題では丁寧にテーブル拭く課題を選んだ。テーブルの端にドットシールを張って，順番に数字を入れて，順をおってふきんを進ませると，もれがなくきれいに拭けるようにした。もっと具体的に見てわかるようにするには，線も引くようにしようかと考えていたが，実際にやってみるとドットシールでも十分であったため，ドットシールのみとした。
　一目で見て理解できるため，言葉かけが少なくて済み，母親も本人も満足だったという。本人は「声をかけられるとイライラするけど，目印のほうだとラク。目印があったほうが上手にできるし」と，自身の特性の理解が深まった。

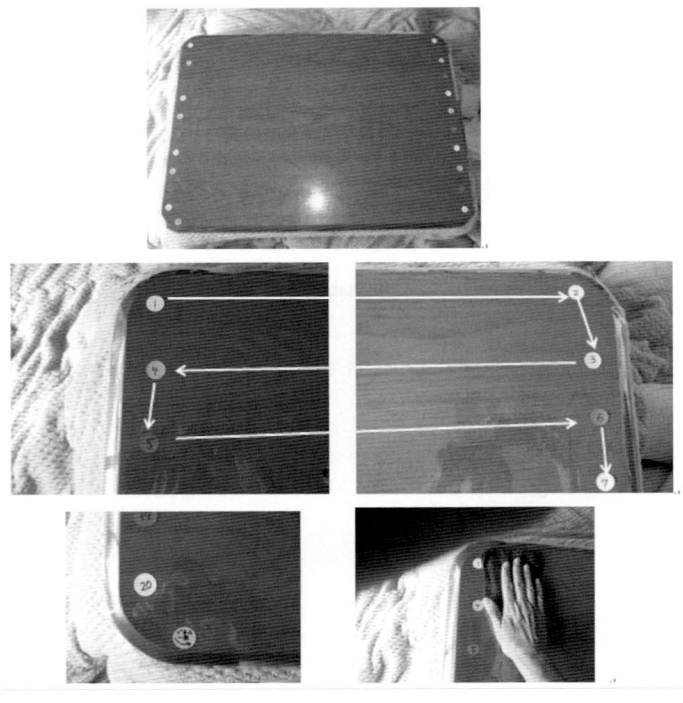

図2　机ふき

事例2：ほめ上手のコツ
トークン・エコノミーを用いて手洗いの習慣をつける

　トークン・エコノミーとは，約束を守れたら1ポイント，ポイントがたまったらごほうびと交換するシステムであり，子どものモチベーションを高め，目標を持って取り組むという姿勢を育てることができる。

　実施にあたっては，いくつか注意点があるが，特に重要なのは，最初は約束の数を増やさず1～3個程度で始めることが鉄則である。なんでもポイントをつけると，導入としてはよいが，苦手なスキルを学習するには練習回数が分散され，効率的でないこと，また「ポイントをつけたら～をやってあげる」というような子どもにルールを握られてしまうのを防ぐことにもつながる。

　幼稚園年長の男の子。幼稚園でも手洗い・うがいは推奨されているが，手洗いを嫌がってなかなかしないのを母親が気にして，課題として取り組んだ。

　幼稚園から帰ってくると，おやつが気になって洗面台になかなか向かえないということで，感覚の過敏性などの困難性はみられないとの聞き取りであった。ただ背丈が低いので，踏み台を用意することとした。

　母親はパソコンが得意だったため，母親がトークンの台紙を作った。手を洗うことが10回できれば，お菓子引換券がもらえて，いつもより豪華なおやつ（といってもお菓子が1種類増えるくらい）になるというものである。

　幼稚園の迎えで車から降りる前に，手洗いの約束を思い出させ，玄関に入っても声かけすることで忘れずに取り組むことができていた。2週間程度で，帰ったら手洗いという流れは定着した。

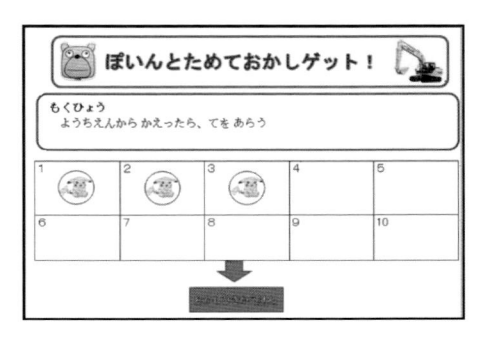

図3　トークン・エコノミーの台紙の例

Ⅲ　予防、治療に向けて

おわりに

　保護者は，ペアレント・トレーニングの中で，特性に合わせた適切な関わり方を学び，家庭の中で実践を行っていくことで，親の養育スキルが向上していく。これまで"怒って言い聞かせる方法"で子どもの問題行動に関わってきたことが，"怒らなくても行動が変容していく"という新たな気づきが得られる。このような親の関わり方の変化が，親子間の関係性にも良好な変化をもたらすものとなる。

　保護者が具体的な関わり方を学び，子どもへの適切な介入を増やしていくサポートをしていくことが望まれる。ペアレント・トレーニングを通して，「親は子どもの最大の支援者である」というメッセージを伝え，保護者が自信を回復できるよう支援することが重要である。

> **Column　ペアレンティング**
>
> 　ペアレント・トレーニングの他に，ペアレンティングというプログラムも見かけるようになった。ペアレンティングは保護者に子どもへのしつけを教育およびサポートするプログラムである。
> 　起源は古く，1700年代の教会を中心としたものから始まり，1800年代の子育て中の保護者による自助グループを中心としたものや，第一次世界大戦後の民間グループを中心としたものなどが，その時代時代のニーズにより生み出されてきた。時代を経るにつれ，虐待や10代の保護者への教育など社会的問題により，また新たにプログラムの構成や実施形態は変遷している（藤後，2005)[4]。共通するところとしては，子育ての中で必要とされるスキルや心構えなどを，グループディスカッションやロールプレイなど通して，スタッフや参加者同士で話し合いながら学んでいく形を主としており，主に乳児から就学前の子どもを持つ保護者向けのものや虐待ハイリスクの保護者向けのものなどがある。

●引用文献

1) Brookman-Frazee L, Stahmer A, Baker-Ericzen, et al : Parenting Interventions for children with Autism Spectrum and Disruptive Behavior Disorders . Opportunities for Cross - Fertilization. Clinical child and family Psychology 9 : 181-200, 2006.
2) 松尾理沙, 野村和代, 井上雅彦：発達障害児の親を対象としたPTの実態と実施者の抱える課題に関する調査. 小児の精神と神経 52：53-59, 2012.
3) 井上雅彦, 野村和代, 秦基子：子育てが楽しくなる5つの魔法. アスペ・エルデの会, 2009.
4) 藤後悦子：日本におけるペアレンティングプログラム研究の現状と課題. コミュニティ心理学研究 9(1)：25-40, 2005.

（野村和代）

子どもの怒りのコントロールを
どうするか

1 怒りとは

　怒りは，生活の中で誰もが持ち得る自然な気持ちである。一方で，つい感情的になりすぎて相手を傷つけ関係が壊れてしまうなど，怒りの程度や表現のしかたによっては不利益をもたらすこともある。ここでは，子どもの"怒りのコントロール"をテーマに，怒りについての心理学的な知見や研究の紹介，支援プログラムの例を紹介していく。

(1) 怒り感情による危険性

　怒りはとても大きなエネルギーを持ち，人間の行動や気分に大きな影響を与える。子どもの場合は気持ちを自分で調節することが難しく，より怒りに振り回されやすい。たとえば，友だちとケンカになってカッとなり，暴言を吐いてしまったり，相手に殴りかかってしまうなどの他害をもたらす行動上の問題に至ることがある。攻撃行動は怒りの表現として一般的にも理解しやすいだろう。しかし，怒り感情は他者にぶつけるばかりではない。たとえば，課題がうまくできずに「なんで僕はできないんだ」「もっと練習すればよかったのに！」と自分自身に対して憤ることもある。この場合，自分を叩くなど自罰的な自傷行為のリスクもあるだけでなく，自分への怒りが抑うつ状態など気分の問題をもたらすこともある。また，先の他者への攻撃行動の場合でも，「なんであんなことしてしまったんだろう」と後悔して落ち込むことも

よくあるケースである。攻撃などの行動上の問題は外在化問題，うつや不安などのこころの不安定さの問題は内在化問題と呼ばれるが[1]，怒りはその両面の危険性があるといえよう。他者であれ自分であれ，強すぎる怒りは悪循環をもたらしてしまう（図1）。

外在化問題
他者への攻撃行動
自罰的な自傷行為など

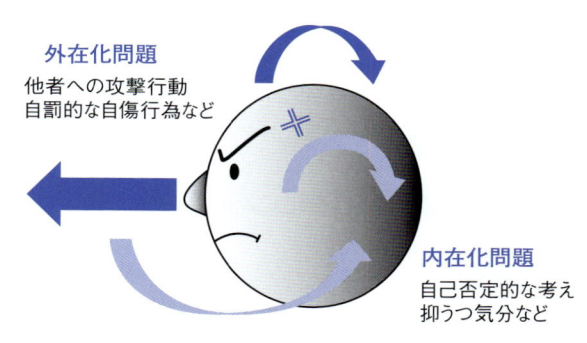

内在化問題
自己否定的な考え
抑うつ気分など

図1　怒りによる行動面・情緒面の問題

(2) 怒りを扱う難しさへの対応

　怒りによる問題は多数挙げられる反面，怒っている当の本人にとって怒りは支援を受ける問題としてとらえられにくいという難しい感情でもある。他の感情と比較してみよう。たとえば，抑うつや不安といった状態は，その人のパフォーマンスや生活の質を低下させ，本人が困ったと感じやすいものである。しかし怒りの場合は，向けられる対象が他者であれ自分であれ，悪いのは怒らせた相手や出来事のせいと考えがちで，怒りは自分が対処するものとみない傾向がある。ましてや多面的な視点や思考が難しい子どもにとっては，「怒りをコントロールしよう」といったところでうまく乗ってこないことも多い。ではどうすれば，子どもと怒りをコントロールするための協力関係をつくれるのだろう？

　大事なポイントは，子どもが落ち着いている時に，怒りのコントロールが自分のためになると教える心理教育である。怒ることは自分にとっても困った状態なんだよ，と確認しておきたい。当然，子どもが怒った時に教えても

聞かないので，普段から落ち着く方法などを身につけておくことが必要だ。また言うまでもなく，子どもの怒りのコントロール＝大人による子どものコントロールという文脈で対応しては，それ自体が子どもの怒りを買ってしまいかねない。あくまで子ども自身が，怒りに振り回されずより楽しく生活を送れるように支援することが目的であり，子どもにも明確にそれを伝えよう。さらに，知識を教えるだけでなく，実際に気持ちの切り替え方などのスキルを使えるように練習することが効果的だ。支援方法として現在世界で広く使われているのは，認知行動療法である。

2 認知行動療法による怒りのコントロール

(1) 認知行動療法とは

認知行動療法については19章で説明されているが，ここでも簡単に説明する。世界で多くの専門家が実施している支援の方法で，実践研究による科

> **Column　どうして怒ってしまうのだろう？**
>
> 　怒りは自分のためにも相手のためにもならないと知りながらも，人間はついつい怒ってしまう。社会生活では心の中で「このやろう！」と思いながらも怒りを胸にしまって生活していられる人でも，家族には感情的になってしまうという場合も多い。ではなぜ人は怒ってしまうのだろう？
> 　一つの視点として，期待と現実とのギャップが挙げられる。つまり，相手に期待をしていたのにそれに応えてもらえなかった時，怒りが湧いてきてしまうというものだ。たとえば，親が子どもに「勉強しなさい！」と口うるさく言ってしまうのは，その裏に「勉強して成長してほしい」という期待があるから，ともみられる。逆に，子どもが親に「勉強しなさい！」と言われて頭にくるのは，もっと自分を認めてほしいという期待があるから，かもしれない。関心の反対はあくまで無関心であるから，悪態をついているのはそれだけ気になっているということだろう。
> 　もちろん否定的な関わりよりは，それぞれの思いをすれ違いなく伝えられる関わり方にするのが望ましい。ただ，怒ってしまうのはお互い求めているものがあるためだと考えてみると，可愛い一面もあると思えないだろうか。

学的な検証から効果を実証されてきた。広義の意味の認知行動療法には，行動療法や認知療法，臨床行動分析などが含まれ，症状の改善や生活の向上に活用されている[2]。認知行動療法とは平たくいえば，生活する上で悪循環になっている考え方や行動，状況に気づき，より過ごしやすくなるような代わりの考え方や行動を身につけていこう，という方法である。小さい子どもなど，考え方への気づきが難しい場合には，行動的なアプローチを用いたり，考え方の枠組みをわかりやすく提示するなど，対象となる人の特徴に合わせたアレンジも可能で，柔軟に用いることができる[3]。図2は子どもに考え方と身体，感情がつながっていることを示したものである。ここで大事なのは，気持ちそのものは変えづらいとしても，身体の状態や考え方を変えることで，気持ちを楽にすることもできると伝えることだ。より厳密に，身体と行動を分けて示すこともあるが，まずはそれぞれのつながりと，気持ちなどはそれぞれ工夫して変えていけることがわかればOKだろう。

　認知行動療法は，うつや不安，依存症などのさまざまな症状の改善に用いられている。ただ，怒りを対象にした実践報告は，うつや不安と比べるととても少なく，怒りのコントロールをテーマに支援につなげることの難しさが読み取れる[4]。より多くの子どもに実施するためには，困った子どもの問題

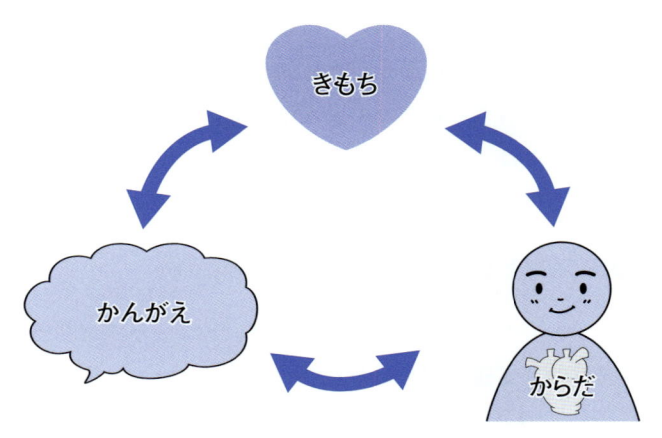

図2　「気持ち―からだ―かんがえ」のつながり

行動への対応という文脈ではなく，生活を向上させる工夫として，怒りのコントロールを広く学べる機会の提供が求められよう。

(2) 怒りのコントロールへの活用

それでは，どのように認知行動療法が子どもの怒りのコントロールに活用されているのだろう。海外における実践研究をもとに作成されたワークブックもいくつか出版されている[5,6]。これらは子どもでもわかりやすいように，視覚的なイメージをふんだんに活用している。たとえば，怒っている状態は車がうまくコントロールできなくて事故になりやすいとか，怒りを火事に見立てて消火する方法を身につける必要性を伝える[5]。また「気持ちを落ち着ける＝気持ちを修理する」こととして，対処法をかなづち（運動など）や柔らかいブラシ（リラックス）といった「感情の道具箱」で表し，その使い方までを練習するなどの工夫もみられる[6]。

また，怒りだけに焦点を当てているわけではない。先述の通り，目的はあくまでも子ども自身がより楽しく生活を送れるようにすることである。そのため，楽しい気持ちになる時や自分のいいところを発見するワークも取り入れ，生活における肯定的な気持ちを増やすことで，結果的に怒りなどの否定的な気持ちを減らしたり，気分転換の方法としても活用したりできる[6]。子どもにとっても，楽しい気持ちが増えるほうがこころの負担も少なく，また怒る代わりに何をすればいいのかが具体的な行動で学べれば気持ちの切り替えもしやすくなる。もちろん周りの大人にとっても，問題を起こさないように監視しているよりは，子どもが楽しく過ごす姿やうまく切り替えられている様子に着目するほうが心地よいものである。

3 怒りのコントロールプログラムの実践例

ここでは，子どもたちに実施した怒りのコントロールプログラム資料を用いて，より具体的に支援の例を紹介していく。対象は小学生～中学生で，自分の感情についての気づきや行動の振り返りが難しい子どもが想定された。そのため，先述のワークブック[5,6]や先行研究をもとに視覚的イメージを活

用した資料を作成するとともに，怒りに対処する方法の基本的な枠組みを提示して練習するなど，理解度に応じてアレンジした。紙面の都合により，要点を絞ってプログラムの一部を掲載する。

(1) 怒りについての心理教育と肯定的な気持ちの促進

心理教育では，学校や家庭の中で起こりやすいイライラする出来事について例示しながら，怒ってしまうことは大人を含めて誰にでもあることを伝える一方，怒ったままでいるのは自分のためにならないことを確認する（例：友だちとケンカして手を出したら先生にすごく叱られた，など）。次に，怒っ

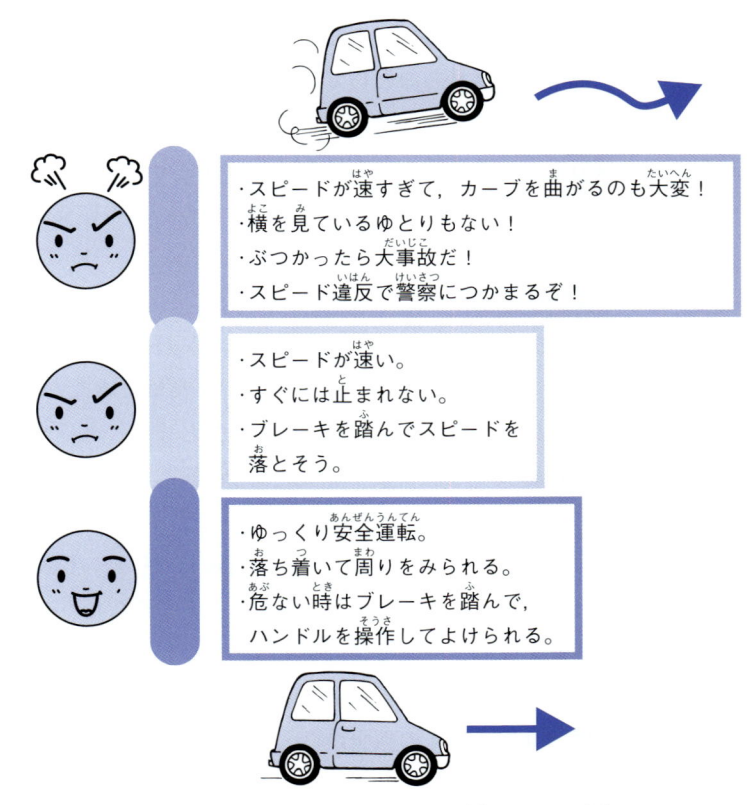

図3　怒りの程度と危険性（車を用いた例）

た時の状態について，図2を見せながら，身体に力が入ったり落ち着いて考えられなくなってしまう「きもち―からだ―かんがえ」のつながりを示す。車の例を用いて，暴走して事故を起こしたり（八つ当たり），警察につかまったりする（大人に叱られ損をする）など，怒りの危険性を車のイメージとつなげて説明した（図3）。車のイメージと怒りをつなげることで，子どもがイライラしている時にも「ほら，怒りのスピード上がっちゃってるよ」と教えることができる。この際，怒りの危険性だけでなく，気持ちが落ち着いている時のメリット（危険な時でも対処しやすい）や，イライラしているくらいから早めに気づいてスピードを落とすようにするなど，予防的な視点の重要性も伝えておくことも大事である。暴走してからコントロールするのは難しいので，できるだけ楽しい気持ちなど自分にとって心地よく過ごせるように工夫していこう，と目的を共有しよう。さらに，子ども自身が楽しいと感じる活動や楽な気持ちでいられる時などを見つけるワークを行い，普段から肯定的な気持ちでいられる時間を増やしていくよう勧める。この作業が，次の怒りを減らす対処法につながっていく。

(2) 怒りのコントロールの基本形

　怒りの危険性を知り，できるだけ楽しく，落ち着いた気持ちで生活していこうと確認できたら，ひとまず怒りのコントロールの下地はできただろう。それでも，生活していればイライラしたり怒ったりしてしまうことは当然起こり得る。そして，一旦怒ってしまうと「よし，気分転換しよう」と思うことはなかなかできないものだ。特に気持ちの切り替えが苦手な子どもには，イライラした時はまずこうしてみよう！　という対処法を，行動の枠組みとして教えることが効果的である（図4）。ここでは，イライラしたり身体に力が入るなど怒りのサインに気づいた時に，まずは①リラックスして身体の力を抜く，そして②気持ちを切り替える言葉をいう，という行動パターンを教えた。図2でいえば，身体と考えの両面から気持ちを落ち着けるよう働きかけるアプローチである。切り替えの言葉をいう時は，「わざとじゃないかもしれない」と本心から思っていなくてもいい。とにかく形だけでも自分に

21　子どもの怒りのコントロールをどうするか

イライラする！じっとしていられない

① まずは体を楽にしよう

ギュッと肩を上げ　→　息を吐きながら力を抜く

② 気持ちを切り替える言葉をいおう

「他に楽しいことを考えよう」
「わざとじゃないかもしれない」
「相手にしないほうがいい」
「話のネタにしてみよう」

③ 気持ちを切り替える行動をしよう

運動してエネルギーを発散しよう！
ゲームなど楽しいことをしてみよう！
好きな本を読んでみよう！

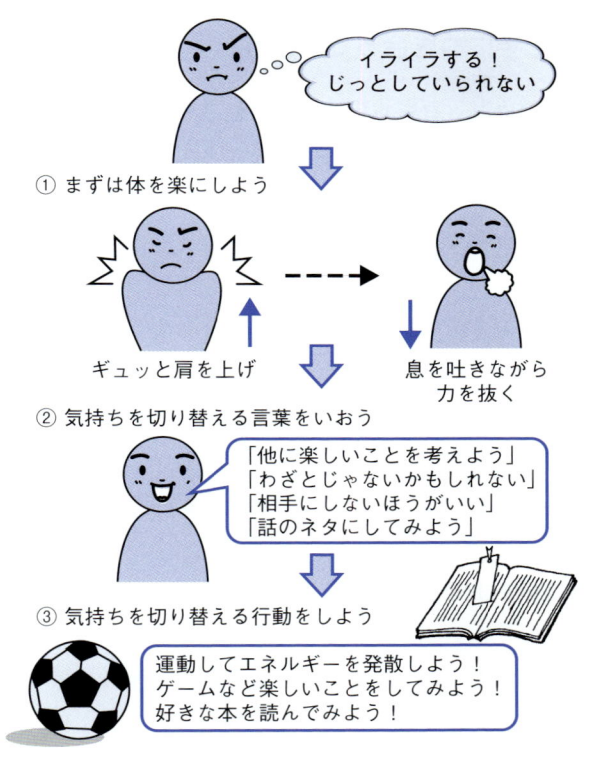

図4　怒りのコントロールの基本形

言い聞かせて怒りに振り回されないようにする応急手当をしていく。少しでも怒りのスピードを下げてから，子どもそれぞれに合った取り組みやすい活動をして，気持ちを切り替えていく。運動して怒りエネルギーを生産的に発散したり，読書やゲームなど好きな活動をすることで，少しでも怒りが減らせたなら成功だ。怒りがゼロにならなくてもいい。思い出すとやはりイライラするし，嫌な気持ちも残ってしまうだろう。それでも，怒ったままでいるより，楽しいことをするなど肯定的な気持ちがわずかでも増えたのなら，その子どものためになっている。続けて使っていけば，さらにうまくコントロールできるようになっていくと勇気づけてあげよう。

4 怒りと上手につき合っていこう

　子どもの怒りのコントロールについて，他の感情と比べて扱いの難しい面がある一方，認知行動療法を活用して少なからず対処できるものであることを紹介してきた。ポイントは以下の通りである。

- 怒りのコントロールにより，楽しく生活しよう！　という子どもへの目的の明示。
- 視覚的イメージを活用して子どもにわかりやすく，サインとして使いやすい工夫。
- 楽しい，落ち着くなど肯定的な気持ちになれる活動，自分のいいところにも目を向ける。
- 怒りの対処法について，具体的な行動の枠組みを提示して，練習していく。

　しかしこれはあくまで初級編である。怒りは強すぎればさまざまな危険性をもたらすが，悔しさをバネにしたり相手に嫌なことを適切な方法で伝えるなど，怒りのエネルギーを上手に活用することもできる。怒りに振り回されないことは必要不可欠な一方，将来的な社会生活を考えると，怒りを減らす工夫や楽しい気持ちで過ごすだけでは対処しきれないことも多い。次の段階は，怒りをコントロールしつつ適切な方法で表出・主張することといえよう。これはもちろん大人でもうまく対処できるものではない。だからこそ大人は，子どもと一緒に怒りと上手につき合っていくための方法を考え，お互いがサポーターになっていくことが重要である。

●引用文献

1) Wilmshurst L：Clinical and Educational Child Psychology. John Wiley & Sons, Chichester, pp.219-241, 2013.
2) 熊野宏昭：新世代の認知行動療法．日本評論社，東京，2012.
3) ニーナン M, 他（石垣琢磨, 他監訳）：認知行動療法100のポイント．金剛出版，東京，2010.

4）髙柳伸哉：海外の自閉症スペクトラム障害への怒りと不安の対処についての認知行動療法研究のレビュー．アスペハート 29：8-12，2011．
5）アトウッド T（辻井正次監訳）：アトウッド博士の〈感情を見つけにいこう〉①怒りのコントロール．明石書店，東京，2008．
6）ヒューブナー D（上田勢子訳）：だいじょうぶ自分でできる怒りの消火法ワークブック．明石書店，東京，2009．

(髙柳伸哉)

IV

英国での対応

イギリスにおける児童精神科医療について

はじめに

筆者は現在，イギリス，キングスカレッジロンドンの精神医学研究所（Institute of Psychiatry, King's College London）で Master of Science in Child and Adolescent Mental Health の学生として勉強中である。本コースでは臨床実習も必須となっており，各生徒は South London and Maudsley（以下 SLaM）と呼ばれる主に南ロンドン地区を管轄するメンタルヘルスサービスの機関に所属する病院，またはクリニックに配属され，イギリスの子どものメンタルヘルスサービス（Child and Adolescent Mental Health Service：以下 CHAMS）の現場を体験する。本章では，臨床実習での経験を通して学んだ CHAMS の実際的な部分について述べたいと思う。

1 CHAMS の4層構造（The four-tier structure）

イギリスでは，医療のみでなく，保健，福祉，教育など子どものメンタルヘルスを取り巻くすべてのサービスを4つの層（tier）に分類し，それぞれの層が異なったレベルのサービスを提供するというモデルが広く受け入れられている（図1）。このうち，Tier1〜Tier3 は borough と呼ばれる区ごとにサービスの提供があり，基本的に各地区の子どものみにサービスを提供している。Tier4 は基本的には SLaM の担当するロンドン内の4つの区とケン

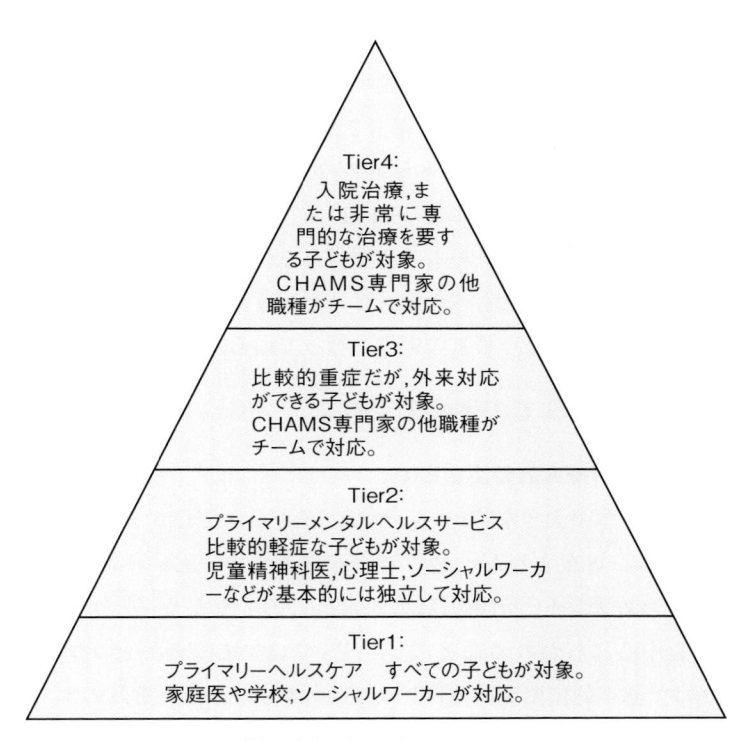

```
                    Tier4:
                 入院治療,ま
                たは非常に専
               門的な治療を要す
              る子どもが対象。
             CHAMS専門家の他
            職種がチームで対応。
                   Tier3:
              比較的重症だが,外来対応
             ができる子どもが対象。
            CHAMS専門家の他職種が
           チームで対応。
                  Tier2:
           プライマリーメンタルヘルスサービス
          比較的軽症な子どもが対象。
         児童精神科医,心理士,ソーシャルワーカ
        ーなどが基本的には独立して対応。
                 Tier1:
       プライマリーヘルスケア すべての子どもが対象。
      家庭医や学校,ソーシャルワーカーが対応。
```

図1　The four-tier structure

ト州の子どもに対してサービスを提供するが，一部非常に専門的な治療についてはイギリス全土の子どももサービスの対象となっている。日本でも病院，児童相談所，学校，保健師などが子どもへのメンタルヘルスサービスを提供し，必要時には連携を取り合って対応を行っていると思うが，この The four-tier structure では Tier3（外来での児童精神科医療レベル）までは患者さんの受け入れ地区が明確に分かれていること，また，SLaM では一度 CHAMS でのサービスを受けるとその情報は電子カルテに記入され，各機関で情報の共有が簡単に行えることが大きな違いであろう。

　筆者の実習先は Lewisham 区（2011年時点で人口約28万人，うち19歳未満は7万人）の Tier3 に属する Lewisham young people's service（LYPS）

というチームであり，今回はこのLYPSを中心にイギリスでのCHAMSの現状について説明する。LYPSを構成するメンバーは児童精神科医2人（うち1人はトレーニング中），臨床心理士2人，ファミリーセラピスト2人（うち1人はトレーニング中），ソーシャルワーカー2人の8名である。またLewisham区にはLYPSの他にもTier3に該当する専門的な役割を担った5チーム（神経発達障害専門チーム，犯罪行為を行った青少年を担当するチーム，身体疾患を抱えた子どもへのサービスを行うチームなど）があり，それぞれ連携をとりながらサービスの提供を行っている。

2 Tier3 LYPSでの治療の流れ

(1) 受付から治療方針の決定まで

イギリスと日本の大きな違いの一つは，イギリスではアセッサー（assessor：アセスメントをする人），ケアコーディネーターという役割が存在し，子どものアセスメント，治療方針の決定はこのアセッサーとケアコーディネーターを中心に行われることだ。LYPSではアセッサーとケアコーディネーターは，基本的に児童精神科医以外のスタッフがそれぞれの本来の仕事とは別に行っている。新しいケースがLYPSに紹介されると，まずはその日担当のアセッサーがアセスメントを行い，その結果に基づき週1回行われるLYPS全体のケースミーティングでケアプランが作成され，担当のケアコーディネーターが決定される。その後，ケアコーディネーターはケアプランに基づいてサービスを開始するが，定期的に子どもとその家族と面談し，サービスの効果についてのアセスメントや必要であればケアプランの見直しを行っていく（ケアプランの見直しもチームミーティングで行われることが多い）。日本では児童精神科医が最初のアセスメントを行い治療方針も決定，その後の治療経過のアセスメントも行うという流れが主流だと思うが，LYPSではチームミーティングで児童精神科医の診察を要しないケースだと判断されれば，児童精神科医が子どもや家族と直接関わることなく治療終了を迎えるということが起こり得る。児童精神科医が必要とされるのは精神疾

患のアセスメントを要する場合、薬物治療が考慮されるべき場合などである。

　アセッサーによるアセスメントは基本的に子どもへのインタビューが行われ、必要であれば家族へのインタビューも行われる。イギリスではアセスメントの際に質問票を積極的に取り入れているのが印象的であるが（たとえば日本でも知られている Strength and Difficulties Questioner は LYPS ではほぼすべての患者さんに対して行われている）、これは後述する Evidence Based Medicine に重きを置くためでもあり、また異なった職種間で共通して患者さんを理解するための手がかりにもなる。またアセッサーやケアコーディネーターは子どもの精神状態のみでなく、詳細な家庭環境（どのような家に住んでいるか、家族の精神状態など）、学校での状況、必要であれば栄養状態（肥満など）もアセスメントする。

　治療方針（ケアプラン）を決定するミーティングでは、各職種の人々が熱く意見を戦わせるのが印象的である。たとえば、子どもが精神症状を呈していることについて、子ども自身の問題と見立てる児童精神科医に、母親の問題に子どもが影響を受けていると考える心理士が治療方針の変更について意見を述べる、などといったことは日常茶飯事で、これがチーム医療というものなのだなと実感させられる。

　LYPS の属する Tier3 は専門的な治療を提供する場であり、家庭医や学校など、ある程度の専門性をもった機関でないと紹介が行えないように思うが、実際には子ども自身や親が直接行うことも可能だという。以前、イギリスでは病院の診察を受けるまでに数か月待たされるという話を聞いたことがあったが、実際、LYPS では遅くても受付から数日のうちにアセスメントが行われていた。児童精神科医の診察までに長い時には2週間ほど待つこともあるようだが、数か月待ちということはなく、緊急を要する場合には可能な限り早急に対応しているようであった（Lewisham 区で発達障害を担当する Tier3 サービスでは、アセスメントに1か月以上待つケースも多いとのことである）。

(2) 治療について

アセスメントが終了し治療方針が決定されると治療が開始されるが、イギリスでは治療のためのガイドラインが浸透していること、Cognitive Behaviour Therapy（CBT）や Family Therapy などの心理療法が治療法の一つとして当たり前のように行われていること、インターネット上の情報の提供や患者同士のコミュニティーの利用を治療方針の一環としてとらえていることが日本と異なる部分と感じた。

ガイドラインは National Institute for Health and Care Excellence（NICE）という国の機関により Evidence Based Medicine（EBM）の実践を目指して作成されている。イギリスでは EBM の実践に重きを置いており、大学院の講義の中でもその重要性と実践の方法を何度も頭に叩き込まれる。本当にすべての治療者がガイドラインに沿った治療を行っているのか疑問に思い講義の際に尋ねたところ、当然すべてのケースがガイドラインに沿って治療されるわけではないが、その際には治療者は、なぜこのケースはガイドラインとは異なる方法で治療をするのか明確な意見をもつ必要があるとの答えであった。NICE ガイドラインは一般向けにも広く告知されており、患者さんやその家族から「なぜ NICE ガイドラインと異なる治療を行うのか？」と尋ねられることもあるという。たとえば、子どもに向けて作成された自傷行為の NICE ガイドラインを説明するパンフレットには、「あなたの治療に関わるすべての救急隊員、医師、看護師は、あなたがどれほどつらい思い、恐怖、混乱を感じていたかを理解し、あなたを尊重して治療を行います。もしこれが行われなかった場合には、あなたは病院スタッフになぜそうなのかを尋ねる権利があります」という内容の文章がある。

心理療法については、児童思春期の軽度うつ病や不安障害の NICE ガイドラインにまず選択するべき治療の一つとして CBT が挙げられており、実際に普及している。また Family Therapy も一般的な治療法として存在している。先述したように Tier3 に属する LYPS でも児童精神科医が直接患者さんの診察、治療を行うことなく治療が終了することが可能なのは、これらの心理

療法が治療効果の確認された治療法の一つとして提供されているからであろう。LYPSではCBTは臨床心理士，Family Therapyはファミリーセラピストが行い，また他機関からPsychotherapyを行うサイコセラピストが治療に参加することもある。たとえば病院実習のある日，筆者は重症なうつ病の患者さんのケースミーティングに参加する機会があったが，これには現在子ども本人にセラピーを行っているサイコセラピスト，子どもと両親にセラピーを行っているファミリーセラピスト，薬物治療を行っている児童精神科医，ケアコーディネートをしているソーシャルワーカーが今後の治療方針について話し合いを行っており（さらにこの患者さんは過去に臨床心理士によるCBTを受けていた），その治療の幅の広さに驚いた。しかし近年，CBTの需要が供給を大きく上回っていることが問題となっており，LYPSでも患者さんにCBTを開始するまでに数週間を要することもあるようであった。

またインターネット上にあるメンタルヘルスの情報の提供や患者さん同士のコミュニティーの紹介を治療方針の一つとして取り入れている点も日本との違いを感じた。それらはチームメンバーの誰かが情報をもっていて，治療方針を決定するチームミーティングの際に「そういう患者さんならこのWebページが役に立つと思うよ」などと提案し，患者さんや家族の理解力やインターネットへの接続環境があるかなどを把握しているケアコーディネーターの意見などと合わせて，有効であると考えられれば積極的に取り入れられていた。日本と同様，決してスタッフ数が豊富とはいえないCHAMSの現場で，このような情報を積極的に利用することは必要なのだろうし，また安心して患者さんに紹介できるインターネット上の情報が整っていることもこのような状況を可能にしているのだろう。

◉3）治療後の流れ

イギリスでは基本的にすべての国民が各地域の家庭医に登録されており，Tier3での治療で症状の改善が得られた場合には，患者さんは一般的には各家庭医のもとへ再紹介される。たとえば抗うつ薬を処方されてうつ症状の軽快がみられた場合には，薬物療法を継続したままTier2やTier1の医師に紹

介し引き続き処方を行ってもらい，その後数か月ごとに Tier3 で児童精神科医の診察を受けるということもある。もちろん治療期間は患者さんによってまちまちであるが，LYPS では 2 年間を超えるケースはほとんどないという。日本では児童精神科専門の治療機関であれば，通院期間が数年を超えるケースも珍しくないと思われるが，これはイギリスでは The four-tier structure が存在するため，入院が必要になれば Tier4 の病院へ紹介となり，また症状の安定が得られれば Tier1，2 などの機関に紹介となることが影響していると思う。さらにイギリスでは比較的明瞭に成人と子どもの治療の場が分けられており，子どもが 18 歳になると，基本的には CHAMS ではなく成人精神科医療サービスに移ることになる。日本のように 1 つの病院で患者さんをフォローしていくのがいいのか，サービスのレベル，または年齢によって治療機関が変わるのがいいのかは一概には言えないが，LYPS で児童精神科医を目指してトレーニングしている医師に，日本では同じ子どもを数年間フォローすることも稀ではないことを話したところ「そのような濃密な関係が患者さんと築けるのはうらやましい」とのことであった。また思春期から成人への移行は子どもにとって大きなストレスになり得るため，この時期に主治医や病院の変更を行わなくていけないことは子どもへ大きな負担がかかっていると感じ，日本のシステムは素晴らしいと評価する児童精神科医もいた。

3 イギリス CHAMS の最近の現状について

(1) 入院治療について

Tier3 で実習を行っている筆者は，しばしば患者さんが入院加療を要する状態となり，ケアコーディネーターが入院ベッドを探すのに苦労している場面に出会うことがある。イギリスには The four-tier structure があり組織だったサービスの提供を行っているが，患者さんの治療がすべてスムーズにいくわけではないようだ。SLaM の担当地区には 18 歳未満を対象とした入院病棟が 5 ユニット (1 ユニット平均 12 床，うち 1 ユニットが 12 歳以下対象) あり，Maudsley 病院の児童思春期病棟 (Snowfields Adolescent Unit) は

11床であるが，やはりここ数年は満床が多いとのことであった。どうしてもベッドが見つからない時には私立病院への入院をお願いし，その治療費を国で支払うことになるという（イギリスでは公立病院では原則として無料でサービスが受けられ，私立病院では自己負担となる）。入院数の増加傾向についてはさまざまな要因が考えられるが，政府のコストカットのためにTier1 に対応するソーシャルサービスが縮小していることも一つのようだ。たとえば退院先の住居が見つからないなど複雑な事情をもった入院患者さんの退院時に医療，福祉，教育の各チームの担当者で今後の方針を決める際，それぞれのチームが決まった財源の中でサービスを提供しなくてはならないため，どのチームが患者さんへサービスを行うかで長い議論が必要となることもあるという。

　また都会と地方でのCHAMSのサービスにも大きな違いがあり，たとえばロンドンでは公立病院に入院できない患者さんを受け入れる私立病院が多くあり，やや競合状態となっていることに対し，地方ではこのような私立病院が少なく入院環境の確保に非常に苦労しているとのことであった。都会と地方での格差は日本とイギリスに共通して存在している問題である。

(2) 心理療法について

　先にも述べたが，イギリスではCBTが広く一般的に普及している。これは2005～2006年に経済学者のRichard Layard氏が失業者の中に数多くのうつ病，不安障害を抱えている人がいることを示し，これらの人々にEBMに基づいた心理療法を行うことは人々の生活の改善にもつながり，国の財政にも大きな利点をもたらすという発想に端を発し，2007年に国がImproving Access to Psychological Therapies（IAPT）という政策に多額の資金を投入したことによる。2012年にはChildren and Young People's IAPT（CYP IAPT）が開始され，この政策では具体的にはTier2～3レベルのCHAMSで心理療法を提供できる心理士を増員させることを目指している。国に定められた具体的に習得する心理療法としては不安障害とうつ病に対するCBT，3～10歳の行動に問題がある子どもの親へのペアレントトレーニ

ング，思春期のうつ病に対するPsychotherapy，うつ病，自傷行為，行動障害，摂食障害に対するSystematic Family Therapyを習得することになっている。このように心理療法だけではなく，対象の疾患，年齢まで具体的に定められているのは，EBMを重視するイギリスらしいものだと思う。CYP IAPTの成果がどのように現れるかを評価するにはもう少し時間が必要かもしれないが，臨床の現場では治療の幅が広いことはうらやましく感じた。またこのような心理療法について，日本では興味のある医師が自発的に学ぶということが一般的であると思うが，イギリスでは児童精神科医になるためにはトレーニング中にCBT，Family Therapyについてスーパーバイザーのもとで数セッションを行う必要があり，すべての児童精神科医はCBTやFamily Therapyについての基本的な知識と経験をもっている。実際の臨床現場で，児童精神科医自身がこれらの心理療法を提供することは少ないかもしれないが，その知識と経験を持つということは効果的な治療を考えるうえで大きなプラスになるであろう。

Column 多文化の中で学ぶ児童精神医学

　ロンドンはまさに人種のるつぼだ。病院実習のクリニックでもいろいろな国籍の患者さんと出会うし，大学院で講義をしてくれる先生たち（児童精神科医や臨床心理士など）の出身も多国籍，また自身のクラスメートも世界各国から集まったメンバーである。授業中に各国の児童精神医療について話をすることがあるが，摂食障害がメジャーな疾患になっている国と，まだ稀な国で分かれることもあれば，クラスメート全員が自閉症スペクトラム障害に興味を持っているということもあり，興味深い発見であった。また「引きこもり」という単語は世界各国で知られているようで，授業中でも何度か日本の引きこもりについて説明するように求められた。文化の違いが疾患のとらえ方に影響するという事実は精神疾患を考える上で重要な視点である。多文化の中で児童精神医学を学び，その重要性を肌で感じることができたことは貴重な体験の一つである。

おわりに

 以上が，筆者がイギリスで学び，体験した CHAMS の現状についてである。まだ学びの途中であり，イギリスの CHAMS と日本の現状の違い，または同様に苦心していることなど，新たな発見に驚く日々である。またこの原稿を書いている間にも，組織を再編成する話や，チームのシステムを変えていこうという話し合いがされており，イギリスの CHAMS も時代の変遷に合わせて変わっていることが実感できる。イギリスに学ぶべきところと，日本のよさを生かすところを見極め，今後の診療に生かしていきたいと思う。

● 引用文献

1) Charman S：Mental health services for children and young people: The past, present and future of service development and policy. Mental Health Review Journal 9(2)：6-14, 2004.
2) The Office of National Statistics：2011 Census First Release Outputs. 2012.
3) Layard R：Mental health: Britain's biggest social problem？：The depression report. A new deal for depression and anxiety disorders. 1-34, 2005.
4) Layard R, et al：The depression report：A new deal for depression and anxiety disorders. Centre for Economic Performance, LSE, 2006.
5) Children & Young People's Improing Access to Psychological Therapies：Children & Young People's IAPT（www.cypiapt.org）

（吉田恵心）

索　引
(――，――は上記の単語を表す。)

【英数字索引】

5 ステップ・アプローチ	157	MSEL	178
activation syndrome	161	NICE	250
ADHD	125, 126, 155, 169, 199, 208	――，ガイドライン	250
――，治療の基本キット	130	NIRS	127
ADHD-RS	126, 127	OCD の薬物治療	207
ADI-R	136	PARS	136
ADOS	136	PDD	155
ASD	175	PF スタディ	127
CBT	156, 214	PT	225
CHAMS	246, 255	PTSD（外傷後ストレス障害）	73
CRP	72	QCD	127
CRT	72	QOL	29, 31
CYP IAPT	253	SCD	139
DSM-5	135, 137	SNRI	207
DV 曝露	102	SSRI	206
EPS	200	TCA	207
Fonagy	8	TDM	198
IAPT	253	WISC	127
IPT	156		

【日本語索引】

あ

愛されること	12
愛着障害	187, 188
愛着理論	14
あざ	119
アセッサー	248
遊び	20
遊ぶこと	12
アトモキセチン	131, 209
アリピプラゾール	205
アンガーマネージメント	59
安全基地	16

い

怒り	234
怒りのコントロール	234
――基本形	240, 241
――プログラム	238
育成相談	91

索　引

易刺激性	162
いじめ	34
——，研究	39
——，自殺	69
——，定義	36
——，防止	44
——，予防	38, 42
いじめ防止対策推進法	34
いじめ予防プログラム	38, 45
遺族のサポート	76
一時保護	87, 90
逸脱	7
5つの習慣	17

う

映し返し機能	9, 10
うつ状態	154
うつ病	129, 154
うつ病性障害	192

え

エインズワース	14
エスシタロプラム	204
嚥下困難	147
援助方針会議	88

お

嘔吐恐怖	147
お節介型	18
落ち着かない子どもたち	125
親になること	14
オランザピン	205

か

外発型	19
回避・麻痺	73
過覚醒	73
過食症	191
柏木	14
学校安全調査	41
学校恐怖症	24
家庭医	251
家庭児童相談室	84
環境療法	110
感情の道具箱	238

き

危機介入チーム	80
気分障害	129, 192
基本的な安心感	14
気持ちの温度計	218
虐待	119
——，相談	87
——，連鎖	105
強迫傾向	145
拒食	187
拒食症	191

く

クロザピン	200

け

ケアコーディネーター	248
ケアプラン	248
ゲイトウェイ	166, 169
厳格体罰	101
限定した興味	138

こ

抗うつ薬	160, 210
攻撃行動	234
抗精神病薬	209
行動の把握と修正	220
行動変容法	227

行動療法	110, 111, 227	指定薬物	168
広汎性発達障害の薬物療法	209	児童委員	86
こころ	174, 182, 184	児童家庭支援センター	84
──の発達	2	児童虐待	102, 128
子ども虐待	108	児童自立支援施設	86
子どものうつ	154	児童精神医学	254
──病	155, 203	児童相談所	83, 87, 92
子どもの自殺がおきた時の緊急対応の手引き	80	児童の入所施設	85
		児童発達支援センター	85, 91
子どもの神経性無食欲症	147	児童養護施設	85
子どもの双極性障害	161, 204	死の概念	67
子どもの不安障害	206	支配	108
個別性	4	自閉症スペクトラム	135
		──障害	228

さ

サイコセラピスト	251	司法面接	121
再体験	73	社会生活技能訓練	130
サバイバーズ・ギルト	75, 76	社会的コミュニケーション	138
		出生コホート研究	175, 178

し

		障害児施設	85
		障害相談	91
		情緒障害児短期治療施設	85
視覚支援	229	情動安定剤	204, 210
自虐的認知	113	衝動コントロール	116
自己の組織化	8	小児期うつ病	156
自己評価の低さ	145	勝利至上主義	54, 55
自殺	61	触法少年	90
──基盤	70	徐放性メチルフェニデート	131
──の統計	64	神経性大食症	144
──の予見	70	神経性無食欲症	144, 146
──の類型化	66	──, 治療	148
自殺予防コーディネーター	70	──, 有病率	152
自死遺族	77	心身症	190
事象関連電位	127	身体感覚	220
自傷行為	69, 234	身体表現性障害	190
システムの再構築	6	進展	7
システムの破壊	6	心理療法	212, 253
施設措置	90		
自尊感情	20, 28		

す

衰退	7
睡眠障害	187
スターン	14

せ

正常発達	177
精神刺激薬	208
生態的表現型	105
性的虐待	97, 120
青年期うつ病	156
摂食障害	143, 190
セルトラリン	203
セルフケア	122
セロトニントランスポーター	140
セロトニン・ノルアドレナリン再取り込み阻害薬（SNRI）	204
選択的セロトニン再取り込み阻害薬（SSRI）	203, 206

そ

早期介入	183
早期発見	183
双極性障害	129, 162, 192
早期療育	183
喪失と悲嘆	74
喪失の過程	75
創造	7
素行障害	129

た

第一世代抗精神病薬	200
退行	7
——症状	81
対人関係の原型	15
第二世代抗精神病薬	200, 205
体罰	47, 101
——，禁止	47, 49
——，定義	49
——，弊害	51
脱法ドラッグ	167
他罰的認知	114
食べること	12

ち

注意欠如・多動症	125
注意欠如・多動性障害	169
治療抵抗性うつ病	204

て

低栄養状態	146
停滞	7
適応	5
適応障害	188
適応不安	27

と

統合失調症	193
唐突に話し出す子ども	131
トークン・エコノミー	231
トラウマ体験	73
トラウマ反応	72, 81

な

内発型	19
泣くこと	15

に

二次被害	74, 79, 80
乳児院	85
認知行動療法	114, 148, 212, 214, 236, 237, 242
認知再構成法	216

ね

眠ること	12

の

脳ダメージ	113
遺された子どもたち	78

は

バイオマーカー	140
バウンダリー	116
──，再形成	119
破壊的行動障害	129
発達障害児といじめ	40
発達精神病理学	3
発達の遅れ	176
発達のマイルストーン	176
反抗挑戦性障害	129
反応性愛着障害	128
反復的行動	138

ひ

非行相談	90
ひずみ	186
非精神刺激薬	209
非定型抗精神病薬	200
肥満恐怖	144
描画テスト	127
病識の欠如	144

ふ

ファミリーセラピスト	251
不安障害	189, 190
部活動と体罰	52
福祉機関	83
不適応	5
不登校	25, 31

普遍性	4
フルボキサミン	206
不連続性	5

へ

ペアレント・トレーニング	130, 225, 232
偏食	187
ベンゾジアゼピン	207

ほ

哺育	186
暴言虐待	99
報告と密告	44
暴力	59
ボウルビー	14
保健所	84
保健センター	84
ボディイメージの障害	144
ボディワーク	117
ほめ上手	228

み

ミクログリア	140, 141

む

無条件の愛	16

め

メチルフェニデート	208
メンタライゼーション	8

や

薬物汚染	165
薬物動態学	198
薬物乱用	164, 170
薬物療法	131, 160, 197, 202
やせ願望	144

やせ症	143	**り**	
ゆ		リスペリドン	205
遊戯療法	148	リチウム	206
よ		療育機関	85
養育環境	68	両親	13
養育者への介入	222	臨検	87
養護相談	88	**れ**	
要保護児童対策地域協議会	86	連続性	5
抑うつ症状	145	**ろ**	
予防的支援	29	ロールシャッハ・テスト	127

子どものこころの医学

2014年7月1日　第1版第1刷 ⓒ

編著者	中村和彦　NAKAMURA, Kazuhiko
発行者	市井輝和
発行所	株式会社金芳堂
	〒606-8425 京都市左京区鹿ヶ谷西寺ノ前町34番地
	振替　01030-1-15605
	電話　075-751-1111（代）
	http://www.kinpodo-pub.co.jp/
制　作	株式会社見聞社
印　刷	株式会社サンエムカラー
製　本	株式会社兼文堂

落丁・乱丁本は弊社へお送り下さい．お取り替え致します．

Printed in Japan
ISBN978-4-7653-1609-5

JCOPY ＜（社）出版者著作権管理機構　委託出版物＞

本書の無断複写は著作権法上での例外を除き禁じられています．複写される場合は，そのつど事前に，（社）出版者著作権管理機構（電話 03-3513-6969，FAX 03-3513-6979, e-mail: info@jcopy.or.jp）の許諾を得てください．

●本書のコピー，スキャン，デジタル化等の無断複製は著作権法上での例外を除き禁じられています．本書を代行業者等の第三者に依頼してスキャンやデジタル化することは，たとえ個人や家庭内の利用でも著作権法違反です．